Ulrich Fink et al.
Hans-Bernd Hagedorn
Gabi Lätzsch

Werkbuch Medizinethik 2

Ulrich Fink et al.
Hans-Bernd Hagedorn
Gabi Lätzsch

Werkbuch Medizinethik 2

Fromm Verlag

Impressum / Imprint
Bibliografische Information der Deutschen Nationalbibliothek: Die Deutsche Nationalbibliothek verzeichnet diese Publikation in der Deutschen Nationalbibliografie; detaillierte bibliografische Daten sind im Internet über http://dnb.d-nb.de abrufbar.

Bibliographic information published by the Deutsche Nationalbibliothek: The Deutsche Nationalbibliothek lists this publication in the Deutsche Nationalbibliografie; detailed bibliographic data are available in the Internet at http://dnb.d-nb.de.

Coverbild / Cover image: www.ingimage.com

Verlag / Publisher:
Fromm Verlag
ist ein Imprint der / is a trademark of
OmniScriptum GmbH & Co. KG
Heinrich-Böcking-Str. 6-8, 66121 Saarbrücken, Deutschland / Germany
Email: info@frommverlag.de

Herstellung: siehe letzte Seite /
Printed at: see last page
ISBN: 978-3-8416-0453-8

Werkbuch Medizinethik 2

Ulrich Fink
Hans-Bernd Hagedorn
Susanne Hirsmüller
Gabi Lätzsch (Hg.)

Inhalt

Vorwort

Mit diesem Buch wird dem Leser ein weiterer Band in Form eines Werkbuches vorgelegt. Die einzelnen Artikel und Arbeitsmaterialien sind in einem Arbeitskreis von Theologen, Psychologen, Medizinern und Philosophen entstanden. Bis zur Veröffentlichung haben die Texte dabei einen längeren Prozess durchlaufen. Nach intensiver Diskussion, Reflexion und kritischen Rückmeldungen sind die meisten Arbeitsmaterialien und didaktischen Konzepte auf ihre Praxistauglichkeit mit den AK-Mitgliedern selbst überprüft worden. Darüber hinaus haben sie dann ihre Bewährung in Seminaren mit Medizinstudentinnen und –studenten erfahren. Somit liegt hier ein erprobtes Praxisbuch vor.
Die Anwendung ist in vielen Bereichen wie innerbetrieblicher Fortbildungen, nicht nur für Berufsanfänger sondern auch für eine fortlaufende Reflexion des beruflichen Alltags gegeben. Mitarbeitende im ärztlichen und pflegerischen Bereich wie auch andere Berufsgruppen in Kliniken, Altenheimen, Hospizeinrichtungen oder im ambulanten Bereich bekommen hier Anregungen für ihre ethische Reflexion.
Wenn auch die Materialien zuerst für die Arbeit in Gruppen konzipiert sind, so ist dennoch auch die Möglichkeit gegeben, sich im Selbststudium mit den angebotenen Themen auseinanderzusetzen.
Dabei folgen die einzelnen Kapitel einer einheitlichen Struktur. Nach einem theoretischen Problemaufriss zu dem jeweiligen Thema werden Lernziele formuliert und konkrete Vorschläge für eine methodisch-didaktische Umsetzung gemacht. Diese können dann mit den vorgelegten Arbeitsmaterialien, meist als Kopiervorlagen in Form von Text- und Arbeitsblättern sowie Medienvorschläge mit Bezugsquellen, in die Praxis umgesetzt werden. Umfangreiche Literaturhinweise bilden den Abschluss jeden Artikels.
Trotz dieser einheitlichen Grundstruktur weisen die Kapitel deutliche Unterschiede auf, die durch die Freiheit der jeweiligen Autoren in Stil und Vorgehensweise geprägt ist.
Unser Dank gilt daher an dieser Stelle allen beteiligten Autoren für ihre engagierte Arbeit und allen Mitgliedern des Arbeitskreises für kritische Hinweise und fruchtbare Anregungen.
Wir hoffen, dass die Leser durch Lektüre und Arbeit mit den Materialien ebenso wie wir und alle Autoren zu einer intensiveren Auseinandersetzung mit den angebotenen ethischen Themen gelangen.

Die Herausgeber

Gesundheit – Krankheit – Körperlichkeit

Hildegard Huwe, Gabi Lätzsch, Georg Leufgen

Problemaufriss

„Krankheit ist die Nachtseite des Lebens, eine eher lästige Staatsbürgerschaft. Jeder, der geboren wird, besitzt zwei Staatsbürgerschaften, eine im Reich der Gesunden und eine im Reich der Kranken. Und wenn wir alle es auch vorziehen, nur den guten Ruf zu benutzen, früher oder später ist doch jeder von uns gezwungen, wenigstens für eine Weile, sich als Bürger jenes anderen Ortes auszuweisen.“[1]

Im Folgenden werden die Begriffe Gesundheit, Krankheit und Körperlichkeit zunächst getrennt definiert, im Anschluss werden sie schließlich miteinander verknüpft und die Problematiken verdeutlicht.

Gesundheit

Die Gesundheit ist unmittelbar an das Individuum und dessen konkretes Erleben gebunden und gilt damit als individuelles Gut. Dabei ist die Gesundheit selber kein Gefühl, ist aber als Wohlgefühl erlebbar, das über die rein somatische Dimension hinausreicht. Gemeinhin heißt es, dass der Mensch den Wert der Gesundheit erst dann bewusst erfährt, wenn er sie verloren hat. Darin drückt sich die Erfahrung aus, dass die Gesundheit immer in einem Horizont von Gefährdung und Störung steht. Ein allgemein gültiger Begriff von Gesundheit lässt sich nicht formulieren, da sich in ihm subjektive und objektive Elemente vereinen. Bereits Nietzsche weist darauf hin, dass es weder eine Normalgesundheit noch einen Normalverlauf einer Krankheit gäbe.[2]
Die Bedeutung der Gesundheit für das menschliche Leben und somit für die menschliche Person ist elementar. Von der Gesundheit bzw. ihrer Einschränkung hängt ab, inwieweit ein Mensch seine Lebensplanung verwirklichen, am Leben der Gemeinschaft teilnehmen, Rechte in Anspruch nehmen, Pflichten nachkommen kann und nicht zuletzt einer Berufstätigkeit nachzugehen in der Lage ist.
Darüber hinaus ist die Gesundheit Kollektivgut. Der Gesundheitsstandard einer Gesellschaft ist ein zentraler Hinweis auf deren wirtschaftliche und intellektuelle Leistungsfähigkeit. Ein Blick ins 19. Jahrhundert zeigt, dass die Verbesserung des Gesundheitszustandes der Bevölkerung nicht zuerst der Medizin zu verdanken ist. Die

[1] Sonntag, Susan: Krankheit als Metapher 2003, S.9
[2] Nietzsche, Friedrich: Langsame Curen, Freiburg 2000, S.34

Sozialreformer und die sozialen Bewegungen dieser Zeit haben die Lebens- und Arbeitsbedingungen der Menschen untersucht, die Kinderarbeit abgeschafft, die Schulpflicht eingeführt, durchlüfteten Wohnraum geschaffen und den Acht-Stunden-Tag gefordert.[3]
In der Neuzeit wird auch politisch darum gerungen, gesundheitserhaltende Lebensbedingungen sicherzustellen. Dies findet seinen Niederschlag in Gesetzestexten. Zu den individuellen Freiheitsrechten zählen das Recht auf Leben und die Unverfügbarkeit des Leibes. Innerhalb des Sozialrechtes ist das Recht auf Gesundheit bzw. Gesundheitsversorgung festgeschrieben.

Krankheit

Die Definition der WHO beschreibt Krankheit als Einschränkung des vollständigen körperlichen, seelischen und sozialen Wohlbefindens. Diese Definition geht über einen rein physiologischen Krankheitsbegriff hinaus, macht aber Gesundheit zu einem unerreichbaren Ideal.[4]
Im Kranken- und Unfallversicherungsgesetz finden sich hingegen funktionale Definitionen. Da die Feststellung von Krankheit innerhalb eines medizinischen Versorgungssystems Ansprüche auf bestimmte Leistungen sowie Kostenübernahme zur Konsequenz hat, wird es notwendig, genau festzulegen, wann jemand krank bzw. gesund ist. Nach §178b Abs.1 des Versicherungsvertragsgesetzes (VVG) heißt es: „es kommt auf das Vorhandensein einer Krankheit im Sinne des Sprachgebrauchs des täglichen Lebens an, wie er sich auf der Grundlage allgemein bekannt werdender Erkenntnisse der Medizin gebildet hat. Danach ist Krankheit ein anomaler körperlicher oder geistiger Zustand, der eine nicht ganz unerhebliche Störung körperlicher oder geistiger Funktionen mit sich bringt. Ob der Versicherungsnehmer sich krank fühlt, ist unerheblich."[5] Hierbei wird deutlich, dass sich Krankheit keineswegs rein medizinisch oder aus subjektivem Empfinden heraus definiert, sondern innerhalb des Gesundheitswesens der Gesellschaft juristischer Übereinkunft unterliegt.
Aber – was ist demnach überhaupt „Krankheit"? Ist nur gesund, wie scherzhaft behauptet wird, „wer nicht ausreichend untersucht wurde"? Betrachtet man die Ursachen der Krankheitsentstehung, so sind die menschlichen Erbanlagen seit Urzeiten nahezu identisch geblieben, aber die Umwelt hat sich erheblich gewandelt. Diese Kluft zwischen genetischen Eigenschaften und Umwelt ist bis heute nicht überwunden. Hier liegen viele Gründe für die sozusagen „er-

---

[3] Kickbusch, S.142
[4] Horn C.: Krankheit in: Höffe, O.(Hrsg.) Lexikon der Ethik, 6. Aufl., 2002, S. 141f.
[5] Van Aaken, Anne: Zieldefinitionen im Gesundheitswesen, S.79 in: Detlef Aufderheide. Gesundheit – Ethik – Ökonomie, Berlin 2002.

erbten“ Zivilisationskrankheiten, da beispielsweise die Ernährung in Bezug auf Fette, Zucker oder Salz ganz wesentlich durch die Umwelt verändert wurde – ebenso wie die natürliche Bewegung und der hiermit verbundene Energieverbrauch auf ein heutiges Minimum reduziert wurde. Auch der aufrechte Gang bedeutet Mehr-, Über- und Fehlbelastung der Wirbelsäule – diese Folgen sind heute sichtbar und spürbar. Ein weiterer beachtenswerter Aspekt des Phänomens „Krankheit“ liegt aber in ihrem Nutzen für den menschlichen Körper. Klassisches Beispiel ist das Fieber als Abwehr von Infektionen.[6] Eine Krankheit bekämpft eine Krankheit und macht damit die ganze Ambivalenz des Krankheitsbegriffes deutlich. Krankheit ist nicht nur negativ oder positiv. Ebenso wenig ist man entweder nur krank oder gesund. Dieser Dualismus ist ein Mythos. Der Mensch ist immer gesund und krank zugleich.

Körperlichkeit

Im Zusammenhang mit Gesundheit und Krankheit legt die körperliche Verfasstheit des Menschen Grenzen fest. Der Körper wirkt als zeitlich limitierendes Instrument. Im Sinne von Befindlichkeit finden sich Einschränkungen jeglicher Art. Die Lebenserwartung ist endlich, der Körper als bloße Hülle dem Verfall preisgegeben. Bereits mit der Geburt beginnt der Zellabbau – dies ist auch mit den heutigen Methoden der Medizin noch unvermeidbar.
Intensiv geforscht wird in Industrieländern auf dem Gebiet „Anti-Aging“ – wie lassen sich Alterungsprozesse verlangsamen oder gar verhindern? Wo liegt das maximal erreichbare Menschenalter, wie kann es verlängert werden?
Entscheidend ist dabei das Menschenbild, das sich eine Gesellschaft zu Eigen macht. Wird der Körper als Gerät, als reine Maschine betrachtet, so kann ein endloses Ersatzteillager entwickelt werden. Begonnen mit dem Wechsel von Hüft- und Kniegelenken findet sich gerade in orthopädischen Operationssälen eine regelrechte Mechanikerwerkstatt – das Hämmern und Klopfen ist vergleichbar mit einer Autowerkstatt, in der Karosserie und Autoblock bearbeitet werden. Herzschrittmacher unterstützen und regulieren die Herzfrequenz – geben aber auch unerbittlich einen Rhythmus vor und machen es schließlich unmöglich, friedlich zu „entschlafen“.

Gesundheit – Krankheit – Körperlichkeit

Das naturwissenschaftlich geprägte Verständnis von Krankheit wurde besonders von Descartes mit seinem Geist-Körper-Dualismus beeinflusst. Dies war verbunden mit der Trennung von Krankheit und Kranksein, gekoppelt mit einer „im therapeutischen Nihilismus

---

[6] Nesse R.M.; Williams G.C.: Warum wir krank werden; München 1997

sichtbaren Ausblendung der Person des Kranken aus dem Zusammenhang des Krankheitsgeschehens."[7] Hier liegen die Wurzeln für zahlreiche ungelöste medizinethische Probleme. Eine bedenkenswerte Alternative ist der Versuch, Nietzsches Begriff der „großen Gesundheit" als eine reflektierte Kunst zu leben, zu verstehen. „Gesundheit und Krankheit sind nichts wesentlich Verschiedenes, wie es die alten Mediciner und heute noch Praktiker glauben. Man muss nicht distinkte Principien oder Entitäten daraus machen, die sich um den lebenden Organismus streiten und aus ihm ihren Kampfplatz machen. Das ist altes Zeug und Geschwätz, das zu nichts mehr taugt. Tatsächlich gibt es zwischen diesen beiden Arten des Daseins nur Gradunterschiede: die Übertreibung, die Disproportion, die Nicht-Harmonie der normalen Phänomene constituiren den krankhaften Zustand."[8]

Dabei wird die Krankheit als ein Element der Gesundheit angesehen. Man ist gesund, obwohl man dabei auch krank sein kann. Und die Krankheit beinhaltet die Chance, sich über sein eigenes Leben immer klarer zu werden[9]. Entscheidend aber für ein sinnvolles Umgehen mit dem Phänomen Krankheit überhaupt wird sein, inwieweit der Mensch bereit ist, die Natur mit ihrer Fehlerhaftigkeit als Schicksal im Sinne einer Grenze zu akzeptieren[10].

Das Verständnis für Gesundheit bezeichnet nicht allein einen Zustand von Leidfreiheit, die an Organsystemen ablesbar wäre, sondern auch die Fähigkeit, dem eigenen Dasein trotz des Leidens einen Sinn geben zu können. Damit wird das Bild des Menschen abgehoben von einem Begriff der reinen Körperlichkeit, denn das Wesen des Menschen umfasst mehr. Ebenso sind Gesundheit und Krankheit nicht zwei getrennte Bereiche, vielmehr macht beides den Menschen aus:

„Wenn uns also in diesem Zusammenhang immer mehr bewusst wird, wie wenig wir es bei den Begriffen „gesund" und „krank" mit genau zu definierenden Zuständen zu tun haben und dass uns scharf abgrenzbare Definitionen hier offenbar gar nicht zur Verfügung stehen, die Übergänge geradezu fließend sein können und auch die sehr persönliche Einstellung des Betroffenen zum Geschehen selbst von tragender Bedeutung sein dürfte, dann liegt die Frage für jeden von uns nahe und auf der Hand: „ Wo sind wir *noch* gesund, und wo sind wir *schon* krank?" und erwartet eine Antwort. Diese aber ist zweifellos nicht in Definitionen zu suchen und zu finden, sondern dort, wo der Mensch noch fähig geblieben ist, seine

---

[7] Frühwald W.: Gesundheit und Krankheit. MMW 134 (1992), S.41f.
[8] Nietzsche, Friedrich: Langsame Curen, Freiburg 2000, S.27
[9] Schmid W.: Philosophie der Lebenskunst, Frankfurt 1998, S.348
[10] Kluxen W.: Fachgespräch. In: Lange P. (Hrsg.) Ethische und rechtliche Probleme der Anwendung zellbiologischer und gentechnischer Methoden am Menschen,1984, S.97

Freiheit zu wahren, sein Leben zu leben, seine Organe zur Ausübung seiner leib-seelischen Funktionen zu integrieren, kreativ zu sein, etwas in dieses Leben zu investieren und damit seine Chancen zu wahren, den Selbstvollzug seiner Existenz nicht zu versäumen."[11]

Somit ergibt sich für den Einzelnen auch eine Verantwortung für Gesundheit / Krankheit. Gerade im Umgang mit chronischen Erkrankungen, die den Betroffenen lebenslang begleiten, kann dieser durch die eigene Einstellung zu der Erkrankung den Umgang mit ihr wesentlich beeinflussen. Die Aspekte einer Heilung liegen nicht nur auf ärztlicher Seite, das heißt nicht jeder Patient kann „als geheilt entlassen" werden – aber Unterstützung und Akzeptanz für eine Erkrankung und den Umgang mit ihr sind ebenfalls wesentliche Aspekte in der Vermittlung durch die behandelnden Ärzte. In diesem Sinne kann es ein „Empowerment" des Betroffenen im Umgang mit der Erkrankung geben – dies kann aber zugleich nur vermittelt werden, wenn auch seitens des Betroffenen eine Bereitschaft zur Aufnahme besteht. Ein wesentlicher gesellschaftlicher Aspekt muss dabei die Entwicklung und Anerkennung von Krankheit und Behinderung sein. Eine Gesellschaft, in der nur die Unversehrtheit des Leibes, die ewige Jugend, die klassische Schönheit als erstrebenswerte Ziele gelten, wird hier dem Einzelnen nur wenig Raum lassen.

Lernziele

A. Kritische Auseinandersetzung mit den Begriffen Krankheit – Gesundheit – Körperlichkeit
B. Selbstbezug herstellen
C. Verschiedene Aspekte der Begriffe „Heilung" und „Krankheitsbewältigung" erkennen
D. Medizin als Reparaturbetrieb kritisch betrachten
E. Beseitigung des Mythos: Dualismus Gesundheit – Krankheit

[11] Becker Paul: Die Verantwortung für die Gesundheit, In Schäfer, Hans: Der gesunde kranke Mensch, Düsseldorf 1980, S.132

Methodisch-didaktische Umsetzung

Vorbemerkung

Grundsätzlich können die im Anschluss genannten Materialien/Arbeitsblätter im Bausteinprinzip für Ganztages- oder Halbtagesveranstaltungen verwandt werden. Auch 2-stündige Seminare können unter Beachtung der enger bemessenen Zeitgrenze unter Auswahl geeigneter Arbeitsmaterialien gestaltet werden.
Da die unterschiedlichen Lernziele jeweils schwerpunktmäßig von unterschiedlichen Arbeitsmaterialien thematisiert werden, erfolgt eine Übersicht der möglichen jeweiligen Zuordnungen. Somit kann für unterschiedliche Lernziele im Rahmen der Vorbereitung aus den vorgeschlagenen Arbeitsblättern bevorzugt ausgewählt werden.

Lernziel A:	Arbeitsblatt 1, 4, 7, 16 oder 18
Lernziel B:	Arbeitsblatt 5, 6, 8, 9, 14 oder 17
Lernziel C:	Arbeitsblatt 10, 11, 12 oder 19
Lernziel D:	Arbeitsblatt 15
Lernziel E:	Arbeitsblatt 2, 3 oder 13

Im Folgenden wird ein Beispiel für eine Tagesveranstaltung mit den jeweiligen Zeiteinheiten vorgestellt, wobei aus wesentlichen Punkten der Lernziele jeweils eine Übung exemplarisch herausgenommen wurde. Alternativ können andere Schwerpunkte gesetzt und Arbeitsblätter auch in freier Form zusammengestellt werden.

Beispiel einer Tagesveranstaltung

09.00 – 09.30	Begrüßung / Überblick in den Tag und Einstieg in das Thema
09.30 – 10.00	Arbeitsblatt 17 / „Das Wasser des Lebens“
10.00 – 10.15	Pause / Einteilung in Kleingruppen
10.15 – 10.45	Arbeitsblatt 3 / „Thesen zum Thema Gesundheit – Krankheit“ in Kleingruppen bearbeiten
10.45 – 11.15	Vorstellung der Ergebnisse der Kleingruppen mit anschließender Zusammenfassung und Diskussion in Großgruppe
11.15 – 12.30	Arbeitsblatt 12 / „Meinungen von Kranken“ Lesepause, dann Diskussion in Großgruppe

12.30 – 13.30	Mittagessen
13.30 – 15.00	Arbeitsblatt 14 / „Planspiel“ Erläuterung, anschließende Spielzeit ca. 1 Std.
15.00 – 15.30	Auswertung des Planspiels
15.30 – 16.00	Abschluss Fragen: Wie bündelt sich der Tag für mich? Was waren für mich wichtige Gedanken? Was war mir neu?

Arbeitsmaterialien

Arbeitsblatt 1

Modelle zum Verständnis von Gesundheit und Krankheit

1. Das „polare" Modell

Körtner U.: Gesundheit nicht um jeden Preis, in: Aufderheide M., Dabrowski M.(Hrsg.): Gesundheit-Ethik- Ökonomie, Berlin 2002, S.54

Wenn von Gesundheit gesprochen wird, klingt der Begriff „Krankheit" mit und umgekehrt. So werden Gesundheit und Krankheit in diesem Modell als Begriffe gesehen, die sich wechselseitig erläutern. Was Krankheit ist, bestimmt sich im Kontrast zu Gesundheit und umgekehrt. Beide verhalten sich wie Norm und Abweichung zueinander; eine vermittelnde Kategorie existiert nicht. Das heißt, der einzelne kann nur entweder gesund oder krank sein.

2. Das Modell der drei Zustände

Schipperges H.: Zum Verständnis vom Gesundsein in der Geschichte der Medizin, in: Schäfer H. (Hrsg.): Der gesunde kranke Mensch, Düsseldorf 1980, S. 16

In der antiken Vorstellung gab es neben den zwei Zuständen des menschlichen Lebens, der Gesundheit „sanitas" und der Krankheit „aegritudo", die „neutralitas" als einen dritten. Diese dritte Kategorie bezeichnete den Zwischen-Zustand „neutrum" – „keiner von beiden". In diesem Modell drückt sich die Überzeugung und die Erfahrung aus, dass der größte Teil der Menschen sich im dritten Bereich befindet, in dem die Übergänge zwischen „noch gesund" und „schon krank" fließend sind.

3. Das Kontinuitätsmodell[3]

Engelhardt D.: Art. „Gesundheit", in: Lexikon der Bioethik, Korff W. (Hrsg.), 2000, S. 112f.

Dieses Modell sieht Gesundheit und Krankheit als Prozesse, die nicht nur nebeneinander ablaufen, sondern miteinander verwoben sind. Gesundheit entsteht aus Krankheit, Krankheit wiederum aus Gesundheit. Dabei erscheinen die Übergänge zwischen beiden nicht nur im zeitlichen Verlauf hintereinander, sondern auch parallel. Letzteres ist der Fall, wenn gleichzeitig einige Bereiche oder Funktionen des Körpers gesund, andere aber krank sind.

Arbeitsauftrag

Bitte beantworten Sie anhand der Modelle die folgenden Fragen: Was bedeutet das jew. Modell für das ärztliche Handeln? Welches der Modelle wird in der heutigen Gesellschaft am ehesten repräsentiert? Wo sehen Sie die Konflikte für ein reales Gesundheitssystem?

Arbeitsblatt 2 (3 Seiten)

Eine Sache wie das Impfen [12]

Kaum war das Gerücht entstanden, da tat es auch schon das, was offenbar in seiner Natur liegen muss: es verbreitete sich. (...) Dies Gerücht: niemand kann sich mehr erinnern, wie es eigentlich entstanden ist, nur was es besagte, das ist noch im Gedächtnis. Und es besagte ungefähr, dass in der Suleyker Familie Plock, in puncto Gesundheit und auch sonst, alles ziemlich brach und danieder lag. Die Angehörigen dieser Familie, so erzählte man, hätten entweder dicke Bäuche oder gar keine, sie äßen lebende Tiere, Schimmel vor allem, weiterhin bevorzugten sie, ihre Speisen von der Erde zu essen, und zeigten die sonderbare Neigung, sich mit den Tieren zu unterhalten. Auch sollte es Beispiele dafür geben, dass eine Anzahl der Plockschen Kinder mit den Schafen zusammen auf die Weide getrieben wurde - man ahnt schon, wie viel Schrecken und Aufregung waren auf Seiten von Dr. Sobottka, dem Kreisphysikus, als nämliches Gerücht in seine Ohren fiel.
Nachdem es, jedenfalls, tief genug hinabgefallen war, verfiel unser Kreisphysikus in einen Zustand schwermütigen Nachsinnens, sann alles ordentlich durch, und als er damit zu Ende gekommen war, hob er den Kopf und sprach so: „Wir werden“, sprach er, „impfen!«
Noch im gleichen Augenblick wurde eine Kommission zusammengestellt, wurde mit Taschen ausgerüstet, mit mancherlei Medizin und Tabletten, auch Messer waren dabei, um, gegebenenfalls, die Plockschen Kinder von den Tauen zu schneiden, mit denen sie auf der Weide angepflockt waren. Sage und schreibe bestand die Kommission aus vier Herren; die Suleyker Hebamme, ein Weibchen namens Martha Mulzereit, sollte an Ort und Stelle zu ihr stoßen. So, und dann fuhr die Kommission, sagen wir mal, in hochoffiziellem Vierspänner, auf dem kürzesten Weg nach Suleyken, zur Quelle des düsteren Gerüchts. Fuhr hin und hielt also vor dem ersten Häuschen, welches auch gleich gehörte meiner Großtante, der Witwe Jadwiga Plock. (...)
Und es fügte sich, dass, als die Kommission eintrat, alle sechzehn anwesend waren (...). Was sich der Kommission zunächst bot, es war ein Anblick von bewegtem Leben: es krabbelte, plapperte und blubberte, es kroch vor und zurück, es wimmerte und schrie, lutschte und weinte, kaute und zankte, schluckte und miaute und aß unentwegt. Einiges saß auf den Stühlen, anderes auf dem Tisch oder

---

[12] gekürzter Text aus: Siegfried Lenz: So zärtlich war Suleyken, Hamburg 1988, S, 109ff

auf dem Ofen, das meiste natürlich bewegte sich auf dem Fußboden.
Na, Martha Mulzereit, die ortskundige Hebamme, bildete sozusagen die Nase der Kommission, steckte sie also vorsichtig rein in die Höhle des Lebens, kundschaftete sorgfältig alles aus und zog die Kommission nach. (...) Da sagte die Hebamme plötzlich: „Wir könnten jetzt eigentlich impfen.“ Zog auch gleich eine Spritze heraus, lud sie in einer Flasche und ging, einige Locktöne ausstoßend, auf den Berg von Leben zu; der in einer Ecke zusammengekrochen war. Ein furchtbares Kreischen begann, ein Winseln und Johlen, der Berg geriet in Bewegung, floh teilweise aus dem Fenster, teilweise durch die Tür, kurz und gut, wie man schon vorauseilend bemerkt hat: es blieb nichts übrig zum Impfen. Die Kommission wartete ein Weilchen, und als nichts geschehen wollte (...), gab sie zu verstehen, dass man im Interesse der Gesundheit nötigenfalls auch längere Zeit warten werde.
Das zahlreiche Leben der Jadwiga Plock blieb indes verschwunden, nichts war zu hören, nichts zu sehen(...). Allerdings zeigte sie weder Furcht noch Besorgnis in Anbetracht der verschwundenen Brut und antwortete, wenn sie gefragt wurde, mit höflicher Gleichgültigkeit (...).
So ging der Sommer vorüber.
Eines Morgens, niemand hätte das mehr erwartet, tat die Kommission etwas Ungewöhnliches: sie schöpfte Verdacht. Und zwar schöpfte sie ihn, als Jadwiga Plock, sich allein glaubend, mit einem riesigen Topf Kohl auf den Hof trat, den Topf auf die Erde setzte und klanglos wieder in ihrem Häuschen verschwand. Sofort setzte die Kommission ihr nach und fragte sie: „Für wen“, fragte sie, „ist der Kohl?“ - "Er ist“, sagte mein Großtantchen, „bestimmt für den Hund.“
Man wird, dachte die Kommission, den Hund ja sehen, und sie postierte sich, hinter bequemen Astlöchern, in der Scheune, verhielt sich stumm und wartete. Und alsbald, oh, schneller Erfolg des Lauschens, tauchten aus den Johannisbeerbüschen, aus den Brombeeren, aus den Bäumen und Heuhaufen Jadwiga Plocks Söhne und Töchter auf, schlichen auf den Hof, krochen hervor bis zu dem Topf mit Kohl und begannen zu speisen. Sie umlagerten den riesigen Topf, kniffen sich gegenseitig weg, zerrten und zogen, warfen sich mit Kohl: die Kommission stand wie gebannt.
Stand ungefähr bis zum Ende der Mahlzeit, die Kommission, dann handelte sie strategisch, will sagen, sie schlich sich hinaus auf den Hof und fing, von mehreren Seiten kommend, vier von der Plockschen Brut. Diese wurden, unter ohrenschmerzendem Kreischen, in die Scheune geschleppt, geimpft und danach in die Freiheit entlassen. Und nun kam es zu verwirrenden Merkwürdigkeiten:

es meldeten sich bei der Kommission alsbald einige Knaben, die freiwillig geimpft werden wollten, nach ihnen kamen neue und wieder neue, immer umfangreicher wurde die Zahl – nie hat man so viel fröhliche Bereitschaft unter der Suleyker Brut bemerken können, so viel andächtiges Stillhalten. (...)Ein Wettbewerb hatte eingesetzt, einer suchte den andern zu übertreffen in der Anzahl der Impfstellen - manch einer hatte es verstanden, sich sechsmal unbemerkt anzuschließen. Und natürlich sparte die Kommission nicht an Tabletten und Medizin, sparte auch ebenso wenig an hygienischen Ermahnungen gegenüber meiner Großtante Jadwiga Plock. „Es empfiehlt sich", sagte beispielsweise die Kommission, „die Kinderchen aus Tellern essen zu lassen. So etwas verhindert unter anderem die Rachullrigkeit." - das ist: die Habgier, na und so weiter. Machte, diese Kommission, ihren ganzen Einfluss geltend, um der Gesundheit die Ehre zu geben, und nachdem das geschehen war, reiste sie ab in dem hochoffiziellen Vierspänner.
Doch kaum war sie weg - jeder Prophet wird sofort wissen, was auftrat, nachdem die Kommission weg war: Krankheit nämlich. Die Plocksche Brut, verurteilt zu Teller und Löffel, bekam Fieber, begann an Appetitlosigkeit zu leiden und schleppte ein Übel herum, das später bekannt geworden ist als die Suleyker Darmnot.
So siechte eine der berühmtesten Suleyker Familien dahin, unter Fieber und bemerkenswerten Verdauungsnöten, und sie wäre wahrscheinlich ausgelöscht worden, wenn Jadwiga Plock, meine Großtante, das Siechtum nicht auf ihre Art beendet hätte: sie verbarg kurzerhand die Teller und stellte, am nächsten Tag, einen riesigen Topf Kohl auf die Erde. Und siehe da: das schon welke Leben begann sacht, versteht sich - wieder zu knospen, das Fieber blieb langsam weg und schließlich auch die anderen Übelkeiten. Und nachdem, militärisch gesprochen, der Donner verraucht war, ereignete sich das Leben wieder nach Suleyker Art: nämlich blühend.

Arbeitsauftrag

Bitte beantworten Sie anhand des vorliegenden Textauszuges die folgenden Fragen:

- Macht zu viel Medizin krank?
- Kennen Sie Situationen, die die Erfahrung dieser Geschichte bestätigen?
- Gibt es Bereiche, in denen diese Erfahrungen angegeben werden, aber nicht zutreffend sind?

Arbeitsblatt 3

Thesen zum Thema „Gesundheit – Krankheit“

A. Gesundheit benennt das Ziel, Krankheit den Anlass medizinischen Handelns.

B. Der Dualismus Gesundheit – Krankheit ist ein Mythos. Der Mensch ist immer gesund und krank zugleich.

C. Krankheit ist ein wesenhafter Bestandteil der menschlichen Natur. Krankheit macht Sinn und begrenzt auf schicksalhafte Weise das Leben der Menschen.

D. Gesundheit bezeichnet nicht allein einen Zustand von Leidfreiheit, die an Organsystemen ablesbar wäre, sondern auch die Fähigkeit, dem eigenen Dasein trotz des Leidens einen Sinn geben zu können.

Arbeitsauftrag:
Diskutieren Sie die vorliegenden Thesen anhand der folgenden Fragestellungen:

- Was wird jeweils vom Individuum Arzt oder Patient erwartet bzw. gefordert?
- Finden Sie konkrete Beispiele in der Medizin für die o. g. Thesen!
- Wie können die Thesen auf das bestehende Gesundheitssystem bezogen werden?

Arbeitsblatt 4

Die körperlose Frau (...) [13]

Christina war siebenundzwanzig Jahre alt, als ich sie kennen lernte - eine kräftige, selbstbewusste, körperlich wie geistig robuste Frau, die Hockey spielte und gern ritt. Sie hatte zwei kleine Kinder und arbeitete zu Hause als Computerprogrammiererin. Sie war intelligent und gebildet und schwärmte für Ballett und die Dichter der englischen Hochromantik(...). Im Laufe ihres erfüllten Lebens voller Aktivitäten war sie kaum jemals einen Tag krank gewesen. Es kam daher für sie etwas unerwartet, als man bei ihr, nach heftigen, anfallartigen Leibschmerzen, Gallensteine diagnostizierte und ihr riet, sich die Gallenblase entfernen zu lassen. Drei Tage vor der Operation wurde sie im Krankenhaus aufgenommen, und man gab ihr ein Antibiotikum, um einer bakteriellen Infektion vorzubeugen. Das war reine Routine, eine Vorsorgemaßnahme, und man rechnete mit keinerlei Komplikationen. Christina wusste das und hatte keine große Angst.

Am Tag vor der Operation hatte Christina einen beunruhigenden, merkwürdig intensiven Traum, in dem sie heftig hin und her schwankte und sehr unsicher auf den Beinen stand. Sie konnte kaum den Boden unter ihren Füßen spüren, hatte fast kein Gefühl in ihren Händen, die sich ohne ihr Zutun bewegten, und konnte nichts festhalten. (...)

Einige Stunden später wurde der Traum Wirklichkeit. Christina konnte sich nur sehr unsicher auf den Beinen halten; vollführte ungelenke, rudernde Bewegungen und ließ immer wieder Gegenstände fallen. (...)

«Wie lautet das Urteil?» fragte Christina mit schwacher Stimme und einem noch schwächeren Lächeln, nachdem wir ihre Rückenmarksflüssigkeit untersucht hatten. «Sie haben eine Entzündung, eine Neuritis . . . » fingen wir an und sagten ihr alles, was wir wussten. Wenn wir etwas vergaßen oder uns vage ausdrückten, um sie zu schonen, stellte sie uns klare Fragen. «Werde ich wieder gesund werden?» wollte sie wissen. Wir wechselten rasche Blicke untereinander; dann sahen wir ihr in die Augen und sagten: «Wir wissen es nicht. »

Die Empfindung des Körpers, erklärte ich ihr, basiere auf drei Dingen: der visuellen Wahrnehmung; den Gleichgewichtsorganen (dem Vestibularapparat) und der Eigenwahrnehmung, die sie verloren habe. Normalerweise arbeiteten diese drei zusammen. Wenn eines

---

[13] gekürzter Text aus: Oliver Sacks: Die körperlose Frau; in: Oliver Sacks: Der Mann, der seine Frau mit einem Hut verwechselte. Hamburg, 21.Aufl., 2002, S.69 – 82

der Elemente ausfalle; könnten die anderen diesen Verlust - in gewissem Umfang - ausgleichen oder ersetzen. (...)
«Ich muss also, sagte sie langsam, «mein Sehvermögen, meine Augen in all den Situationen einsetzen, in denen ich mich bis jetzt auf meine - wie haben Sie das genannt? - Eigenwahrnehmung verlassen konnte. Ich habe schon bemerkt, » fügte sie nachdenklich hinzu, «dass ich meine Arme <verliere>. Ich meine, sie seien hier, aber in Wirklichkeit sind sie dort. Diese <Eigenwahrnehmung> ist also wie das Auge des Körpers - das, womit der Körper sich selbst wahrnimmt -, und wenn sie, wie bei mir, weg ist, dann ist es; als sei der Körper blind. Mein Körper kann sich selbst nicht <sehen>; weil er seine Augen verloren hat, stimmt's? Also muss ich ihn jetzt sehen und diese Augen ersetzen. Hab ich das richtig verstanden?» «Ganz genau», antwortete ich. « Sie wären eine gute Physiologin.» (...)
Zuerst konnte sie nichts tun, ohne ihre Augen zu gebrauchen. (...) Sie musste sich mit Hilfe ihrer Augen überwachen und auf jeden Teil ihres Körpers, den sie bewegte, mit fast schmerzhafter Konzentration und Sorgfalt achten. Die Bewegungen, die sie bewusst kontrollierte und steuerte, wirkten zunächst unbeholfen und künstlich. (...) Aber schon drei Monate später stellte ich zu meiner Überraschung fest, dass sie sehr gut sitzen konnte - zu gut vielleicht, zu graziös, wie eine Tänzerin, die mitten in einer Bewegung innegehalten hat. Und bald merkte ich, dass dies tatsächlich eine Pose war, die sie, sei es bewusst oder automatisch, einnahm und aufrechterhielt, eine gezwungene oder schauspielerhafte Positur, die das Fehlen einer echten, natürlichen Haltung ausgleichen sollte. Da die Natur versagt hatte, behalf sie sich mit einem «Kunstgriff», aber das Gekünstelte ihrer Haltung orientierte sich an der Natur und wurde ihr bald zur «zweiten Natur». Das galt auch für ihre Sprechweise - anfangs war sie fast stumm gewesen. Ihre Stimme hatte etwas Unnatürliches, so als stehe sie auf einer Bühne und spreche ins Publikum. Sie wirkte theatralisch, weil sie ihre natürliche Stimmhaltung noch immer nicht wiedererlangt hatte. Auch ihr Gesicht blieb (obwohl sie von intensiven Gefühlen bewegt war) meist ausdruckslos, da ihr die Eigenwahrnehmung ihrer Gesichtsmuskeln fehlte, es sei denn, sie setzte künstliche Ausdrucksverstärkungen ein (so wie sich Menschen, die an Aphasie leiden, übertriebener Wendungen und Ausdrucksweisen bedienen). (...)
Christina lernte zu gehen, mit Bus und Bahn zu fahren und ihr gewohntes Leben wiederaufzunehmen. Allerdings erforderte das eine außergewöhnliche Wachsamkeit und merkwürdige Methoden - sobald ihre Aufmerksamkeit abgelenkt wurde, drohte sie die Kontrolle über ihre Bewegungen zu verlieren. Wenn sie also beispielsweise beim Essen sprach oder sich in Gedanken mit anderen Dingen be-

schäftigte, umklammerte sie Messer und Gabel mit aller Gewalt; so dass das Blut aus ihren Fingerspitzen wich; sie konnte ihren Griff jedoch nicht lockern, denn dann bestand die Gefahr, dass sie das Besteck fallen ließ - es gab für sie keinen Mittelweg, keine Abstufung.

Obwohl keine neurologische Besserung (i. S. einer Gesundung der geschädigten Nervenfasern) zu verzeichnen war, kam es, unterstützt durch vielfältige Formen intensiver Therapie - sie blieb fast ein Jahr lang auf der Rehabilitationsstation der Klinik - zu einer beachtlichen funktionellen Wiederherstellung, das heißt, es gelang ihr, bestimmte Handlungen auszuführen, indem sie deren Steuerung anderen Sinnesorganen übertrug. So konnte Christina schließlich die Klinik verlassen, nach Hause gehen und wieder bei den Kindern sein. (...)

Auch für Christina existiert dieses allgemeine Gefühl – dieses - «Fehlen der egoistischen Empfindung von Individualität» -, auch wenn es im Laufe der Zeit durch die Gewöhnung abgenommen hat. Und es existiert ein spezifisches, organisch begründetes Gefühl der Körperlosigkeit, das noch ebenso stark und unheimlich ist wie am ersten Tag. Dieses Gefühl haben beispielsweise auch Menschen, bei denen das Rückenmark weit oben durchtrennt ist - aber sie sind natürlich gelähmt, während Christina sich, auch wenn sie «körperlos» ist, bewegen kann.

Es verschafft ihr vorübergehend Erleichterung, wenn ihre Haut stimuliert wird. Wann immer sie Gelegenheit dazu hat, geht sie ins Freie; sie genießt es, in einem offenen Wagen zu fahren, wo sie den Wind auf ihrem Körper spüren kann (die Empfindung der Haut für leichte Berührung ist nur wenig beeinträchtigt). «Es ist herrlich», sagt sie. «Ich spüre den Wind auf der Haut, auf den Armen und im Gesicht, und dann merke ich undeutlich, dass ich tatsächlich Arme und ein Gesicht habe. Es ist nicht das echte Gefühl, aber es ist immerhin etwas - es nimmt eine Zeitlang diesen schrecklichen Todesschleier von mir.» (...)

Arbeitsauftrag:

Bitte beantworten Sie anhand des vorliegenden Textauszuges die folgenden Fragen:

- Was berührt Sie an dieser Geschichte von Christina am meisten?
- Wie definiert sich nach Ihrem Verständnis „Körperlichkeit“?
- Sehen Sie eine Diskrepanz zwischen „Körper besitzen“ und „sich in einem Körper zu fühlen“?

Arbeitsblatt 5 (3 Seiten)

Eutonie

1. Eutonie - was ist das?
Aus dem Griechischen übersetzt bedeutet Eutonie: gute Spannung, Wohlspannung.
Der Körper wird durch bestimmte Übungen in ein rechtes Spannungsverhältnis, in einen Spannungsausgleich gebracht. Dabei gehen die BegründerInnen von einem ganzheitlichen Ansatz aus, d. h., der Mensch ist Geist, Seele und Körper. Werden nun durch körperliche Übungen äußere Verspannungen gelöst, so geschieht auch immer gleichzeitig ein Prozess des inneren Ordnens. Die Kontaktaufnahme mit dem eigenen Leib ermöglicht, dass die Wahrnehmung der eigenen Person geschärft und Sammlung auf die eigene Mitte gefördert werden kann.

2. "Grundsätze" der Eutonie

- Wahrnehmen dessen, was in den einzelnen Übungen gespürt wird, nicht bewerten.
- Geschehen lassen, nicht machen wollen.
- Geduld mit sich und Mut zu kleinen Schritten.

3. Grundregeln bei der Ansage der Übungen
Übungen immer beim Becken beginnend zu den Füßen fortführend. Dann wieder beim Kopf beginnend zu den Füßen hin. Die Übungsrichtung ist immer von oben (Kopf/Becken) nach unten (Füße), damit Spannungen nach unten abfließen können und es nicht zu Stauungen kommt. Den Füßen besondere Beachtung schenken, denn mit ihnen gründen wir uns auf dem Boden.

4. Materialien:
Bequeme Kleidung, warme Socken, Decken, Tennisbälle, evtl. Seile, Stäbchen, Hölzer, etc.

BODENKONTAKTÜBUNG [14]

Vorphase: Legt Euch in der Rückenlage auf den Boden. Die Hände liegen gerade, seitlich am Rumpf. Die Füße liegen etwa hüftbreit auseinander, wobei die Fußspitzen locker nach außen fallen können.

Der Kopf liegt gerade und muss evtl. durch eine Kopfunterstützung in die richtige Höhe gebracht werden.

Hilfreich ist es, in die Hände Tennisbälle oder Holzkugeln zu nehmen, dabei umfassen die Hände die Bälle seitlich, um so den Schultern die Möglichkeit zu geben, sich noch mehr zum Boden hin abzulegen.

Beobachtungsphase: Zunächst nehmt Euch wahr, wie Ihr auf dem Boden aufliegt. Seid Ihr in der gesamten Länge für Euch spürbar anwesend? Was nehmt Ihr vom Rücken wahr? Gibt es Zwischenräume zwischen Rücken und Boden? Wie liegt Euer Becken auf?

Übungsanweisung: - Zunächst vom Becken zum Boden spüren. Auch wach sein für Bereiche, die kaum oder keinen Kontakt zum Boden zulassen.

- rechten/linken Oberschenkel zum Boden hin spüren lassen; -
- Kniekehle schließt sich an
- Immer wieder zum Boden spüren - Unterschenkel
- Ferse
- Fußgelenke
- Fuß - dieser fühlt mit der gesamten Haut zum Strumpf.

Auch wahrnehmen, welchen Kontakt ich zu den Zehen bekomme; evtl. einzelne Zehen durchgehen.

Zwischenphase: Das geübte Bein in seiner Gesamtheit wahrnehmen und mit dem ungeübten vergleichen. Gibt es einen Unterschied und wenn ja, wie würde ich ihn benennen?

Fortsetzung:

- Sich dann wieder dem Beckenbereich zuwenden und die ungeübte Seite durchgehen.

Zwischenphase/Beobachtung: - Das jetzt geübte Bein in seiner Gesamtheit wahrnehmen und mit dem zuvor geübten Bein vergleichen. Gibt es jetzt noch einen Unterschied und wenn ja, wie würde ich ihn dann benennen?

---

[14] Barbara Blau; Gabriele Bussmann: Kreative Unterbrechung (Hrsg. HA Schule und Erziehung im Bischöflichen Generalvikariat Münster), Kevelaer 1995, S. 163ff.

Übungsanweisung/Fortsetzung:
- Hinwendung zum Hinterkopf. Wie liegt der auf? Gleichzeitig versuchen, die Auflage der Ferse wahrzunehmen.
- Auch das Gesicht durchgehen, d. h. Stirn kann sich entkrausen, Augen können sich in Augenhöhle ausruhen, evtl. zusammengebissene Zähne lockern und Unterkiefer locker nach unten klappen lassen.
- Dann vom Halsbereich zum Boden spüren
- Schultern
- Arme, d. h. Oberarme, Ellenbogen, Unterarme, Hände, Finger
- Der gesamte Rücken vom Halswirbelbereich bis zum Lendengebiet fühlt sich bodenwärts, auch dann, wenn Ihr noch nicht fühlt oder wahrnehmt. Die Einstellung darauf allein genügt.

Abschließende Beobachtungsphase:
- Sich noch mal in der Rückenlage wahrnehmen und mit der Auflage zu Beginn vergleichen. Hat sich etwas verändert?

Ausklang: Dem evtl. aufkommenden Bedürfnis sich zu Räkeln, Gähnen, Strecken nachgeben und kurz nachruhen.

Arbeitsblatt 6 (2 Seiten)

Eutonie – Teil 2

Schräger Tisch [15]

Vorphase: Nehmt Euch wieder überblickartig von Kopf bis zu den Füßen wahr.

Übungsanweisung: - Stellt Euch darauf ein, dass Ihr zunächst erst ein Bein zum Gesäß heranschleifen werdet. Wenn der richtige Zeitpunkt gekommen ist, geht es los. Geleitet von der Vorstellung, dass nicht der Oberschenkel das Bein an das Gesäß zieht, sondern dass die Ferse magisch vom Gesäß angezogen wird, schleift der Fuß - wobei der Fuß möglichst lange Bodenkontakt hat - zum Gesäß heran.
Dann schleift den zweiten Fuß heran und nehmt die körperliche Veränderung vor allem im Lendengebiet wahr.
Zunächst wieder darauf einstellen - dann durchführen -, dass sich Eure Ferse schräg boden- und fußwärts an den Boden drücken. Dabei hebt sich gleichzeitig das Becken in die Höhe. Die Höhe-Stellung des Beckens hängt von der eigenen Dehngrenze ab. Durch die Hebung des Beckens sieht Euer Körper wie ein schräger Tisch aus.
Den Körper kurz in der "Schräger-Tisch-Position" belassen und die auftauchenden Spannungen wahrnehmen. Dann den Rücken Wirbel für Wirbel zum Boden hin ablegen. Die ganze Länge des Rückens spüren.

Zwischenphase/Beobachtungsphase: - Wenn Ihr am Boden angekommen seid, spürt nach, wie sich der geübte Rücken anfühlt. Was nehme ich jetzt wahr? Liegt der Rücken mehr zum Boden hin ab?

Fortsetzung: - Zunächst schleift entweder der linke oder der rechte Fuß zum Boden hin aus. Auch hier geleitet von der Vorstellung, dass nicht der Oberschenkel das Bein zum Boden hin drückt, sondern, dass am großen Zeh ein Faden befestigt ist, der das gesamte Bein langsam zum Boden hinzieht. Auch hier hat der Fuß möglichst lange Bodenkontakt.

Auch das zweite Bein zum Boden hin ausschleifen lassen.

---

[15] Barbara Blau; Gabriele Bussmann: Kreative Unterbrechung (Hrsg. HA Schule und Erziehung im Bischöflichen Generalvikariat Münster), Kevelaer 1995, S. 163ff.

Abschließende Beobachtung:
- Nehmt Euch noch einmal wahr, wie Ihr jetzt aufliegt und vergleicht es mit der Auflage zu Beginn der Übung. Hat sich etwas verändert, und wenn ja, was?

Ausklang: Auch hier nach der Übung Räkeln, Gähnen, Strecken zulassen und kurz nachruhen.

Arbeitsblatt 7

Arbeitsauftrag:
In unserer modernen Gesellschaft haben sich verschiedene Erkrankungen entwickelt, die nicht primär organisch entstehen, sondern durch die Umgebung des Betroffenen geprägt werden und die in dieser Art früher nicht existierten.

Benennen Sie Krankheiten, die in/von der Gesellschaft gemacht sind und diskutieren Sie deren Entstehungsweise!

(Anmerkung für den Seminarleiter: mögliche Beispiele: Mobbing mit psycho-sozialen Folgen, Burnout-Syndrom, Helfer-Syndrom)

Arbeitsblatt 8

Eigenes Körpererleben – Teil 1 [16]

Im Folgenden finden Sie eine Liste von Eigenschaftspaaren, die einander entgegengesetzt sind (z.B. dick – dünn). Bitte überlegen Sie sich bei jedem Paar, welcher der zwei Begriffe Ihre derzeitigen Gefühle und Gedanken Ihrem Körper gegenüber am besten beschreibt und kreuzen Sie das Kästchen an, das am ehesten für Sie zutrifft. Fühlen Sie sich „dick" bzw. „dünn", dann kreuzen Sie je nach Ausmaß die Kästchen „trifft völlig zu" oder „trifft etwas zu" auf der jeweiligen Seite an. Wenn Sie sich gar nicht entscheiden können, d.h. Sie sich weder „dick" noch „dünn" fühlen, dann kreuzen Sie bitte das Kästchen „weder-noch" an.

Mit welcher Eigenschaft würden Sie Ihren Körper am ehesten beschreiben?

		trifft völlig zu	trifft etwas zu	weder / noch	trifft etwas zu	trifft völlig zu	
1	dick	O	O	O	O	O	dünn
2	hübsch	O	O	O	O	O	häßlich
3	beweglich	O	O	O	O	O	starr
4	angenehm	O	O	O	O	O	unangenehm
5	sinnlich	O	O	O	O	O	zurückhaltend
6	geschickt	O	O	O	O	O	unbeholfen
7	hart	O	O	O	O	O	weich
8	schwach	O	O	O	O	O	gewandt
9	schwerfällig	O	O	O	O	O	stark
10	attraktiv	O	O	O	O	O	unattraktiv
11	ausgeruht	O	O	O	O	O	erschöpft
12	gesund	O	O	O	O	O	aktiv
13	passiv	O	O	O	O	O	kränklich
14	gut	O	O	O	O	O	schlecht
15	langsam	O	O	O	O	O	schnell
16	gefühlvoll	O	O	O	O	O	kühl
17	robust	O	O	O	O	O	zart
18	locker	O	O	O	O	O	verkrampft

[16] Broda, Michael; Muthny, Fritz A. (Hg.): Umgang mit chronisch Kranken, 1990, S.66

Arbeitsblatt 9

Eigenes Körpererleben – Teil 2 [17]

Nach Bearbeitung des Arbeitsblattes Nr.8 beantworten Sie bitte in Kleingruppen (möglichst Paararbeit) die folgenden Fragen:

1. Wie erging es mir beim Ausfüllen der Liste?

2. Konnte ich mich immer klar für eine Eigenschaft entscheiden?

3. Bei welchem Paar hatte ich Entscheidungsschwierigkeiten?

4. Sind die gewählten Eigenschaften nur im Moment oder längerfristig zutreffend?

5. Wie zufrieden bin ich mit meinem Körper?

6. Welche Auswirkungen hat mein Körpergefühl auf mein Selbsterleben?

7. Wie eng bin ich mit meinem Körper verbunden?

8. Wie würde ich mir meinen Körper wünschen?

[17] Broda, Michael; Muthny, Fritz A. (Hg.): Umgang mit chronisch Kranken, 1990, S.63

Arbeitsblatt 10

„Gute" und „schlechte" Krankheitsverarbeitung [18]

Bitte rufen Sie sich Patienten ins Gedächtnis und überlegen Sie, ob diese nach Ihrem Eindruck gut oder schlecht mit der Erkrankung fertig geworden sind. Wählen Sie zwei dieser Patienten aus und skizzieren Sie sie kurz:

Patient 1: Beispiel für gute Krankheitsverarbeitung

- Alter, Geschlecht, Erkrankung
- Wie gut ist sie/er mit der Erkrankung fertig geworden?
- Woran wird dies deutlich?
- Welche Gefühle, Gedanken, Einstellungen und Handlungen kennen Sie an ihr/ihm, die Sie in Verbindung mit der Krankheitsverarbeitung bringen?
  Gefühle:
  Gedanken/Einstellungen:
  Handlungen:
- Was hat aus Ihrer Sicht am meisten geholfen?

Patient 2: Beispiel für schlechte Krankheitsverarbeitung

- Alter, Geschlecht, Erkrankung
- Wie gut ist sie/er mit der Erkrankung fertig geworden?
- Woran wird dies deutlich?
- Welche Gefühle, Gedanken, Einstellungen und Handlungen kennen Sie an ihr/ihm, die Sie in Verbindung mit der Krankheitsverarbeitung bringen?
  Gefühle:
  Gedanken/Einstellungen:
  Handlungen:
- Was hat aus Ihrer Sicht am meisten zu einer erfolgreichen Krankheitsverarbeitung gefehlt oder diese behindert?

[18] Muthny, Fritz A. und Beutel, Manfred in: Broda, Michael / Muthny, Fritz A. (Hg.): Umgang mit chronisch Kranken, Stuttgart 1990, S.115ff

Arbeitsblatt 11

Thesen zur Krankheitsverarbeitung - und was wir damit zu tun haben [19]

Im Folgenden finden Sie Aussagen von Ärzten, Schwestern und Pflegern: Bitte prüfen Sie, inwieweit Sie damit übereinstimmen oder welche Sie besonders zum Widerspruch reizen.

1. Viele Patienten verdrängen ihre Erkrankung und die Folgen; um ihnen wirklich helfen zu können, müssen wir dies verhindern.
2. Es ist besonders wichtig, die Patienten von ihrer Krankheit abzulenken, sie grübeln sowieso schon viel zu viel.
3. Der Patient weiß selbst am besten, wie er mit seiner Krankheit fertig wird, wir sollten ihn dabei nicht stören oder uns gar aufdrängen.
4. Manchen Patienten muss man zu seinem Glück zwingen; wenn er seine Krankheit und das, was dazugehört, nicht wahrhaben will, dann hilft nur schonungslose Aufklärung.
5. Die Bewältigung der Erkrankung ist allein die Sache des Patienten, wir sollten uns nicht anmaßen, ihm dabei helfen zu können.
6. Es ist schade und manchmal auch ärgerlich, wenn man sieht, wie es den Patienten schlecht geht, sie sich aber einfach nicht helfen lassen wollen.
7. Indem wir den Patienten ablenken, unterstützen wir ihn nur darin, dass er das Unangenehme wegschiebt.
8. Wenn es dem Patienten schon so schlecht geht, sollten wir wenigstens unseren eigenen Ärger im Umgang mit ihm zurückhalten.
9. Im Grunde machen wir es genauso wie die Patienten, Unangenehmes schieben wir vor uns her.
10. Für psychische Probleme der Patienten ist der Psychiater oder Psychologe zuständig, für uns kommt es vor allem darauf an, eine gute medizinische Betreuung und Pflege zu machen.
11. Die wichtigste Stütze in der Bewältigung der Erkrankung sind Lebenspartner und Familie, wir sollten uns dabei besonders um die alleinstehenden Patienten kümmern.
12. Wenn man sich zu sehr vom Leid der Patienten anrühren lässt, kann man diesen harten Job nicht durchhalten – und dankbar sind sie auch nur selten.

[19] Broda, Michael; Muthny, Fritz A. (Hg.): Umgang mit chronisch Kranken, 1990, S.122ff.

13. Ärzte und Psychologen haben gut reden, wenn sie uns Ratschläge geben, wie wir mit den Patienten umgehen sollen, den täglichen Ärger und Clinch mit dem Patienten haben wir.
14. Manchmal muss man aufpassen, dass man den Patienten nicht zu sehr verwöhnt; bei der Bewältigung der harten Tatsachen seiner Erkrankung hilft ihm das wenig.
15. Um den Patienten besser zu verstehen, ist es am besten, sich vorzustellen, wie man selbst in der entsprechenden Situation reagieren würde und wie einem dabei zumute wäre.

Arbeitsblatt 12

Meinungen von Kranken über ihr Kranksein und ihre Befindlichkeit [20]

1. Gesundheit hat zweifellos einen Wert – oh ja-, aber er steht leichter in Frage als man es erwartet und wahrhaben möchte.
2. Die sogenannten Gesunden sollten nicht so tun, als seien sie allein sich ihrer Gesundheit sicher und als ob ihnen deren In-Frage-Stellung nicht passieren könne.
3. Erfahrung von Kranksein ist schmerzlich und macht Angst; es kann nur ertragen werden, wenn einem dabei Alleinsein und Vereinsamung erspart werden.
4. Betroffenheit in der Krankheit macht nachdenklich und lässt Grenzen erfahren, die ein Gesunder nicht wahrhaben möchte.
5. Krankheit geht mit Verlusten und Verzichten einher, aber sie bietet auch die Chance zur Erkennung neuer, bisher unerkannter Werte, die meinem Leben einen anderen Sinn geben.
6. Wir sind frei von jeder Krankheitssehnsucht – und wären viel lieber alle gesund-, aber wir haben erfahren, dass man auch damit leben und sich entfalten kann.
7. Es gibt heute Dinge, die in gesunden Tagen unwichtig waren, die uns aber jetzt erst so richtig in ihrer Bedeutung bewusst geworden sind: die Zeit, die Familie, die Freizeit, die Gemeinschaft, Solidarität, Freiheit, Wesentliches von Unwesentlichem unterscheiden zu lernen.
8. An die Stelle alter, wichtig erscheinender Werte sind neue Wertinhalte getreten, deren wir uns erst recht bewusst werden und die wir noch verwirklichen wollen.
9. Wir wehren uns mit allen verbliebenen Kräften dagegen, als belastend, wertgemindert oder gar nutzlos angesehen und eingestuft zu werden. Kein Mensch hat das Recht, ein Leben für wertlos zu erachten, wenn Gott es noch für Wert hält, gelebt zu werden. Kein Leiden ist sinnlos, solange Gott es für zumutbar hält, noch ertragen zu werden.
10. Im Kranksein darf der Wille und die Hoffnung auf Besserung nicht erlahmen, auch wenn die Aussichten noch so gering sind, sonst kann man dem nächsten Morgen nicht entgegensehen.
11. Erfahrung von Krankheit ist auch ein Einüben in das Abschiednehmen aus diesem Leben – und das ist notwendig und gut, wenn wir uns selbst nichts vormachen wollen.

---

[20] Becker, Paul: Die Verantwortung für die Gesundheit. Ist Krankheit Wertminderung? in: Schäfer, Hans: Der gesunde kranke Mensch, Düsseldorf 1980, S. 138f.

12. All dies kann aber nur durchgestanden werden, wenn sich der Betroffene der Solidarität seiner Umwelt und damit seiner Mitmenschen bewusst und sicher sein kann, für die er ein ganzes Leben da sein wollte und die sich jetzt einmal auf seine immer langsamer gehende Uhr einstellen sollten.

Arbeitsauftrag:
Bitte beantworten Sie im Anschluss die folgenden Fragen und diskutieren Sie in der Gruppe:

- Was überrascht mich bei den Äußerungen?
- Was überrascht mich nicht?
- Ist meine persönliche Einstellung weit davon entfernt?

Arbeitsblatt 13

Text aus Schirrmacher, Frank: Das Methusalem-Komplott [21]

„essen (Gifte)
zeugen (Überbevölkerung)
waschen (Wasserverbrauch)
heizen (Energie, Atomenergie)
Autofahren (CO^2-Ausstoß)
Fliegen (Treibhauseffekt)
Reisen (Kulturkolonialismus)
Kommunizieren (Elektrosmog)

Ganz gleich, wie „gesund" wir leben: Wir alle befürchten, dass wir für unser gelebtes Leben eines Tages die Quittung bekommen werden. Raucher, Trinker und Übergewichtige quälen sich mit dieser Angst schon lange. Aber mittlerweile gibt es in den westlichen europäischen Zivilisationen vermutlich keinen über 20-Jährigen mehr, der nicht von einem dauernden Schuldgefühl gegenüber seinem Körper geplagt würde."

Arbeitsauftrag:
Bitte beantworten Sie im Anschluss die folgenden Fragen und diskutieren Sie sie in der Gruppe:

- Welche Lebensbereiche des Einzelnen werden angesprochen?
- Wodurch werden die Ängste bzw. Befürchtungen des Einzelnen hervorgerufen?
- Sehen Sie einen gesellschaftlichen Kontext?
- Kann sich der Einzelne aus diesem Geflecht lösen? Wenn ja, wie?

[21] Schirrmacher, Frank: Das Methusalem-Komplott; München 2004, S. 172

Arbeitsblatt 14

Fallbeispiel [22] - Ein Planspiel
Herr W. (42 Jahre) lebt mit seiner Frau und den gemeinsamen drei Kindern in L. Seit einiger Zeit leidet er unter neurologischen Ausfällen und hat daraufhin mehrfach seinen Hausarzt aufgesucht. Dieser überweist ihn schließlich an eine Universitätsklinik, wo sich der Verdacht auf Chorea Huntington bestätigt.
Dem Patienten und seiner Frau wird die Diagnose mitgeteilt. Bereits im Aufklärungsgespräch wird deutlich, dass beide noch nie von dieser Krankheit gehört haben, so dass die Schilderung des unheilbaren Verlaufes und der damit einhergehenden Einschränkung der Lebensqualität das Ehepaar in eine schwere Krise stürzt. Eine weitere Information kommt erschwerend hinzu: Chorea Huntington ist eine genetisch bedingte Krankheit. Das verursachende Allel ist dominant, d.h. jedes Kind eines Menschen, der an Chorea Huntington erkrankt, empfängt das entsprechende Allel mit einer Wahrscheinlichkeit von 50%. Wenn das Allel tatsächlich übertragen wurde, wird das Kind später zwischen seinem dreißigsten und fünfzigsten Lebensjahr ebenfalls unheilbar erkranken. Herr und Frau W. wollen die Krankheit vor ihren Kindern (18, 15 und 11 Jahre) verheimlichen, um ihnen eine unbeschwerte Kindheit und Jugend zu ermöglichen. Die drei Kinder der Familie W. sind den behandelnden Ärzten und dem Pflegeteam durch ihre Besuche beim Vater bekannt.
Bei einer Stationsbesprechung entsteht eine kontroverse Diskussion über die Reaktion der Eltern.

Arbeitsauftrag
Anleitung zum Planspiel für den Leiter nach dem o.g. Fallbeispiel:
Die Gruppe teilt sich auf in Vertreter der Beteiligten:

- Eltern
- Kinder
- Pflegende und
- Ärzte

Nach einer kurzen Erläuterung steigen alle Gruppen gleichzeitig in das Fallbeispiel ein.

Wichtig dabei: Die Kommunikation der Gruppen untereinander erfolgt nur in schriftlicher Form (Kärtchen oder Blätter jeweils mit Absender & Adressat) über die Spielleitung. So werden alle Aktivitäten dokumentiert und der Verlauf des Planspiels kann bei der späteren

[22] Großklaus-Seidel, Marion: Ethik im Pflegealltag, Stuttgart 2002, S. 82f

Auswertung besser nachvollzogen werden. Gleichzeitig ermöglicht die nonverbale Kommunikation den Gruppen eine bessere Reflexion der geplanten Interaktionen.

Die Dauer des Spiels ist auf ca. 1 Stunde angelegt. Es empfiehlt sich dabei, auf die Dynamik des Spiels zu achten.

Bei der Auswertung im Plenum sollten neben einer kurzen didaktischen Einschätzung des Planspiels als Methode und der Klärung möglicher Missverständnisse während des Spielablaufes dann insbesondere die ethisch relevanten Fragen und Probleme des Fallbeispiels analysiert und diskutiert werden:

- Gibt es eine moralische Verpflichtung, Menschen auf potenzielle Erkrankungen hinzuweisen und sie in diesem Zusammenhang einem genetischen Test zu unterziehen?
- Was spricht für ein „Recht auf Nichtwissen"?

Arbeitsblatt 15

Was ist das Ziel ärztlichen Handelns?

1. Krankheit, Gebrechen, Alter erträglich machen?

2. Restitutio ad integrum - Wiederherstellung der Gesundheit gemäß Ausgangszustand?

3. Restitutio ad optimum - Wiederherstellung des besten Zustandes für ein bestimmtes Alter?

4. Restitutio ad maximum - natürliches Altern verlangsamen

5. Restitutio ad aeternum - natürliches Altern rückgängig machen

Prof. Dr. Hans-Peter Diemer, Düsseldorf

Arbeitsauftrag
Bitte diskutieren Sie folgende Fragen:

- Welche Ziele ärztlichen Handelns halten Sie für vertretbar?
- Wo sehen Sie die größten Konflikte für ein reales Gesundheitssystem?

Arbeitsblatt 16

Definition „Gesundheit“ der WHO

Originaltext: „Health is a state of complete physical, mental and social wellbeing and not merely the absence of disease or infirmity.”

Übersetzung: “Gesundheit ist ein Zustand kompletten physischen, mentalen und sozialen Wohlbefindens und nicht nur das bloße Fehlen von Krankheit oder Gebrechen.“

Arbeitsauftrag

Diskutieren Sie diese Definition unter besonderer Beachtung der folgenden Fragen:

- Welcher Anspruch wird mit dem Begriff Gesundheit verbunden?
- Wie würde sich demnach „Krankheit“ definieren?
- Welche Bedeutung hat eine solche Definition für den Einzelnen und in der heutigen Gesellschaft?

Arbeitsblatt 17 [23]

Das Wasser des Lebens

Der Seminarleiter stellt einen Pokal mit den Worten auf den Tisch:

„Das ist das Wasser des Lebens.
Wer von diesem Wasser trinkt,
stirbt nie."

Dann fragt er die Teilnehmer: „Wer würde daraus trinken wollen?"

Arbeitsaufträge

- Freie Assoziation in der Gruppe zum Stichwort: ewiges Leben mit/ohne Krankheit
- Diskussion zu den vielleicht vorher in Kleingruppen gesammelten Argumenten für / gegen ein ewiges Leben

[23] Tiedemann, Markus: Der Pokal und das Wasser des Lebens. In: Martens, Ekkehard: Gut leben. München 2001, S.73f

Arbeitsblatt 18

Neu-Diktatia I [24]

Die neue demokratische Regierung des früheren Diktatia sorgt sich um die Gesundheit der Nation. Etwa 20 Prozent der Bevölkerung ernähren sich offenbar falsch und leiden an Übergewicht. Nach Angaben der Gesundheitsministerin Immerfit sterben im Zuge dessen 1ooooo Bürger pro Jahr, die meisten davon an Herzkrankheiten.
Das Kabinett zeigt sich alarmiert. "Es ist an der Zeit, die Schokoriegel wegzulegen und die Bosse der Lebensmittelindustrie da zu treffen, wo es ihnen am meisten weh tut - im Magen", wettert der Sportminister zustimmend, übrigens ein ehemaliger Boxer.
Die Gesundheitsministerin legt ihr Sofortprogramm vor. Es beinhaltet drei Maßnahmen:

1. Eine Informationskampagne soll gestartet werden, um auf die Gefahren falscher Ernährung hinzuweisen. In Fernsehspots sollen Leute gezeigt werden, die bei geselligen Anlässen fettreiche Nahrungsmittel zu sich nehmen. Darauf folgen Bilder von sehr krank aussehenden Patienten im Krankenhaus.
2. In den Schulen soll Informationsmaterial verteilt werden, das zeigt, wie zu viel Süßigkeiten und zu viel Schokolade zu Zuckerkrankheit und Fettleibigkeit führen können. Nach dem Vorbild erfolgreicher Anti-Drogen-Kampagnen sollen bekannte Sänger und Schauspieler mitwirken. Diese sollen den Kindern raten, Süßigkeiten abzulehnen, die ihnen zum Beispiel von den Großeltern angeboten werden.
3. Auf alle ungesunden Lebensmittel wird eine hohe Steuer erhoben, um die Konsumenten vom Kauf abzuschrecken.

Arbeitsauftrag:

Jetzt erhebt sich der Minderheitenbeauftragte und widerspricht: "Herzkrankheiten sind sehr ernst zu nehmen. Ein Zusammenhang zwischen Konsum von Süßigkeiten und den Erkrankungen ist jedoch nicht eindeutig nachgewiesen. Selbst wenn dies der Fall wäre, muss doch die individuelle Freiheit der Wahl gewährleistet werden."
Frage: Wir haben es hier offensichtlich mit einer ernsten und umstrittenen Frage zu tun. Welche Teile des Programms sollte das Kabinett aber unterstützen?

[24] nach: Cohen, Martin: 99 philosophische Rätsel, Frankfurt a. M. 2001, S. 44f

Arbeitsblatt 19

"Zeit des Erwachens" [25]
REFLEXIONEN
als Einstimmung in das ambivalente Verhältnis von Krankheit und Gesundheit mit der Übung 'Eigenes Körpererleben' (Arbeitsblatt 8) im Anschluss an Filmszene 'Untersuchung Patientin Lucy' (nach 12') in Einzelarbeit ohne Auswertung.

ERWACHEN
als Einsichten in die kleinen Freuden des Alltags mit der Übung 'Angenehmes wahrnehmen' ("Was habe ich heute Angenehmes über die Haut, den Mund, die Augen, die Nase, die Ohren wahrgenommen? Aus: C. Otterstedt: Leben gestalten bis zuletzt, Freiburg 1999, S.76) im Anschluss an Filmszene 'Nächtliches Gespräch mit Patient Leonhard' (nach 80') als Brainstorming im Plenum.

HEIMSUCHUNG
als Grenzerfahrung des Lebens mit der Übung 'Loslassen können': "Suche dir einen Gegenstand, der zwar einen kleinen Teil deines Lebens ausmacht, von dem dir jedoch trotzdem eine Trennung möglich wäre, allerdings ohne dass damit dein weiteres Leben an Sinn und Wert verlieren würde: also z.B. einige Erinnerungsfotos, Briefe, Erbstücke, Schmuck, ein Buch. Nun trenne dich von diesem Gegenstand, indem du ihn verschenkst, wegwirfst oder anders aus deinem Zugriff entfernst. Beobachte den kleinen Stich, den du dabei in deinem Innern spürst." (aus: F. Rest: Sterbebeistand, Sterbebegleitung, Sterbegeleit, 2. Aufl. Stuttgart 1992, S.86)
Im Anschluss an Filmszene 'Abschiedstanz von Patient Leonhard nach Blick aus Fenster' (nach 102') als Brainstorming im Plenum.

ANPASSUNG
als Anregung bewusst zu leben mit der Übung 'Augenblicke leben' ("Augenblicke. Wenn ich mein Leben noch einmal leben könnte, im nächsten Leben, würde ich versuchen....." Aus: Anfangszeilen eines Gedichtes von J.L. Borges) im Anschluss an den Film (nach 112') als Meditation mit Auswertung im Plenum. Abschließend wird dann das ganze Gedicht von J.L. Borges vorgelesen:

---

[25] Filmmeditation nach dem gleichnamigen Film von P. Marshall, USA 1990 & dem Buch von O. Sachs: Awakenings, Reinbek 1991

Augenblicke

Wenn ich mein Leben noch einmal leben könnte,
im nächsten Leben, würde ich versuchen,
mehr Fehler zu machen.
Ich würde nicht so perfekt sein wollen,
ich würde mich mehr entspannen.
Ich wäre ein bisschen verrückter als ich gewesen bin,
ich würde viel weniger Dinge so ernst nehmen.
Ich würde nicht so gesund leben.
Ich würde mehr riskieren,
würde mehr reisen,
Sonnenuntergänge betrachten,
mehr bergsteigen,
mehr in Flüssen schwimmen.

Ich war einer dieser klugen Menschen,
die jede Minute ihres Lebens fruchtbar verbrachten;
freilich hatte ich auch Momente der Freude,
aber wenn ich noch einmal anfangen könnte,
würde ich versuchen,
nur mehr gute Augenblicke zu haben.

Falls Du es noch nicht weißt,
aus diesen besteht nämlich das Leben;
nur aus Augenblicken, vergiss nicht den jetzigen!

Wenn ich noch einmal leben könnte,
würde ich von Frühlingsbeginn an
bis in den Spätherbst hinein barfuß gehen.
Und ich würde mehr mit Kindern spielen,
wenn ich das Leben noch vor mir hätte.
Aber sehen Sie... ich bin 85 Jahre alt
und weiß, dass ich bald sterben werde.

J.L. Borges

Literatur

Becker, Paul: Die Verantwortung für die Gesundheit. Ist Krankheit Wertminderung? In: Schäfer, Hans (Hrsg.): Der gesunde kranke Mensch, Düsseldorf.
Eiff von, August Wilhelm: Die Bedrohung der Gesundheit durch Stressoren der sozialen Umwelt. In: Schäfer, Hans (Hrsg.): Der gesunde kranke Mensch, Düsseldorf 1980.
Engelhardt v., D.: Gesundheit. In: Korff W. u.a. (Hrsg): Lexikon der Bioethik Bd.2, Gütersloh 2000, S.108-114.
Foucault M.: Die Geburt der Klinik. München, 1973.
Gadamer, Hans-Georg: Über die Verborgenheit der Gesundheit, Frankfurt a. Main, 1993, 2.Aufl.
Hepp, Philipp: Die Welt in meinen Händen.
Herzlich, C./Pierret, J.: Kranke gestern, Kranke heute. München 1991.
Illich, I.: Die Enteignung der Gesundheit. Reinbek, 1975.
Irving, John: Die vierte Hand. Roman, Diogenes-Verlag 2002, ISBN 3 257 06303 2.
Jork K. u.a. (Hrsg): Was macht den Menschen krank? Basel, 1991.
Kostka, Ulrike: Verteilungsgerechtigkeit im Gesundheitswesen S.145-168. In: Detlef Aufderheide, Martin Dabrowski (Hrsg.): Gesundheit – Ethik – Ökonomie, Berlin 2002.
Lanzerath, D.: Krankheit. In: Korff W. u.a. (Hrsg): Lexikon der Bioethik Bd.2, Gütersloh 2000, S. 478-485.
Rothschuh, K.E.: Krankheit. In: Ritter J./Gründer K. (Hrsg): Historisches Wörterbuch der Philosophie Bd.4. Basel 1976, S.1184-1190.
Rothschuh, K.E. (Hrsg): Was ist Krankheit. Darmstadt, 1975.
Schaefer, Hans: Gesundheit und Wohlbefinden. In: Schäfer, Hans (Hrsg.): Der gesunde kranke Mensch, Düsseldorf 1980
Schallenberg, Peter: Ethik und Rationierung S. 39-49. In: Detlef Aufderheide, Martin Dabrowski (Hrsg.): Gesundheit – Ethik – Ökonomie, Berlin 2002.
Schmidt, Rainer: Ich lasse mich nicht behindern.
Sontag, Susan: Krankheit als Metapher, München Wien 2003, ISBN 3-446-20425-3
Storkebaum, Sibylle: Jetzt ist´s ein Stück von mir! Alles über Organtransplantationen. Kösel-Verlag, ISBN 3-466-30434-2, München 1997.
Vonessen, F.: Gesund, Gesundheit. In: Ritter J. (Hrsg): Historisches Wörterbuch der Philosophie, Bd.3, Basel, 1974, S.559-561.
Wieland, W.: Diagnose. Berlin, 1975.

Film / Spiel

„Zeit des Erwachens" von P. Marshall. USA 1990.
„Klapse" - ein Psychiatriespiel; Mabuse Verlag; Frankfurt a.M.

Krankheitsumgang

Regina Bannert, Hans-Bernd Hagedorn, Ruth Hermanns

Problemaufriss

In den folgenden Überlegungen geht es um den Umgang von Patienten mit ihrer Erkrankung, aber auch um Aspekte im Blick auf die ihn umgebenden Menschen und Berufsgruppen im Krankenhaus.
In der Literatur wird dieses Thema häufig unter dem Stichwort „Krankheitsbewältigung" behandelt. Diese ist aber nur ein Aspekt des Krankheitsumgangs und könnte suggerieren, dass Krankheit prinzipiell zu „bewältigen" im Sinne von zu „heilen" sei. Krankheitsumgang umfasst darüber hinaus auch den Umgang mit bleibender (chronischer oder akuter) Krankheit bis hin zum Sterben infolge der Erkrankung.
Hier soll Krankheit als multifaktoriell verursacht und in ihren verschiedenen leib-seelisch-geistigen-spirituellen Dimensionen betrachtet und die Umgangsmöglichkeiten von Patienten, Angehörigen und Personal mit Erkrankungen beleuchtet werden. Dem Konzept der Pathogenese als Beschreibung krankheitsförderlichen Faktoren wird das Konzept der Salutogenese als Beschreibung gesundheitsförderlicher Faktoren ergänzend zur Seite gestellt. Daraus leitet sich eine ressourcenorientierte Unterstützung der Prozesse im Umgang mit einer Krankheit ab.

Folgende Aspekte des Krankheitsumgangs werden behandelt:

- Verständnis von Gesundheit und Krankheit
- Phasenmodelle des Umgangs mit schwerer Krankheit (nach dem Phasenmodell E. Kübler-Ross)
- „Bewältigungs- (Coping)Strategien" bzw. -stile
- Deutungsansätze von Krankheit
- Konzepte von Pathogenese und Salutogenese
- Erleben eigener Krankheit und ihrer Auswirkungen auf das Leben
- Kennenlernen verschiedener Umgangsweisen mit Erkrankung durch Patientenberichte

Lernziele

- Die TN werden sensibilisiert, das Krankheitserleben von Patienten wahrzunehmen.
- Sie lernen Modelle innerpsychischer Verarbeitung von Krankheit und des Umgangs mit schwerer Erkrankung kennen.
- Sie reflektieren und entwerfen ärztliche Interventionen, die dem Umgangsstil des Patienten Rechnung tragen.
- Sie beschäftigen sich mit Deutungsmöglichkeiten von Krankheit und ihren Vor- und Nachteilen für den Umgang mit der Erkrankung.
- Die TN lernen Faktoren zur Einschätzung der Krisenhaftigkeit kennen und werden befähigt, den Aspekt der Ressourcenorientierung in die Betreuung von Patienten mit einzubeziehen.

1. Phasenmodell des innerpsychischen Erlebens von schwerer Erkrankung

Eine schwere Erkrankung stellt eine Krise dar, die Betroffene in ihrem Innersten erschüttert. Mit einer Erkrankung und dem Aufenthalt im Krankenhaus tritt die Frage auf, wie Patienten, ihre Angehörigen, die behandelnden und betreuenden Berufsgruppen mit dem erkrankten Menschen und er selbst mit seiner Erkrankung umgehen. In Diagnoseeröffnungsgesprächen werden Reaktionen von Patienten auf die Mitteilung schwerwiegender Erkrankungen (Versteinerung, Tränen...) oft mit großer Verunsicherung wahrgenommen. Daher ist es wichtig, innerpsychische Abläufe des Erlebens zu verstehen.

Hierzu gibt das von Elisabeth Kübler-Ross[26] durch ihre Beobachtung von innerpsychischen Verläufen bei schwerkranken und sterbenden Menschen entwickelte Phasenmodell eine gute Hilfe zur Einordnung und zum Verstehen der erlebten Reaktionen im Kontakt mit Patienten.

Diese Phasen sind nicht linear als in einem zeitlichen Ablauf aufeinander folgend zu verstehen, sondern verlaufen eher zirkulär: die Betroffenen wechseln zwischen den beschriebenen Phasen hin- und her, vor und zurück, sie können länger in einer Phase verharren oder auch nur einzelne dieser Phasen durchleben.

1.1 Phase: „Schock/Verdrängung“

Der Patient wird durch die Mitteilung einer schwerwiegenden Diagnose aus seiner bisherigen Wirklichkeit gerissen, erlebt sich im

[26] Kübler-Ross, Elisabeth, Verstehen, was Sterbende sagen wollen, Gütersloh 3. Aufl. 1990.

Schock und in Angst. Seine kognitiven Fähigkeiten können vorübergehend eingeschränkt sein. Er nimmt die Informationen nur unvollkommen auf, obwohl er zuzuhören scheint. Das kann bis zur völligen Verdrängung reichen („Nein, mir hat noch keiner was von den Ergebnissen gesagt"). Elisabeth Kübler-Ross sieht in dieser Phase einen wesentlichen Schutzmechanismus vor Bedrohung und emotionaler Überflutung (ähnlich den Beobachtungen, dass sich Menschen nach Unfällen zunächst nicht an den Hergang erinnern können, der aber allmählich ins Bewusstsein zurückkehren kann). Möglicherweise verweigert der Patient eine vorgeschlagene Behandlung als Folge dieser Verdrängung.
In dieser Phase kommt es darauf an, dem Patienten emphatisch zu begegnen und ihm Zeit einzuräumen, das im ersten Schock Zurückgewiesene langsam zu realisieren. In weiteren Gesprächen ist zu klären, was der Patient verstanden hat bzw. an sich herangelassen hat und ggf. neu zu erklären. Das Hindrängen auf Therapieentscheidungen ist in dieser Phase nicht sinnvoll.

1.2 Phase der „aufbrechenden Emotionen"

Der Patient bricht in Tränen aus, ist gereizt bis wütend, macht Vorwürfe, hadert mit Gott und der Welt („Warum gerade ich?") Zuweilen ist er ungerecht und uneinsichtig oder vorwurfsvoll.
Wichtig ist, das Verhalten nicht persönlich zu nehmen, sondern als Selbstäußerung eines in starker Krise befindlichen Patienten wahrzunehmen, in dem er Geduld und ein kontinuierliches Kommunikationsangebot braucht. Es ist gut nachzuvollziehen, dass in großen Krisen die hervorbrechenden sehr unterschiedlichen Emotionen noch nicht integriert sein können.

1.3 Phase „Resignation, Rückzug, Depression"

Der Patient realisiert das Unabänderliche (bei E. Kübler-Ross sein Sterben müssen) in seinem ganzen Ausmaß, er erlebt Funktionseinschränkungen des Körpers, Rollenverluste (Beruf, Familie...) und Einbrüche des Selbstwertgefühls („Was bin ich noch wert, bin nur noch eine Last für andere.") Manche ziehen sich ins Schweigen zurück, andere fordern Hilfe, die dann aber oft auch nicht angenommen wird („nichts kann man ihm recht machen").
In dieser Phase ist es wichtig, die zugrunde liegende Traurigkeit zu verstehen und diese nicht vorschnell als Depression oder Selbstaufgabe zu interpretieren, zu „behandeln" und dagegen anzugehen. Der Patient lebt seine ihm eigene Weise, mit seiner Traurigkeit umzugehen. In dieser Zeit der Niedergeschlagenheit und Trauer muss der Arzt akzeptieren, dass eine Grenze medizinischen Helfens er-

reicht ist. Dies löst oft Unbehagen im Sinne von Ohnmachtgefühlen aus.

1.4 Phase „Verhandeln“

Patienten versuchen, einen „Handel“ mit dem Schicksal oder Gott zu schließen: „Wenn ich jeden Tag eine Kerze aufstelle, wird der liebe Gott mich wohl noch die Erstkommunion meines Enkels erleben lassen!“ „Wenn ich doch wieder gesund werde, stifte ich eine große Summe für arme Menschen“, „Wenn ich jetzt anfange, für mich zu sorgen und meine Probleme nicht mehr runterschlucke, dann geht die Krankheit auch wieder weg.“ Diese Versuche zeichnen sich zuweilen auch durch Hinwendung zu unbewiesenen Behandlungsmethoden, Geistheilern etc. aus. Ziel ist, dieses Schicksal vielleicht doch noch abwenden oder in eine positive Richtung verändern zu können.
In dieser Phase des Verhandelns sucht der Patient nach Möglichkeiten, selber aktiv dem Schicksal entgegenzutreten. Er entdeckt mitten in seiner Ohnmacht seine planerischen Kompetenzen und vitalisiert seine eigenen Kräfte und Ressourcen neu.

1.5 Phase „Akzeptanz“

In dieser Phase willigt der Patient in sein Schicksal, in eine schwere oder unheilbare Erkrankung, in sein Sterben ein. Nicht immer erreicht ein Patient diese Phase. Wenn er sie jedoch erreicht, kann sie fast gleichzeitig mit anderen Phasen auftreten: „Ich will noch die Reise nach Mallorca im Herbst machen – aber da komme ich wohl nicht mehr hin (Tränen) – aber vielleicht ja doch noch (Lächeln).“ Dies dient dem Aufrechterhalten der Hoffnung und damit des inneren Gleichgewichts. Patienten äußern sich in dieser Phase zuweilen auf symbolische Weise, ohne dies immer selbst zu verstehen. So wollen sie „ihre Sachen packen“, „auf Reisen gehen“ oder „etwas in Ordnung bringen“. Bei diesen oft nicht sofort zu verstehenden Wünschen von Patienten kann die Deutung, dass sie möglicherweise auf diese Weise ihre „letzte Reise“ vorbereiten, einen wichtigen Schlüssel bieten.[27]
Der Patient klärt mit sich und seiner Umgebung letzte Wünsche. Er äußert vielleicht Wünsche, wo er sterben will, wie er bestattet werden möchte, er ordnet seine Dinge. Wünsche an Ärzte und Pflegepersonal bzgl. der Betreuung (Schmerzen nehmen, Grenzen der Behandlung ...) werden geäußert, zuweilen auch der Wunsch nach seelsorglicher Begleitung in Gespräch und Sakrament.

---

[27] Bickel, Lis, „Die Koffer sind gepackt“ – Symbolsprache von sterbenden Menschen, in: Tausch-Flammer, Daniela/Bickel, Lis, Spiritualität in der Sterbebegleitung, Freiburg 1997, S. 99

In dieser Phase ist es wichtig, das vom Patienten Akzeptierte nicht „wegzureden“ („Was sagen Sie denn da? So etwas dürfen Sie nicht mal denken! Sie müssen kämpfen!“), sondern mit ihm anzunehmen und Wünsche bzgl. der medizinischen Versorgung (Schmerztherapie, Sauerstoff...) bzw. deren Unterlassung (PEG, Reanimation...) mit ihm zu besprechen. Wichtig ist aber auch, Signale wahrzunehmen, wann es dem Patienten reicht, davon zu sprechen.
Fazit: Auch wenn diese Phasen Grundkonstanten vieler krisenhafter Prozesse beschreiben, bleiben die individuellen Ausprägungen von der Lebensgeschichte und den Erfahrungen, Charaktereigenschaften, sozialen Bezügen etc. des einzelnen Menschen geprägt. Die differenzierte Darstellung dieser Phasen hilft, Verhaltensweisen einzuordnen, ihnen offen begegnen zu können, und sie auszuhalten.

2. Bewältigungsstrategien und Stile (Coping)

2.1. Einführung

Krankheit ist als multifaktoriell verursacht zu betrachten, weshalb die Bewältigung nicht linear im Sinn eines Ursache-Behebungs-Zusammenhangs möglich ist.
Hinsichtlich des Umgangs mit einer Krankheit mit der Zielsetzung „Heilung“ gibt es dennoch viele Verhaltensvorschläge in der Literatur, die suggerieren, dass es in der Macht des Einzelnen liegt, seine Krankheit in den Griff zu bekommen. Diese Ansätze beruhen auf einem kausalen Tun-Ergehen-Verständnis, das wissenschaftlich nicht gerechtfertigt erscheint. Sie geben aber Menschen, die „warum gerade ich?“ fragen, eine Antwort, statt ihnen die Ungewissheit zuzumuten.
Forschungen, ob es „Krebspersönlichkeiten“ gibt, d.h. best. Verhaltensmuster bzw. Charaktereigenschaften von Menschen, die diese Krankheit letztlich hervorbringen, haben keinen Nachweis solch linearer Zusammenhänge erbringen können. Zudem setzen solche Ansätze Menschen unter Druck, aus eigener psychischer Kraft eine körperliche Heilung vollbringen zu können – und müssen sich, wenn kein Erfolg eintritt, als Gescheiterte bewerten.
Forschungen zur Psychosomatik beschreiben dennoch Faktoren, mit denen Menschen ihre Krankheit mit weniger Kraftverlust tragen können. Der Krebsinformationsdienst des Deutschen Krebsforschungszentrums Heidelberg fasst die Erkenntnisse der Psychosomatik zur Krankheitsbewältigung folgendermaßen zusammen:
„Es gibt auch aufgrund von wissenschaftlichen Untersuchungen keine Anhaltspunkte dafür, dass eine ganz bestimmte Art des Umgangs mit der Krankheit besonders günstig sei oder womöglich das Leben verlängern könnte... Wenn man Krankheitsbewältigung als

Prozess mit immer wieder neuen Anforderungen versteht, dann ist es eher wahrscheinlich, dass im Verlauf durchaus unterschiedliche Bewältigungsanstrengungen angemessen sind. Die Ergebnisse neuerer Untersuchungen lassen die Schlussfolgerung zu, dass denjenigen Patienten die Auseinandersetzung mit der Krankheit besser gelingt, die je nach den Erfordernissen der Situation *flexibel* reagieren können. Dies kann so Unterschiedliches sein wie:

- sich über Behandlungsmöglichkeiten zu informieren,
- eigene Interessen gegenüber Arzt, Arbeitgeber oder anderen zu vertreten,
- sich mit den eigenen Ängsten auseinanderzusetzen,
- Ablenkung zu suchen,
- sich im Gespräch anzuvertrauen,
- Hilfsangebote von Angehörigen anzunehmen,
- die Hoffnung auf realistische Ziele zu richten,
- Wesentliches von Unwesentlichem zu unterscheiden und sich zu beschränken,
- auch Verleugnung (Nicht-Wahrhaben-Wollen) der Realität, kann in bestimmten Phasen, wenn die Angst sonst unerträglich wäre, eine sinnvolle Reaktion darstellen.

Eine *aktive* Haltung erzeugt aber, unabhängig von möglichen Einflüssen auf die Krebserkrankung, zumindest das günstige Gefühl, selbst etwas zum eigenen Befinden beizutragen und nicht völlig ausgeliefert zu sein."[28]

2.2 Bewältigungsstile (Coping)[29]

Im Umgang mit schwerkranken oder chronisch kranken Menschen lassen sich nicht nur Einzelstrategien, sondern auch über längere Zeit durchgetragene Bewältigungs-Stile beobachten, von denen hier einige vorgestellt werden.

2.2.1 Verleugnender Bewältigungsstil

Er ist gekennzeichnet durch einen verleugnenden, abwehrenden Umgang mit Schmerzen, Unbehagen, Krankheitssymptomen und durch eine Suche nach Ablenkung. Aussagen können sein: „Man sollte sich da nicht reinsteigern!" oder: „Die sagen, die Schmerzen kämen von dem Befund, aber das glaube ich nicht, ich hatte schon vorher mal Schmerzen in den Knochen."

Die Grundhaltung ist eine Gesunde: „Ich lasse mich nicht unterkriegen". Sie führt zur Hinwendung zur Normalität und zu besserer psychischer Befindlichkeit. Solche Patienten fühlen sich nicht so ausge-

---

[28]Krebsinformationsdienst Heidelberg, Krankheitsbewältigung: ww.krebsinformationsdienst.de

[29] Wendtner, Franz: http://www.bechterew.de/?id=1139

liefert, bekommen aber Probleme in der Konfrontation mit einschränkenden Auswirkungen ihrer Erkrankung und tun sich schwer, sich auf anstrengende Therapien einzulassen. Im ärztlichen Jargon gesprochen mangelt es den Patienten an der Compliance.

2.2.2 Sinnsuchender Bewältigungsstil

Diese Menschen fragen nach dem Sinn der Erkrankung, nach ihrer Botschaft. Auch Fragen nach Schuld oder der Krankheit als Strafe werden gestellt. Das gesteigerte Bedürfnis nach sinngebenden Antworten ist auch der stark gewachsenen Literatur zu diesen Themen zu entnehmen: von esoterischer[30] (die lineare Begründungen von psychischen Problemen hin zur Entstehung von Krankheiten ziehen und suggerieren, durch Beheben der psychisch-spirituellen Probleme den Körper heilen zu können), über psychotherapeutischer Literatur bis hin zu religiöser Literatur.

Wendtner weist auf die „gefährliche“ Seite dieses Bewältigungsstils hin. Sich selbst die Schuld für die Erkrankung zuzuschreiben, sich gestraft zu fühlen, beschreibt er als Weg in die Depression und Resignation. Die konstruktive Seite dieses Stils stellt die Frage nach Bedeutung im Sinne von Umwertung oder Neuordnung von Werten in einer Lebenskrise dar.

Büssing und Ostermann von der Universität Witten-Herdecke haben eine Studie zu spirituellen Bedürfnissen erkrankter Menschen vorgelegt.[31] Diese Studie kommt zu dem Schluss: „Eine spirituelle Grundhaltung bzw. religiöse Praxis scheint einen günstigen Einfluss auf den Krankheitsumgang zu haben... In einer Untersuchung von Silvestri et al. (2003) fiel auf, dass bei den medizinischen Entscheidungsprozessen bei Krebspatienten und ihren Angehörigen an erster Stelle die Meinung des behandelnden Arztes steht, aber schon an zweiter Stelle ihre Glaubensüberzeugung (Vertrauen in Gott), sogar vor dem Vertrauen in die Medikamente, während die behandelnden Onkologen das Vertrauen in Gott an letzte Stelle setzen... Wir konnten nachweisen, dass Patienten ihre Krankheit als Hinweis erleben, etwas in ihrem Leben zu ändern; sie sehen sie sogar als Chance für ihre innere Entwicklung an.“

Ein hoher Anteil der Patienten beschäftigt sich infolge der Erkrankung mit spirituellen und religiösen Fragen: „Die Patienten mit einer religiösen oder spirituellen Einstellung erleben, dass Religion bzw. Spiritualität ihnen hilft, mit dem Leben und ihrer Erkrankung bewusster umzugehen, eine tiefere Beziehung mit der Umwelt und den

---

[30] Z.B. Dethlefsen, Thorwald, Dahlke, Rüdiger, Krankheit als Weg. Deutung und Bedeutung der Krankheitsbilder, 8. Aufl. 1983.

[31] Büssing, Arndt/Ostermann, Thomas, Caritas und ihre neuen Dimensionen. Spiritualität und Krankheit, in: Patzeck, Martin, Caritas plus, Kevelaer 2004, S. 112

Mitmenschen zu erfahren sowie Gesundheit, Zufriedenheit und inneren Frieden zu erlangen.
Interessant ist, dass signifikant mehr Frauen als Männer (41% vs 29%) häufiger ihre Krankheit als Chance für die Entwicklung betrachten und ebenso deutlich weniger Männer sich infolge ihrer Erkrankung mit spirituellen/religiösen Fragen beschäftigen und sie als Hilfe für ihren Umgang mit der Erkrankung betrachten.
Bei vielen Patienten besteht jedoch ein Bedürfnis nach einer individualisierten Spiritualität, weniger nach einer ritualisierten Communio – sogar bei den religiös eingestellten Patienten bevorzugen 81% das Praktizieren von Religiosität/Spiritualität alleine und in Stille." In diesem Artikel Büssings und Ostermanns wird ein Plädoyer für die Wieder-Integration der Zuständigkeit auch für die spirituelle Seite im Arzt-Patient-Kontakt gehalten, anstelle einer Delegation an Seelsorger oder Psychoonkologen.

2.2.3 Aktiver, zupackender Bewältigungsstil

„Dieser Bewältigungsstil zeichnet sich dadurch aus, dass der Betroffene die Krankheit als bewältigbare Herausforderung ansieht und sich problemorientiert und informiert mit seiner Krankheit auseinandersetzt. Er gibt nicht auf, sondern sucht und findet Möglichkeiten, sein Leben selbst zu gestalten. Er achtet darauf, dass er die Krankheit und ihre Auswirkung auf sein Leben beherrscht und nicht umgekehrt."[32]
Diese Patienten erwarteten vom Arzt, gemeinsam nach Lösungen zu suchen und sie über zu erwartende Begleiterscheinungen von Therapien zu informieren, um selbst Entscheidungen treffen zu können. Wenn die Schulmedizin nicht weiterhelfen kann, begeben sie sich auf die Suche nach anderen Heilungs- und Behandlungsmöglichkeiten.

2.2.4 Suche nach sozialer Einbindung, sozialer Unterstützung

Diese Patienten suchen die Unterstützung in ihrem sozialen Netzwerk. Die soziale Unterstützung ist dann nicht leicht aufzubauen und zu erhalten, wenn zu ‚hilflos' agiert wird („Es ist so schlimm, ich schaffe das wirklich nicht!") oder zu ‚stark' („Kein Problem! Ich komme schon alleine zurecht"). Zeigen Patienten jedoch, dass die Belastungen durch ihre Erkrankung zwar sehr hoch sind, sie aber die Verantwortung für die Bewältigung diese Belastungen in erster Linie selbst übernehmen wollen, kann eine soziale Unterstützung in der Regel in hohem Maße stabil mobilisiert werden.

---

[32] Wendtner, aaO.

2.2.5 Andere Verhaltensweisen, die vom betreuenden Personal oft als problematisch gewertet werden

Patienten versuchen, ihrer Familie zu verheimlichen, wie schlecht es ihnen geht.

- Patienten reden mit niemand über ihre Belastung, reagieren aber gereizt oder überempfindlich bzw. weinen/weinen nicht
- Patienten verhalten sich fordernd.
- Patienten verhalten sich rücksichtslos gegenüber anderen Patienten.
- ...

Es ist wichtig, das Patientenverhalten auf dem Hintergrund des Phasenmodells als Reaktion auf eine schwere Krise einzuordnen. Zudem ist es gut, als Arzt von sich selbst zu wissen, mit welchen Verhaltensweisen schwer Erkrankter nur schwer umgegangen werden kann. Beide Seiten der Kommunikation Arzt/Patient haben eigene förderliche/behindernde Anteile. Sie können einem Patienten eine von Ihnen wahrgenommene Strategie schildern und fragen, ob diese langfristig hilfreich sein wird. Oder Sie können ihm die Wirkung seiner Verhaltensweise auf Sie als Arzt oder auf das Pflegepersonal schildern und mit ihm überlegen, wie er eine günstigere Wirkung erzeugen kann. Auch die eigenen Grenzen zu benennen, kann zu neuer Perspektive führen. Respektlosigkeit muss jedoch nicht hingenommen werden. Als Arzt können Sie sagen: „Sie sind in einer schwierigen Situation. Ich werde aber nicht dulden, dass Sie mit mir/dem Pflegepersonal/anderen Patienten in dieser Weise ... umgehen." So sorgen Sie mit für eine konstruktive Atmosphäre.

3. Krankheitsdeutungen

Viele Redewendungen beschreiben Verbindungen zwischen Gefühlen, situativen Bedingungen und körperlichen Reaktionen. Geschichtlich rühren viele aus Zeiten, in denen ein unmittelbares Zusammenspiel körperlicher und seelischer Prozesse als selbstverständlich angesehen wurde („mir bleibt die Luft weg"; „ein gebrochenes Herz"; „sich den Kopf zerbrechen"; „aus der Haut fahren"; „sich ein Loch in den Bauch ärgern"; „die Galle läuft mir über"...).[33]
Es gibt ein menschliches Grundbedürfnis, Prozesse durchschauen und erklären zu wollen, um damit angemessen umgehen zu können. Die Funktionen von Deutungsversuchen im Krankheitszusammenhang sind:

1. die Möglichkeit einer Verantwortungszuschreibung
2. Sicherheiten in der Verunsicherung zu schaffen

[33] Mehr dazu in: Teegen, Frauke, Ganzheitliche Gesundheit. Der sanfte Umgang mit uns selbst, rowohlt TB 1996.

3. die Hoffnung auf positive Beeinflussbarkeit

Grundsätzlich finden sich immer wieder folgende 3 Erfahrungsmuster erkrankter Menschen, die sich mit einer Krankheitsdeutung befassen:

1. Es wächst die Erkenntnis, dass die Erkrankung nicht, wie zunächst angenommen, nur äußere Bedingungsfaktoren kennt. Krankheit wird als etwas zum eigenen Lebensprozess Gehöriges erlebt. Krankheit kann nicht nur therapeutisch eliminiert werden, sondern sie fordert auch eigene Veränderungsprozesse.
2. Es folgen Versuche, mit der inneren Störung in Kontakt zu kommen. Welche Haltungen, Lebenshaltungen und Verhaltensweisen gehören zu dieser Krankheit, haben sie unter Umständen mit bedingt (Rauchen, Trinken, aufreibende Pflege eines Angehörigen, Selbstvernachlässigung, Ignorieren von Symptomen...? Die Zeit dieser Auseinandersetzung kann sehr mühsam sein und auch lang andauern. Methoden der Visualisierung und Meditation werden dabei von manchen Patienten als hilfreich betrachtet.
3. Ein neues Verständnis der Person wächst, neue Lebensdeutungen, Verhaltensweisen, Einstellungen und Gewohnheiten entstehen und prägen sich aus. Aus einer neuen Kongruenzerfahrung heraus werden auch die Krankheitssymptome beeinflusst.

Es wird nur wenige Patienten geben, die nicht auch den Weg eigener Krankheitsdeutung gehen („Warum geschieht dies mir?" „Was habe ich falsch gemacht in meinem Leben?" oder auch die spirituelle Frage, die eine Auseinandersetzung mit dem eigenen Bild von Gott andeutet: „Warum lässt Gott es zu, dass ich so krank werde?"). Nur wenige werden mit anderen das Gespräch suchen, da es auch um das Eingeständnis eigener Fehler und krankheitsfördernder Faktoren gehen kann.

Andererseits werden Menschen mit bestimmten Krankheitsbildern offen mit Aspekten konfrontieret, die für diese Erkrankungen als mitverursachend beschrieben werden. Beispielsweise wird Menschen mit onkologischen Erkrankungen oft zugeschrieben, dass diese viele Schwierigkeiten zu bewältigen haben, oft unter Stress leiden, zu wenig auf sich selbst achten, introvertiert leben, starke Kränkungen aus der Kindheit in sich tragen, von unerfüllten, uneingestandenen und unterdrückten Bedürfnisse erfüllt sind, Trauer, Wut und andere starke Gefühle nicht zulassen können. Diese Versuche bergen die große Gefahr einer kurzschlüssigen Schuldzuschreibung und legen den Kranken eine Deutung von außen nahe, die nicht dem eigenen Prozess entspricht, diesen sogar erschwert und fremdbestimmt. Gerade im Hinblick auf Krebserkrankungen muss festgestellt werden, dass ein eindimensionaler, allein auf die Le-

bensführung ausgerichteter Deutungsweg dem vielfältigen Ursachenspektrum nicht gerecht wird.
Ziele eine Begleitung auf dem Weg der Deutung einer Erkrankung können sein:

- dem Patienten zu helfen, eigene Assoziationen zu entwickeln
- das Selbstwertgefühl zu stärken
- das Vertrauen in eigene Kräfte zu stärken
- Lebensquellen erkunden zu helfen
- helfen, Hoffnungsaspekte in den Blick zu nehmen (auch im Sterben)
- wenn die Frage nach der Schuld angesprochen wird, diese nicht zu schnell beiseite zu schieben, sondern Unterstützung anzubieten, diese Frage anzugehen und einzuordnen
- Veränderungen mitzudenken
- Schutz vor Überforderung bieten
- keine Deutungen „um die Ohren schlagen“
- …

Manche Theorien zu Krankheitsursachen befassen sich mit Verbindungen zwischen körperlichen Ereignissen und seelischen Prozessen. Ziel ist, Krankheiten vor diesem Hintergrund zu verstehen und heilende Wege zu finden.
Nach Thorwald Dethlefsen[34] sind Krankheiten unvermeidlicher Ausdruck menschlicher Unvollkommenheit. In der Symptomatik der Krankheit zeitigt der Körper die nicht gelebten Anteile, die im Schatten gebliebenen Wirklichkeiten des Bewusstseins. Das Symptom macht den Menschen ehrlich, da ihm darin körperlich gezeigt wird, was ihm im Bewusstsein fehlt. In der Erkenntnis dessen kann der Mensch in bewusst machender Integration des Nichtgelebten oder Verdrängten seine Gesundung schaffen. Heilung zielt auf Ganzwerdung und ist Teil der immerwährenden Suche nach dem wahren Selbst. Mit dieser Deutung richtet sich Dethlefsen auch gegen die Schulmedizin, die Symptome auszumerzen versucht, ohne den Weg des tieferen Verstehens zu gehen.
Das polare Menschenbild (Bewusstsein/Unbewusstes) und die Deutung bzw. der Weg aus der Krankheit heraus ist monokausal. Ken Wilber moniert denn auch, dass hier möglicherweise eher gesunde Menschen sich ihr Gesundsein als von ihnen selbst herbeigeführt erklären und den kranken Menschen die alleinige Verantwortung für ihr Kranksein und Gesundwerden aufbürden, was Kranke in Verzweiflung treiben könne.[35]

---

[34]Dethlefsen aaO.
[35] Wilber, Ken, Mut und Gnade, Boston 1994.

Auch Dieter Beck[36] beschreibt die innere Verwobenheit zwischen körperlichen und seelischen Vorgängen: „Körperliche Krankheiten stellen einen Versuch dar, eine seelische Verletzung auszugleichen, einen inneren Verlust zu reparieren oder einen unbewussten Konflikt zu lösen. Körperliches Leiden ist oft ein seelischer Selbstheilungsversuch". Beide Ansätze plädieren für eine umfassendere, ganzheitliche Sichtweise von Erkrankung und einen entsprechenden, nicht nur symptombekämpfenden Umgang mit Krankheit.
Für Thure von Uexküll (Mediziner und Begründer der Psychosomatischen Medizin) gibt es nur psychosomatische Krankheiten.[37] Er bedauert die leider bis heute noch in der Medizin vorherrschende Vorstellung des Körpers als einer komplizierten Maschine. Eine Erkrankung wird als Störung infolge eines exogen oder endogen verursachten Schadens betrachtet, den man mit diagnostischen Maßnahmen lokalisieren und dann beseitigen oder wenigstens teilweise reparieren kann.
Nach Verena Kast, Psychotherapeutin, wirken Körper, Geist und Seele das Gleichgewicht suchend zusammen. Dieses Gleichgewicht geht immer wieder verloren und muss auch immer wieder neu gefunden werden. Dabei wird davon ausgegangen, dass jeder lebendige Mechanismus die Tendenz hat, sich wieder auf einen Gleichgewichtszustand zurück zu organisieren. Gesundheit beschreibt Verena Kast als dynamisches Gleichgewicht, Krankheit als dynamisches Ungleichgewicht und Übergangsphase, an deren Ende ein vollkommen neues Gleichgewicht zustande kommen soll. Dabei beinhaltet dieses Gleichgewicht nicht notwendigerweise das, was wir üblicherweise unter Gesundheit verstehen. Auch die Akzeptanz der Krankheit oder des bevorstehen Todes kann nach Kast zu einem Gleichgewicht führen.[38]
In der Homöopathie wird Krankheit als sichtbares Ergebnis gestörter Lebenskraft gedeutet. „Erst dann werden Bakterien, Viren und andere Sachen zur Bedrohung für den Körper. Eine geschwächte Lebenskraft unterliegt den Angriffen seiner feindlich gesinnten Umgebung und alarmiert uns durch Warnsignale in Form von Symptomen."[39]
Die Schulmedizin kann sich von solchen Sichtweisen anregen lassen, in der Betreuung von Patienten in größerer Offenheit Krankheitsbedingungen mit einzubeziehen, die neben den rein somatischen Aspekten schon bei der Anamnese mit in den Blick genommen werden können.

[36] Beck, Dieter, Krankheit als Selbstheilung Frankfurt 1985.
[37] In: Die Zeit 7/2001.
[38] Kast, Verena, Lebenskrisen werden Lebenschancen. Freiburg, Herder, 2000
[39] www.aubrymed.ch/gesundheit_krankheit_heilung.html

Bis heute ist auch die Vorstellung einer Determiniertheit z.B. einer „Krebspersönlichkeit“ (s.o.) lebendig. Die Schulmedizin und wissenschaftliche Untersuchungen widersprechen dem seit langem. Das Ergebnis einer Studie aus dem Jahr 2007 lautet: „Weder direkt noch indirekt haben Gefühlszustand und Charakter etwas mit der Prognose von Krebs zu tun“, so Prof. James Coyne von der University of Pennsylvania in Philadelphia. Der Psychiater und sein Team haben zehn Jahre lang mehr als 1000 Patienten mit fortgeschrittenen Tumoren an Kopf und Hals untersucht und ihr psychisches Befinden analysiert. Mehr als 600 Patienten sind im Verlauf der Untersuchung gestorben. Die Studie, die im Oktober 2007 im Fachblatt Cance[40] erschienen ist, zeigt, dass auch diejenigen, die sich in den Befragungen und psychischen Tests relativ zufrieden und ausgeglichen äußerten, nicht länger lebten als jene, die niedergeschlagen und unglücklich waren. "Es gibt bisher keinen wissenschaftlichen Nachweis dafür, dass psychische Faktoren für die Entstehung von Krebs oder die Überlebenschancen relevant sind"[41], so Peter Henningsen, Leiter der Klinik für Psychosomatik an der Technischen Universität München. Vermutungen, dass der Charakter oder die Persönlichkeit etwas mit der Krankheit zu tun hätten, seien zudem immer auch mit der Annahme von Schuld verbunden. Wenn mit dem Märchen einer Krebspersönlichkeit aufgeräumt würde, so P. Henningsen, hätte das einen entlastenden Effekt für die Patienten.[42] Wer sich mit seiner Krankheit deutend auseinandersetzen will, um sie besser verarbeiten zu können, der sollte diesen Weg gehen.
Eine Forschungsgruppe um Prof. J. Coyne teilt diese Einschätzung: Wer sich durch eine Psychotherapie oder in einer Selbsthilfegruppe besser fühle und den Kampfgeist gegen seine Erkrankung stärken möchte, der solle entsprechende Angebote wahrnehmen, da dies emotional und sozial aufbauende Wirkung zeigt.
Auch die persönliche spirituelle Beheimatung, der Glaube, die Einbindung in glaubende Gemeinschaften, oft daraus resultierende ‚gesündere’ Lebensweisen (Ernährung, soziale Kontakte, rituelle Abläufe und die Hoffnung auf ein Leben nach dem Tod) wirken stabilisierend und tragen dazu bei, dass das Vertrauen eines Patienten in seine spirituellen und religiösen Überzeugungen weniger mit einer passiven als mit einer aktiven-kognitiven Coping-Strategien assoziiert ist.[43]

---

[40] zitiert nach: Süddeutsche Zeitung vom 22.10.2007; http://www.sueddeutsche.de/gesundheit/346/422107/text/

[41] ebd.

[42] Werner Bartens, Krebs trifft auch die Glücklichen, Süddeutsche Ztg vom 22.10.2007

[43] Büssing, Arndt, Ostermann, Thomas und Matthiessen; Peter F., Spiritualität, Religiosität und Krankheitsumgang, in: Münstedt Karsten (Hrsg.) Ratgeber unkonventionelle Krebstherapien (2. Aufl.) Ecomed Verlagsgesellschaft, Landsberg, 2005

Susan Sontag[44] setzt sich sehr kritisch mit Krankheitsdeutungen zuden Krankheitsbeispielen Tuberkulose, Krebs und Aids auseinander an. Sie schildert eindrücklich und mit vielen Beispielen, wie vor Entdeckung des Tuberkelbazillus der Typus des „Schwindsüchtigen“ stilisiert wurde: dünnhäutig, schmal, durchgeistigt, in den Sanatorien zur Liegekur – in Thomas Mann`s „Zauberberg“ findet dieser Typus seine Krönung. Mit der Entdeckung des Bazillus und den Zusammenhängen mangelnder Hygiene verschwand schlagartig jegliche der vorherigen Deutungen und Metaphorisierungen. Sie schildert die Metaphernbildung dann bzgl. der Krebserkrankung und der Aidserkrankung und vermutet, dass mit zunehmender Entdeckung von Ursachen auch das Interesse an der Typologisierung von Menschen, die in dieser Weise erkranken, verloren gehen wird. Sie weist damit darauf hin, dass Nichterklärbarkeit von Krankheiten u.U. Deutungen fördern, die Menschen auf Aspekte festlegen, die möglicherweise völlig anders aussehen, wenn der hauptverursachende Faktor geklärt ist.
Mit theologisch-ethischen Deutungsweisen von Kranksein beschäftigt sich Thomas Hagen[45]: über die jahrhundertealten Deutungen von Krankheit als Folge der Sünde, Krankheit als Mangel, als Prüfung, als Lebensbestimmung beschäftigt er sich quer durch die Geschichte des Denkens und durch die theologischen Ansätze des alten Testaments zu den Heilungsgeschichten des neuen Testaments und verschiedenen mitwirkenden Faktoren für die Deutung von Krankheit in der heutigen Zeit und Gesellschaft. Er weist darauf hin, dass in den neutestamentlichen Heilungsgeschichten Jesus die aufmerksame Zuwendung zu (sonst oft isolierten) kranken Menschen praktiziert und die Gläubigkeit eines Menschen als Beitrag zu seiner Heilung benennt.
Der Arzt sollte erfassen, welche Deutung einem Patienten hilfreich unterstützt oder in welchem Fall eine Deutung zusätzlichen Druck, Scham... erzeugt. Diese sollte in Frage gestellt werden. (35jährige Patientin: „Ich habe den Schlüssel für meine Probleme in 5 Jahren Psychotherapie nicht gefunden. Deshalb muss ich jetzt sterben.“)
Ebenso wichtig ist es, eigene Deutungsneigungen in den Blick zu nehmen und ihre Funktion zu ergründen (Selbstvergewisserung, dass mich das nicht treffen kann, ich rauche ja nicht, esse gesund etc.), um diese von den Patientenansichten und seinen Bedürfnissen abgrenzen zu können und damit auch zu verhindern, sie ihm zusätzlich zu seiner Erkrankung „aufzubürden“.

---

[44] Sontag, Susan, Krankheit als Metapher, 1977, dt. Frankfurt 1989. Dies., Aids und seine Metaphern, 1989.
[45] Hagen, Thomas, Krankheit – Weg in die Isolation oder Weg zur Identität. Theologisch-ethische Untersuchung über das Kranksein, Regensburg 1999.

4. Ressourcenorientierte Konzepte und Interventionen für den Umgang mit kranken Menschen

Aus den vorangegangenen Kapiteln erschließt sich, dass Patienten selbst nach Strategien suchen, mit ihrer Erkrankung umzugehen. Auch wurde deutlich, dass schwere Erkrankungen Krisen auslösen, die starke Herausforderung an die Patienten und ihre Umgebung mit sich bringen. Ebenso tangieren Erkrankungen andere Lebensbereiche der Patienten und sorgen für Erschütterungen (Bedrohung der Arbeitsfähigkeit, Rollenveränderungen, Überlastung des Familiensystems etc.) In diesen anderen Lebensbereichen können aber auch Stabilitäten und Ressourcen liegen, aus denen Patienten Kraft zum Umgang mit der Erkrankung schöpfen können.

Unterstützende Interventionen müssen sich patientenorientiert an den Phasen der Verarbeitung, am individuellen Umgangsstil und den konkreten Auswirkungen der Erkrankung auf die Lebensbereiche orientieren. Sie sollen die konstruktiven Anteile aufgreifen und verstärken.

Im Folgenden werden daher ressourcenorientierte Interventionsansätze vorgestellt. Ergänzend unterstützen Möglichkeiten praktischer Lebenshilfe wie Beratung bzgl. Ernährung, Sport, ergänzende medizinische Interventionen (Akupunktur, Physiotherapie u.a.) etc.

4.1 Ressourcenorientierte Konzepte

4.1.1 Konzept der Pathogenese versus Salutogenese

Das Konzept der Salutogenese erwächst aus der Erkenntnis, dass Erhalt von Gesundheit und Krankheitsumgang von vielfältigen Faktoren geprägt sind und ein Mensch mit körperlicher Krankheit nicht nur von der körperlich pathogenetische Seite zu betrachten ist, sondern ebenso in seinen Möglichkeiten, denen seiner Umgebung und seines weiteren Umfelds auf gesundungsförderliche Anteile hin.

„Zahlreiche empirische Studien haben ergeben, dass Gesundheit, Krankheit und Krankheitsbewältigung durch ein komplexes Zusammenwirken von physischen, psychischen und sozialen Faktoren bestimmt werden. Gesundheit bzw. Krankheit wird als Prozess verstanden, der durch menschliches Verhalten und die ihn umgebenden Lebensverhältnisse beeinflusst wird. Demnach muss man gesundheitsbezogenes Verhalten in seiner lebensgeschichtlichen Entstehung sehen und gesundheitsschützende Lebensverhältnisse mit einer aufeinander abgestimmten Verhaltens- und Verhältnisprävention fördern. Eine Lösung aktueller Gesundheits- und Krankheitsfragen kann auf Dauer nur gelingen, wenn die Vielzahl der heute bekannten Determinanten von Gesundheit berücksichtigt wird. Der pathogenetische Ansatz „Was macht Menschen krank?“ muss ergänzt werden durch den salutogenetischen Ansatz „Was hält Menschen gesund?“[46]

So ist für den Krankheitsumgang nicht nur die medizinische Betreuung von Bedeutung, sondern vielfältige Faktoren aus Lebensgeschichte (Fähigkeiten, Charaktereigenschaften, Gesundheits- und Krankheitserleben), sozialen (soziales Netz; Arbeit...) und Umweltbezügen (Lebensmilieu, Ernährungsgewohnheiten, Wohnumfeld...) Erleben von Selbstwirksamkeit, ein breiteres Handlungsrepertoire, Bereitschaft, Verantwortung zu übernehmen, konstruktive Bewertungen des eigenen Zustands, spirituell-vertrauensvolle Haltung sind Faktoren, die den Umgang mit einer Erkrankung positiv beeinflussen, ebenso die Erfahrung von Rückhalt in der Familie oder durch Freunde, die finanzielle Sicherung etc.
Ressourcenorientierte Interventionen leiten sich aus einer Aufmerksamkeit für die konstruktiven Möglichkeiten des Patienten und seines Umfeldes ab und greifen diese Möglichkeiten auf.

4.1.2 Konzept „5 Säulen der Identität“

Dieses Modell von Hilarion Petzold[47] gründet auf dem Konzept der Salutogenese und beschreibt die verschiedenen Faktoren, die zum Identitätserleben eines Menschen gehören – damit bietet es eine Möglichkeit der Sozialanamnese, durch die stabile Faktoren, aber auch durch die Krankheit erlebtes Ausmaß an Krisenhaftigkeit eruiert werden können.
Folgende 5 Säulen der Identität werden im Arbeitsblatt 3 näher erläutert:

1. Leiblichkeit
2. Soziales Netzwerk
3. materielle Sicherheit – Wohnsituation
   a) materielle Sicherheit
   b) Wohnsituation
4. Arbeit/Leistung – Freizeit
   a) Arbeit/Leistung
   b) Freizeit
5. Werte/Überzeugungen/Spiritualität

[46] Gottfried Neuhaus, Grundlagen der Salutogenese; http://www.optipage.de/salutogenese.html

[47] Petzold, H. (2002b) Zentrale Modelle und Kernkonzepte der Integrativen Therapie, in: www.fpi-publikationen.de/polyloge - POLyLOGE: Materialien aus der Europäischen Akademie für psychosoziale Gesundheit. Eine Internetzeitschrift für Integrative Therapie, 02/2002, 1-84.

4.1.3 Erfassen der Dimensionen einer Erkrankung: körperliche, soziale, psychische, spirituelle Dimension

Das Modell der Dimensionen einer Erkrankung von Ken Wilber[48] grenzt sich kritisch gegenüber Krankheitsdeutungen ab, die psychische Ursachen als Grund körperlicher Krankheiten betrachten und damit suggerieren, allein durch Zuwendung zu psychischen Problemen auch die körperliche Erkrankung revidieren zu können.

Jede Erkrankung ist multifaktoriell bedingt und ihr Erleben ist von körperlicher, psychisch-emotionaler, geistiger und spiritueller Dimension geprägt.

Wilber weist darauf hin, dass zunächst zu ermitteln ist, von welcher Dimension die Krankheit ausgeht und auf dieser Ebene die Krankheit zu behandeln. Behandlungsformen anderer Dimensionen können vor allem dann unterstützend sein, wenn möglicherweise mehrere Ursachen vorliegen. Als Auswirkungen irrtümlicher Zuschreibungen nennt er das Entstehen von Schuldgefühlen und Verzweiflung.

„Wer an einer schweren Krankheit leidet, wird sich dadurch vielleicht tiefgreifend ändern, aber daraus folgt nicht, dass er krank wurde, weil ihm das durch die Veränderung Entstandene früher gefehlt hat. Das ist, als wollte man aus der Wirksamkeit von Aspirin gegen Fieber schließen, dass Fieber durch Aspirinmangel entstanden ist.“[49] Er weist auf Erkenntnisse der Psychoneuroimmunologie hin, demzufolge unsere Gedanken und Gefühle direkte Auswirkungen auf das Immunsystem haben, sich also die Dimensionen auch untereinander beeinflussen. Daher ist eine Behandlung oder Betreuung auf unterschiedlichen Ebenen sinnvoll. Er weist aber die New-Age-Idee zurück, dass unser Geist *allein* körperliche Krankheit verursacht und auch heilt. Durch diesen Gedanken werde das Ego (statt des Selbst) eines Menschen mit Gott gleichgesetzt, was ihm durch keine spirituelle Tradition begründet erscheint.

Die Zuordnung des Krankheitserlebens eines Patienten zu den Dimensionen ermöglicht Anhaltspunkte, welche Art der Behandlung und welche unterstützenden Betreuungsmöglichkeiten für den Patienten hilfreich sind.

Ein krebserkrankter Mensch braucht medizinische Betreuung und Maßnahmen zur Stärkung des Immunsystems: diese können auf einer psychischen Ebene liegen, aber auch auf einer körperlichen (Krankenhausbehandlung, Chemotherapie, Bestrahlung, Naturheilkunde, Homöopathie, TCM...), auch auf einer spirituellen Ebene (s. dazu die Erkenntnisse unter „sinnsuchender Bewältigungsstil“).

---

[48] Wilber, aaO., S. 290ff.

[49] Wilber, aaO., S. 293f.

4.2. Ressourcenorientierte Interventionen

Ressourcenorientierte Interventionen leiten sich aus den Erkenntnissen der vorausgehenden Kapitel und aus einer damit gestärkten Wahrnehmung für die Defizite und Ressourcen des Patienten ab. Danach sollte die Erkrankung nicht nur als Defizit betrachtet werden, das ausgeglichen oder bekämpft werden muss. Der Patient sollte vielmehr als ein Mensch wahrgenommen werden, der sich nicht nur aus seiner Krankheit definiert, sondern ein Mensch mit vielen individuell ausgeprägten Eigenschaften, Fähigkeiten und Bezügen ist, der sich schon anderen Krisen in seinem Leben stellen musste. Das Auffinden und Würdigen dieser Ressourcen bedeutet Stärkung des Selbstwirksamkeitsempfindens im Patienten.
Dies kann im täglichen Kontakt gestärkt werden durch:

- Ansprechen und Loben beobachteter Fähigkeiten
- Nachfragen nach dem, was den Patienten unterstützt, woher er Kräfte bezieht, wo seine Quellen liegen
- Anregen zu Selbstbeobachtung
- Ernstnehmen seiner Sorgen (um den Arbeitsplatz...)

In dieser Arbeit steht der Arzt nicht allein. Er kann die Vermittlung weiterer Beratungsmöglichkeiten (Sozialdienst, Seelsorge, Grüne Damen) und Unterstützung in praktischen Lebenshilfen organisieren.

Dazu können gehören:

- Beratung eines Patienten im Umgang mit seinen Einschränkungen
- gesundheitspädagogische Maßnahmen (Ernährungsberatung nach Magen-CA, bei Rheuma)
- Physiotherapie, Sportangebote für Herzpatienten
- Vermittlung von Selbsthilfegruppen, die dem Patienten Unterstützung für seinen Umgang mit der Erkrankung und zur Förderung salutogener Faktoren geben können.

Methodisch-didaktische Umsetzung

Im Folgenden werden Übungen vorgestellt, die mit Teilnehmern beispielsweise eines Ethikseminars durchgeführt werden können. Anregungen sind in den Arbeitsmaterialien zu finden. Zudem können verschiedene Abschnitte des Problemaufrisses als Arbeitsgrundlage dienen.

Übung 1: Bewältigungsstrategien

Schritt 1 (10 Min.)
Einzelarbeit oder 2er Arbeit
Schreiben Sie auf Kärtchen (1 Kärtchen pro Einfall), welche Umgangsstrategien Sie bei Patienten erleben.

Schritt 2 (30 Min.)
Vorstellen von 4 Rubriken Umgangsstile mit kurzem Input zu jedem Stil

1. Verleugnender Stil
2. Sinnsuchender Stil
3. Aktiver, zupackender Stil
4. Suche nach sozialer Einbindung, sozialer Unterstützung
5. ...

TN stellen ihre Karten vor, ordnen ein, benennen ggf. andere Stile

Schritt 3 (ca. 45 Min.)
TN diskutieren Vor- und Nachteile jedes Stils.

Schritt 4 (ca. 20 Min.)
(Gruppenarbeit: Ergebnisse auf Flipchart)
TN bilden für jeden Stil 1 Gruppe.
Sie überlegen eine sinnvolle Umgangs-/Interventionsstrategie des Arztes für einen Patienten, der in dieser Weise mit seiner Erkrankung umgeht.

Schritt 5 (ca. 45 Min.)
Vorstellen und Diskussion der Ergebnisse im Plenum

Übung 2: Eigene Bewältigungsstrategien mit Erkrankungen (Paarübung)

Schritt 1 (2x5 Min.)

Der eine spricht, der andere hört nur aktiv zu (fragt nichts und bringt keine eigenen Erfahrungen ein)
nach 5 Minuten Rollenwechsel

Fragestellung 1:
Wenn ich in die Situation geriete, schwer zu erkranken:
Welche meiner Charaktereigenschaften und Fähigkeiten, die ich mir im Lauf meines Lebens erworben habe, könnten mir für den Umgang mit meiner Erkrankung hilfreich sein?

Schritt 2 (2x5 Min.)

Vorgehen wie oben

Fragestellung 2:
Welche meiner Charaktereigenschaften und Fähigkeiten würden sich in dieser Erkrankungssituation problematisch auswirken?

Schritt 3 (ca. 30 Min.)

Auswertung in der Gesamtrunde:
- Welche Erkenntnisse gewinnen Sie aus der Art dieser Übung? (zuhören, allein sprechen...)
- Welche Erkenntnisse haben Sie über Bewältigungsstrategien bei schwerer Krankheit gewonnen?

Übung 3: Erfahrungen mit Krankheit – eine Annäherung

In dieser Zweierübung wollen wir uns dem Thema Krankheit in einem ersten Schritt nähern. Jeder von uns hatte schon mit Phasen kürzerer oder längerer Krankheit zu tun – Kinderkrankheiten, Unfälle, andere gesundheitliche Probleme.

Schritt 1
Die TN tun sich zu zweit zusammen.

Schritt 2
Ein TN berichtet dem Anderen 3 Minuten vom eigenen Erleben einer erfahrenen Erkrankung. Der andere hat die Aufgabe, nur zuzuhören – keine Kommentare zu geben.
Fragestellungen: 1. Wie habe ich mich selbst als Kranker erlebt?
2. Wie habe ich meine Umgebung erlebt?
3. Wie habe ich die Krankheit erlebt?

Schritt 3
In den folgenden 10 Minuten soll über die berichteten Erfahrungen gesprochen werden, ohne dass diese Erfahrungen mit den Erlebnissen des Zuhörenden vermischt werden. Der Zuhörer hat die Aufgabe, den Erzählenden in seinem Erleben noch besser zu verstehen (Nachfragen, Aufgreifen des Gehörten mit eigenen Worten...)

Schritt 4
Die Rollen werden getauscht.
3 Minuten Erfahrung mitteilen
10 Minuten Gespräch

Schritt 5
Austausch im Plenum; dabei die Einzelerfahrungen möglichst folgenden 4 Dimensionen zuordnen:

- körperliche Dimension
- soziale Dimension
- psychische Dimension
- spirituelle Dimension

Übung 4: Verlustübung

Vorbemerkung: Diese Übung involviert die Teilnehmer sehr emotional, sie erleben (und handeln das ggf. am Übungsleiter ab) die Phasen der Krankheit im Hinblick auf zunehmende Verluste.
Die Begleitung und anschließende Reflexion ist hier sehr wichtig. Die Übung kann etwas entschärft werden, wenn Schritt 5 überschlagen wird.

Schritt 1
Jeder TN erhält 5 leere Karten/Stift. Sie werden darüber informiert, dass sie die persönlichen Inhalte der folgenden Impulse für sich behalten können.

Schritt 2
Sie erhalten 5 Impulse, deren Beantwortung auf je eine Karte geschrieben wird:
1. Nennen Sie einen materiellen Gegenstand, der Ihnen wichtig ist.
2. Nennen Sie eine körperliche Fähigkeit, die Ihnen wichtig ist.
3. ... Ziel, das Sie unbedingt erreichen wollen.
4. ... Mensch, der Ihnen besonders wichtig ist.
5. ... Mensch, mit dem ich etwas zu klären habe.

Schritt 3
Frage: Welchen von den 5 Kärtchen könnten Sie am ehesten entbehren?
TN legen entsprechende Karte unter ihren Stuhl.
(Verstärkung wäre: umgedreht in die Mitte der Runde legen).

Schritt 4 und 5
Schritt 3 wird 2 x wiederholt.
TN haben jetzt nur noch 2 Karten

Schritt 6
Übungsleiter nimmt nun jedem TN eine weitere Karte

Schritt 7
Austausch über das eigene Erleben zu 2-3 TN.

Schritt 8
Austausch im Plenum.

Übung 5: Krankheitsdeutungen und ihre Funktion

Vorbemerkung:
Bei einer auftretenden Krankheit ist das Bedürfnis stark, sie bzgl. ihrer Entstehung „erklären" zu können: ihre Entstehungsursache, die Faktoren und Umstände, die zu ihrer Entstehung geführt haben.
Bei Erkrankungen, bei denen keine medizinisch klare Ursache erwiesen ist, ist das Spektrum der Deutungsmöglichkeiten breit.
Dabei sind die Versuche der Erklärung auch als Versuche zu verstehen, Einfluss auf die Krankheit und ihren Verlauf nehmen zu können, ihr nicht ohne Antwort und damit hilflos ausgesetzt zu sein und eine Verantwortlichkeit für Entstehung und Beheben der Krankheit festlegen zu können.

Schritt 1 (15 Min.)
TN erhalten Stapel Karten/Stifte - Einzelarbeit

Frage: Welche Erklärungen/Deutungen von bestimmten Krankheiten bekommen Sie bei Patienten, Pflegepersonal, Ärzten, sich selber... mit?

Für jede Erklärung/Deutung 1 Karte schreiben.

Schritt 2
Vorstellung im Plenum

Doppelnennungen/ähnliche Nennungen werden untereinander gelegt.

Frage 1: Welche Kategorien gibt es bei den Deutungen?
(Obertitel finden; Sortieren der Karten in die entsprechenden Rubriken)

Frage 2: Wozu dienen diese Erklärungen/welche Funktion erfüllen sie?

Arbeitsmaterialien

Arbeitsblatt 1

Der Krebsinformationsdienst des Dt. Krebsforschungszentrums Heidelberg fasst seine Forschungsergebnisse zusammen:

Krankheitsbewältigung

„Es gibt auch aufgrund von wissenschaftlichen Untersuchungen keine Anhaltspunkte dafür, dass eine ganz bestimmte Art des Umgangs mit der Krankheit besonders günstig sei oder womöglich das Leben verlängern könnte....

Wenn man Krankheitsbewältigung als Prozess mit immer wieder neuen Anforderungen versteht, dann ist es eher wahrscheinlich, dass im Verlauf durchaus unterschiedliche Bewältigungsanstrengungen angemessen sind.
Die Ergebnisse neuerer Untersuchungen lassen die Schlussfolgerung zu, dass denjenigen Patienten die Auseinandersetzung mit der Krankheit besser gelingt, die je nach den Erfordernissen der Situation flexibel reagieren können.

Dies kann so Unterschiedliches sein wie,

- sich über Behandlungsmöglichkeiten zu informieren,
- eigene Interessen gegenüber Arzt, Arbeitgeber oder anderen zu vertreten,
- sich mit den eigenen Ängsten auseinanderzusetzen,
- Ablenkung zu suchen,
- sich im Gespräch anzuvertrauen,
- Hilfsangebote von Angehörigen anzunehmen,
- die Hoffnung auf realistische Ziele zu richten,
- Wesentliches von Unwesentlichem zu unterscheiden und sich zu beschränken.

Auch Verleugnung, also das Nicht-Wahrhaben-Wollen der Realität, kann in bestimmten Phasen, wenn die Angst sonst unerträglich wäre, eine sinnvolle Reaktion darstellen.

Eine aktive Haltung erzeugt aber, unabhängig von möglichen Einflüssen auf die Krebserkrankung, zumindest das Gefühl, selbst etwas zum eigenen Befinden beizutragen und nicht völlig ausgeliefert zu sein.“

Arbeitsblatt 2 (2 Seiten)

Textauszug: Velma Wallis; Zwei alte Frauen.
Eine Legende von Verrat und Tapferkeit, Fairbanks 1993, dt. Ausgabe 4. Aufl. 2005, S. 33f

In einem Hungersnot-Winter entschließt sich das Indianervolk der Gwich`in zwei alte Frauen ihres Stammes auszusetzen.
„Wir sind wie kleine Kinder", erwiderte Sa`. Die Ältere sah bei diesem Zugeständnis erstaunt hoch. „Wir sind wie hilflose Kinder." Ein Lächeln kräuselte ihre Lippen, als ihre Freundin ein wenig verletzt auf diese Bemerkung reagierte. Doch bevor Ch`idzigyaak sie falsch verstehen konnte, fuhr Sa` fort: „Wir haben in unserem Leben eine Menge gelernt. Und dann sind wir alt geworden und haben geglaubt, wir hätten unseren Teil im Leben geleistet. Also hörten wir auf, einfach so. Wir haben nicht mehr weiter gearbeitet wie früher, obwohl unsere Körper noch immer gesund genug sind, um ein wenig mehr zu leisten, als wir ihnen zugetraut haben."
Ch`idzigyaak saß da und hörte aufmerksam zu, als ihre Freundin ihr plötzlich eröffnete, warum die Jüngeren es für das beste gehalten hatten, sie zurückzulassen.
„Zwei alte Frauen. Wir beklagen uns, sind nie zufrieden. Wir reden davon, dass es nichts zu essen gibt, und davon, wie gut es früher war, obwohl es in Wirklichkeit nicht besser war. Wir finden, dass wir schon so schrecklich alt sind. Und jetzt, nachdem wir so viele Jahre damit verbracht haben, die jüngeren Leute davon zu überzeugen, dass wir hilflos sind, glauben sie, dass wir in dieser Welt nicht mehr von Nutzen sind."
Als sie sah, wie sich die Augen der Freundin angesichts der Endgültigkeit ihrer Worte mit Tränen füllten, sprach Sa` mit sehr bewegter Stimme weiter. „Wir werden ihnen beweisen, dass sie beide unrecht haben! Das Volk! Und der Tod!" Sie schüttelte den Kopf und wies in die Luft. „Sicher, er wartet auf uns, dieser Tod. Bereit, in dem Augenblick nach uns zu greifen, da wir unsere schwachen Stellen zeigen. Ich fürchte diese Art Tod mehr als alles Leiden, das wir, du und ich, durchstehen müssen. Wenn wir dennoch sterben, so lass uns handelnd sterben!"

Arbeitsauftrag:

- Die 2 alten Frauen wurden von ihrem Stamm in einer Hungersnot ausgesetzt, weil die Nahrung nicht für alle reichte. Was entnehmen Sie diesem Textausschnitt an Möglichkeiten des Krankheitsumgangs?
- Welche ungünstigen und günstigen Wirkungen des Umgangsstils entdecken Sie?
- Welche Stile/Verhaltensweisen von Patienten empfinden Sie selbst als ungünstig in der Wirkung auf andere?
- Welche Stile/Verhaltensweisen von Patienten empfinden Sie als günstig in der Wirkung auf andere?

Arbeitsblatt 3 (4 Seiten)

Die 5 Säulen der Identität
(nach Hilarion Petzold; Fragenkatalog: R. Bannert, R. Hermanns)

Leiblichkeit	soziales Netzwerk	materielle Sicherheit / Wohnen	Arbeit / Leistung Freizeit	Werte / Überzeugungen

Einführung:
Im Folgenden wird ein Fragekatalog angeboten, der sich am „5 Säulenmodell" orientiert. In der bereits bei der Aufnahme des Patienten vorgesehenen Sozialanamnese wird ein Teil dieser Fragen gestellt. Diese Fragen können Anhaltspunkte dafür geben, in welcher Hinsicht einem Patienten über die medizinische Betreuung hinaus Unterstützung angeboten werden kann und welcher Art diese Unterstützung sein kann (Patient kommt zu Hause nicht mehr zurecht – Beratung durch Sozialdienst; Patient äußert Bedürfnis, über seine Situation zu sprechen, weil das „zu Hause nicht so geht" – Gesprächsangebot durch Seelsorger...).
Der Fragekatalog ist nicht dazu gedacht, ihn in dieser Weise einem Patienten vorzulegen. Er dient der Einordnung von Informationen, die Ärzte und Pflegende im stationären Kontakt mit dem Patienten bekommen und regt an, für Aspekte aufmerksam zu sein, für die keine Informationen vorliegen.
Das Ausmaß an Krisenhaftigkeit ergibt sich aus den Signalen für Brüchigkeiten in mehreren Säulen (Patient hat schwere Krebserkrankung; er musste frühzeitig berentet werden, wenig Geld; Ehe kriselte schon länger...). Hier sind ggf. die entsprechenden anderen Dienste im Krankenhaus (sozialer und psychosozialer Dienst, Seelsorge) zur Klärung und Stabilisierung hinzuzuziehen.
Ebenso ergeben sich Anhaltspunkte für salutogene Faktoren. Beispiel: eine schwerkranke Patientin hat eine Mutter, die täglich kommt, empfängt sonntags die Kommunion („weil mir das gut tut"), freut sich über kleine Verbesserungen ihrer Situation („Es geht mir viel besser als gestern, ich konnte mich heute zum Frühstück hinsetzen."). Diese konstruktiven Anteile können sprachlich oder mit entsprechenden Angeboten unterstützt werden.

Konkretisiert wird dieses Modell im Folgenden in der Ergründung des Ausmaßes an Krise, die eine CA-Erkrankung bei einem Patienten auslösen kann – und seiner Ressourcen (Stabilitäten, Erworbenes, Fähigkeiten) für den Krankheitsumgang.

1. Leiblichkeit

- Welche körperlichen Auswirkungen hat die CA-Erkrankung bzw. die Therapie für den Patienten?
- Mit welchen Einschränkungen, Veränderungen des Körperbildes (Amputationen), Funktionsveränderungen (Stoma, Unfruchtbarkeit...) muss er leben?
  Wie kommt er damit zurecht?
- Gibt es noch andere Erkrankungen?
- Wie wirkt sich die Erkrankung auf die Selbstbewertung und seelische Stimmung aus? Attraktivität, Einschätzung der Wirkung auf Lebenspartner/in, auf Familie...
- Wie weit ist der Patient in täglichen Gewohnheiten hinsichtlich seines Körpers eingeschränkt? (Sport treiben, Sexualität, andere körperliche Bedürfnisse...)

2. Soziales Netzwerk

- Lebt der Patient allein, in Beziehung, mit Angehörigen?
  Wie zufrieden war er vor Erkrankung mit dieser Lebenssituation?
  Was für ein sozialer Typ ist der Patient (Einzelgänger, gesprächig-sozial...)
  Wie wirkt sich die Erkrankung z.Zt. auf das soziale Gefüge aus?
  Was sind diesbezüglich die Vermutungen des Patienten, was sind die Haltungen der engeren Angehörigen?
- Welche anderen Menschen sind für den Pat. wichtig? Wie erlebt er ihr Verhalten angesichts seiner Erkrankung?
- Wie gut ist der Patient zu Hause durch Menschen versorgt, wer/was fehlt?
- Gibt es Gruppen, denen der Patient angehört?
- Kann und mag der Patient mit sich alleine sein?

3. Materielle Sicherheit – Wohnsituation

3a) Materielle Sicherheit

- Wie sieht finanzielle Situation des Patienten aus?
- Wie sehr kümmert er sich darum?
- Fühlt er sich genügend abgesichert?
- Sieht er sich durch Erkrankung existentiell bedroht?
- Was sollte hinsichtlich seiner materiellen Sicherheit von ihm/anderen geklärt bzw. geregelt werden (ggf. Einschalten Angehörige, Sozialdienst, Ämter...)?
- Was sollte ggf. zur Sicherung seines Arbeitsplatzes geklärt werden?

- Ist durch Erkrankung eine weitere Tätigkeit im gleichen Beruf gefährdet/ausgeschlossen?
- Welche Hilfen können/müssen möglicherweise beantragt werden (Schwerbehindertenausweis, Härtefonds der Dt. Krebshilfe...)

3b) Wohnsituation
- Wie wohnt der Patient, wie zufrieden ist er mit Wohnsituation? (Größe, Qualität, anfallende Arbeit in Wohnung/Haus, Raum für sich selbst, Nähe zu wichtigen Menschen, Aufzug im Mehrparteienhaus...)
- Wie gefällt ihm die Lage? (Erreichbarkeit von Einkaufsmöglichkeiten, Krankenhaus, Arzt, öffentliche Verkehrsmittel, Grünanlagen...)
- Fühlt er sich wohl in seiner Umgebung? (Lärm, Ruhe, Stadt, Land...)
- Ist durch seine Erkrankung ein Wohnungswechsel erforderlich? (ggf. Heimverlegung...)

4. Arbeit/Leistung – Freizeit
4a) Arbeit/Leistung
- Wie wichtig ist für den Patienten seine Leistungsfähigkeit/sein Beruf?
- Macht seine Arbeit ihm Freude?
- Wie viel Sicherheit/Selbstwertgefühl gewinnt Pat. durch Leistung?
- Wie kommt der Patient mit den psychischen Belastungen seines Berufs zurecht?

4b) Freizeit
- Wie füllt der Patient seine Freizeit aus? Welche Hobbys, Tätigkeiten... sind ihm wichtig?
- Welche Freizeitgestaltungen werden durch Erkrankung/Therapie unmöglich (vorübergehend – dauerhaft)?
- Kann er sich genügend entspannen? Wie/wodurch? Hat er Muße zum Nichtstun?
- Wie füllt er seine Tage im Krankenhaus aus, wenn es ihm weniger schlecht geht?

5. Werte/Überzeugungen/Spiritualität
- Was äußert der Patient darüber, wie er sein sollte (nach Auffassungen seines Umfeldes)?
- Was äußert der Patient darüber, wie er sein möchte (nach eigener Auffassung)?

- Wie ist sein Selbst-Wert-Gefühl? Welcher Fähigkeiten und Erfahrungen ist er sich bewusst? Mit welchen Seiten von sich ist er unzufrieden? Kann er sich abgrenzen von Bedürfnissen und Ansprüchen anderer? Nimmt er sich Zeit für eigene Bedürfnisse?
- Woraus bezieht er Kraft und Zuversicht?
- Welche Werte/Überzeugungen sind ihm wichtig?
- Woran glaubt er?
- Pflegt er spirituelle/religiöse Haltungen/Handlungen?
- Denkt er über seine Zukunft nach? Was erhofft/befürchtet er?

Arbeitsauftrag:

- Diskutieren Sie, welche dieser Informationen Sie bereits bei der Anamnese bekommen.
- Überlegen Sie, woher Sie andere Informationen bekommen (interprofessionelle Besprechung, Tumorkonferenz ...)
- Lassen Sie einen TN einen ihm bekannten schwerkranken oder chronisch kranken Patienten vorstellen und überlegen, welche Informationen er bereits hat, welche er noch erfragen sollte.

  Diskutieren Sie mit den TN, welche Ressourcen und Gefährdungen dieses Patienten deutlich werden und wie der Patient in seiner Krise unterstützt werden kann.

Arbeitsblatt 4 (2 Seiten)

Eine Patientin berichtet von ihrem Krankheitserleben (Klinik)

Ich bin krank. Ich habe es schon lange gemerkt, dass mit meinem Bauch etwas nicht stimmt. Er wurde immer dicker und ich fühlte mich immer schlapper. Nun liege ich also im Krankenhaus. Ich bin Kassenpatientin und beziehe ein 4-Bettzimmer. Vorstellen bei den drei Bettnachbarinnen. Sie wollen wissen, was mir fehlt. Ich weise auf meinen Bauch: Ich weiß es nicht. Blicke wechseln, begleitet von dem Erzählen der eigenen Krankengeschichten. Ich warte auf den Arzt, die ersten Untersuchungen sollen heute gemacht werden. In mir ist ein Gefühl von Beruhigung, dass nun endlich was gegen meinen angeschwollenen Bauch unternommen wird, aber auch ein Gefühl von Angst, vor dem, was auf mich zukommt. Bald merke ich: diese meine Angst vor der Zukunft ist berechtigt und in dieses Gefühl mischt sich Wut und Ungeduld. Denn von den ersten Wartestunden am Tag meiner Ankunft abgesehen, komme ich nun keinen Augenblick mehr zur Ruhe. Irgendetwas ist immer los: Kommen und Gehen: Schwestern, Pfleger, Ärzte, Stationshilfen, Laborantinnen, Putzfrauen, Besucher. Und sollte mal wirklich keiner im Zimmer sein, dann muss mich bestimmt jemand zu einer nächsten Untersuchung abholen. Oder: In die Zeit des Dösens bringen sie das Essen – immer um die gleiche Zeit, ob man Hunger hat oder nicht – messen sie Fieber und den Blutdruck, wollen das Bett aufrütteln....
Und der Lärm, der von draußen ins Zimmer dringt, diese vielen Geräusche!! Laute und leise Gespräche, Zurufe, Lachen, Radio, quietschende Räder von Küchenwagen mit klapperndem Geschirr. Der Putzbesen der jeden Vormittag rumsingt. Mein Lebensraum ist klein geworden – zu klein: 1x2 m ein Bett, ein kleines Nachttischen und noch nicht einmal das kann ich mein eigen nennen. Eine Intimsphäre gibt es nicht mehr für mich: das fängt beim "Topf" an und hört beim Flüstern auf, um mal mit jemandem etwas Persönliches sprechen zu können, denn irgendjemand hört immer zu. Ich bin ein Ding geworden, das man verwaltet, versorgt, verwahrt. Ich habe meine Identität verloren. Ich bin nur noch ein Stück Fleisch, in das man täglich hineinsticht, -drückt, -bohrt, das man betastet, dreht und wendet. Ich fühle mich total ausgeliefert an eine unbarmherzige, seelenlose Maschinerie. Diese totale Inhumanität im Krankenhaus habe ich mir nicht so vorstellen können. Ich bekomme immer mehr Angst vor den vielen Apparaten der Technik, hinter der die Menschen vollkommen verschwinden. Für die Schwestern ist man eine Sache, die versorgt und verwahrt wird. Auch wenn sie sich bemühen freundlich zu sein – ich bin nie persönlich gemeint, sondern eine Pa-

tientin unter vielen anderen. Irgendwie vermitteln ihre Blicke mir immer: Wir haben viel zu tun und keine Zeit. Genauso die Ärzte: Für sie bin ich ein Fall unter vielen und es wird über mich verfügt und mit mir verfahren. Bei der Visite reden sie "chinesisch" – für mich einfach unverständlich. Meinen Nachfragen weichen sie aus. Und oft traue ich mich gar nicht zu fragen, wenn sie weiß und groß vor mir stehen.
Diese Ungewissheit, niemand sagt mir etwas! Ich habe doch ein Recht darauf zu wissen, warum was mit meinem Körper gemacht wird. Vor allem weil ich spüre, dass mein Bauch immer dicker wird. und ich mich immer elender fühle. Manchmal frage und bohre ich, verlange nach Antworten, die ich verstehe. Der Stationsarzt verweist auf den Oberarzt, der wiederum meint, dass er mir noch nichts sagen könne, weil die Untersuchungen noch nicht abgeschlossen sind. Ich sollte mich gedulden. Die Schwestern weichen meinen Fragen aus, verweisen auf die Ärzte und sprechen von Geduld. Geduld!!! – wie oft ich das Wort in der letzten Zeit schon gehört habe – Ärzte, Schwestern, Besucher, Bettnachbarinnen...alle sprechen von Geduld! Doch ich will nicht mehr geduldig sein! Ich habe Angst und Wut und will mit diesen Gefühlen ernst genommen werden. Ich will meine Menschenwürde wiederhaben, die ich, so scheint es mir, beim Eintritt in dieses Haus an der Pforte abgegeben habe!.....

Arbeitsauftrag:

- Diskutieren Sie das Erleben der Patientin: Was wird Ihnen deutlich? Was können Sie nachvollziehen, was empfinden Sie als fremd?
- Was wird Ihnen deutlich über ihren Krankheitsumgang?
- Was können Sie aus der ärztlichen Rolle an Unterstützung anbieten?

Arbeitsblatt 5 Erzählung einer chronisch kranken Patientin

Eine 51jährige MS-Patientin berichtet: „Die MS wurde bei mir im Alter von 36 Jahren diagnostiziert und mit Medikamenten gut behandelt. Im Laufe der nächsten Jahre stellten mein behandelnder Arzt und ich selbst fest, dass die Erkrankung nicht mit deutlichen Schüben verlief, sondern eher schleichend progredient war.
Ich war auch in einer guten Klinik, die hatten viel Erfahrung damit und sagten mir, es sei ganz wichtig, dass ich selbst meine Symptome gut im Blick behalte und beobachte, ob ich möglicherweise bzgl. der Verbesserung oder Verschlechterung der Symptome Zusammenhänge mit Medikamenten, besonderen Situationen usw. herausfinden kann. Ich machte z.B. Erfahrungen mit kleineren Operationen und fand heraus, welche Schmerz- und Narkosemittel ich problemlos vertrage und welche nicht.
Nervig finde ich die Diskussionen, die bei jedem Krankenhausaufenthalt neu stattfinden. Junge Ärzte erklären mir, dies oder jenes Mittel könne gar keinen Schub von MS auslösen und MS verlaufe immer in Schüben.
Meiner jahrelangen Erfahrung wird kein Gehör geschenkt oder nicht geglaubt.
Einmal ging es mir superschlecht nach einer Operation und ich erfuhr dann, dass mir doch ein Narkosemittel gegeben worden war, von dem ich vorher deutlich gesagt hatte, dass ich es nicht vertrage.
Das ist doch zum Wahnsinnigwerden!
Wieso können Ärzte nicht akzeptieren, dass so eine Erkrankung nicht nach Schema F verläuft? Warum akzeptieren sie mich nicht als kompetente und erfahrene Gesprächspartnerin im Umgang mit meiner Erkrankung?
Ich lebe doch damit täglich seit 15 Jahren!“

Arbeitsauftrag:

- Was löst diese Erzählung der MS-Patientin in Ihnen aus? Was finden Sie nachvollziehbar, was fremd?
- Welche Umgangsstrategien chronisch kranker Patienten (Herzpatienten, Rheumapatienten, Asthmatiker...) haben Sie kennengelernt?
- Was leiten Sie für Ihre ärztliche Betreuung solcher Patienten ab?

Literatur

Beck, Dieter, Krankheit als Selbstheilung, Frankfurt 1985.
Bickel, Lis, „Die Koffer sind gepackt" – Symbolsprache von sterbenden Menschen, in: Tausch-Flammer, Daniela/Bickel, Lis, Spiritualität in der Sterbebegleitung, Freiburg 1997
Büssing, Arndt/Ostermann, Thomas, Caritas und ihre neuen Dimensionen. Spiritualität und Krankheit, in: Patzeck, Martin, Caritas plus, Kevelaer 2004, S. 110-133.
Büssing, Arndt/ Ostermann, Thomas/ Glöckler, Michaela/ Matthiesen, Peter F. (Hrsg.), Krankheit und Heilung – Bedeutung und Ausdrucksformen der Spiritualität in der Medizin, Frankfurt 2006.
Büssing, Arndt/Ostermann, Thomas/Matthiessen, Peter F. Spiritualität, Religiosität und Krankheitsumgang, in: Münstedt Karsten (Hrsg.) Ratgeber unkonventionelle Krebstherapien, 2. Aufl., Ecomed Verlagsgesellschaft, Landsberg 2005.
Dethlefsen, Thorwald/ Dahlke, Rüdiger, Krankheit als Weg. Deutung und Bedeutung der Krankheitsbilder, 8. Aufl. 1983.
Hagen, Thomas, Krankheit – Weg in die Isolation oder Weg zur Identität. Theologisch-ethische Untersuchung über das Kranksein, 1999.
Peter Henningsen, Leiter der Klinik für Psychosomatik an der Technischen Universität München, Krebs trifft auch die Glücklichen; nach: http://www.sueddeutsche.de/gesundheit/346/422107/text/
Kast, Verena, Lebenskrisen werden Lebenschancen. Freiburg 2000
Kast, Verena, Trauern, Freiburg 1982.
Krebsinformationsdienst Heidelberg: www.krebsinformationsdienst.de
Kübler-Ross, Elisabeth, Verstehen, was Sterbende sagen wollen, Gütersloh 3. Aufl.1990.
Lauterbach, Matthias, Einführung in das systemische Gesundheitscoaching, 2012
Mourlane, Denis, Resilienz: Die unentdeckte Fähigkeit der wirklich Erfolgreichen, 2012
Petzold, H. (2002b) Zentrale Modelle und Kernkonzepte der Integrativen Therapie; www.fpi-publikationen.de/polyloge;
Schluzy, Janine, Das Gesundheitskonzept von A. Antonovsky: Anwendbarkeit der Salutogenese bei Krebserkrankungen, 2013
Spaink, Karin, Krankheit als Schuld? Die Fallen der Psychosomatik, Hamburg 1994.
Sontag, Susan, Krankheit als Metapher, Frankfurt 1989.
Sontag, Susan, Aids und seine Metaphern, Frankfurt 1992.
Teegen, Frauke, Ganzheitliche Gesundheit. Der sanfte Umgang mit uns selbst, rowohlt TB 1996.
Wallis, Velma, Zwei alte Frauen, 4. Aufl. 2005.

Wendtner, Franz, Krankheitsbewältigung aus psychologischer Sicht, in: Mitteilungsblatt der Österreichischen Vereinigung Morbus Bechterew Nr. 55, Dezember 1997, S. 7-12.
Wilber, Ken, Mut und Gnade, Boston 7. Aufl. 1994.
Uexkuell, Thorc von, Psychosomatik München 1986.

Umgang mit „Fehlern im Gesundheitswesen“

Susanne Hirsmüller, Hildegard Huwe, Margit Schröer

Problemaufriss

Im Gesundheitswesen ist das Ziel des Handelns, das Wohl eines Patienten zu verbessern. Das kann auf der einen Seite bedeuten, die Folgen von Erkrankungen zu lindern oder sogar zu heilen und auf der anderen, Verschlimmerungen bestehender Erkrankungen vorzubeugen bzw. das Entstehen neuer Erkrankungen zu verhindern. Das Handeln derer, die mit der Versorgung von Patienten in Kliniken oder Bewohnern in Pflegeeinrichtungen zu tun haben, steht immer auch in der Spannung zwischen den beiden ethischen Prinzipien des Wohltuns und des Nicht-Schadens. Aber Patienten und Bewohner können zudem Schaden nehmen, weil dem medizinischen, pflegerischen und therapeutischen Personal Fehler bei ihrer Arbeit unterlaufen.

Eine besondere Herausforderung ergibt sich daraus für die Behandelnden und Versorgenden, weil in diesem Bereich Fehler besonders belastend und tragisch sein können: Patienten bzw. Bewohner nehmen körperlich und seelisch Schaden oder versterben gar in Folge eines Fehlers. Während Fehler und Versagen im Gesundheitswesen lange Zeit nicht angesprochen und thematisiert wurden, werden in der jüngeren Zeit immer häufiger Fehlervorwürfe gegen Kliniken und ihre Mitarbeiter erhoben. Das hat dazu geführt, dass sich Ärzte und Pflegende mit diesem Thema intensiv auseinandersetzen müssen.

Dabei ist der erste und wichtige Schritt, genau zu beschreiben, was ein „Fehler“ eigentlich ist. Nicht jeder Schaden, den ein Patient während oder als Folge einer Behandlung nimmt, nicht jede Verschlechterung seines Zustandes ist auf einen Fehler der Behandler zurückzuführen. Das Robert-Koch-Institut schätzt, dass bei 400.000 Fehlervorwürfen/ Jahr der Anteil der nachgewiesenen Fehler kleiner als 12.000 Fälle ist[50]. 2012 wurde bei 7.578 bearbeiteten Anträgen in 2.280 Fällen von Gutachterstellen und Schlichtungskommissionen der Ärztekammern ein Behandlungsfehler bejaht. Darunter waren 1.889 Fälle, bei denen der Fehler ursächlich für einen Gesundheitsschaden war und einen Anspruch des Patienten auf Entschädigung begründete.[51]

Bei der Bewertung von Fehlern spielt die Kultur einer Gesellschaft eine große Rolle. Wenn Fehler üblicherweise verschwiegen und als Makel eines Einzelnen empfunden werden, dann legt sich auch den

---

[50] Gladzinski/Wiedensohler S.40

[51] Deutsches Ärzteblatt 28.6.2013, S. B1135

im Gesundheitswesen Tätigen nahe, sie auf diese Weise wahrzunehmen und zu verleugnen. So wurde bei einem aufgetretenen Fehler lange Zeit ein Mitarbeiter gesucht, der beschuldigt wurde und dem dann Privilegien und Achtung entzogen wurden („Bauernopfer"). Diese Art des Umgangs hat dazu geführt, dass neben dem betroffenen Patienten auch der „Verursacher" in seiner Arbeitsfähigkeit nicht unerheblich Schaden genommen hat und sich als Versager fühlte - nicht nur dem Patienten und seinen Angehörigen gegenüber, sondern auch gegenüber den Vorgesetzten, Kollegen, der Klinik und nicht zuletzt auch gegen sich selbst.
Inzwischen werden bereits aufgetretene und erkannte Fehler häufig genutzt, um zu lernen, diese und weitere Fehler künftig zu vermeiden. Dabei erkannten Fachleute, dass Appelle an die einzelnen Mitarbeiter, sorgfältiger und konzentrierter zu arbeiten, allein nicht ausreichen. Daher haben immer mehr Kliniken ein Fehlermanagement eingeführt, das die Entstehung von Fehlern als komplexen Prozess betrachtet, zu dem beispielsweise auch die Bedingungen des Arbeitsumfeldes entscheidend beitragen können.
Entgegen aller Befürchtungen bedeutet ein offener Umgang mit dem betroffenen Patienten in der Regel kein größeres Risiko für Haftungsprozesse. Untersuchungen haben klar gezeigt: wenn das Vorgefallene anerkannt wird und der Arzt bzw. die Pflegekraft sich seiner/ ihrer Verantwortung stellt, nicht nur die Vertrauensbeziehung zwischen Arzt/ Pflegekraft und Patient erhalten bleibt, sondern der Patient auch weniger auf Vergeltung sinnt. So wünschen sich nur 8% der Patienten Sanktionen gegen den Schuldigen[52]. Und 31 % der Patienten sind mit der ernsthaften Zusicherung zufrieden, dass alles getan wird, um diesen Fehler künftig zu vermeiden[53].
Im Umgang mit Fehlern sind Kliniken, Teams und die einzelnen Mitarbeiter des ärztlichen und pflegerischen Dienstes herausgefordert, eine eigene Kultur zu entwickeln, die nicht nur dem betroffenen Patienten mit seinen Beeinträchtigungen gerecht wird, sondern auch dem Mitarbeiter. Denn die bislang gepflegte Kultur des Verleugnens nach außen und der Bestrafung nach innen hat lange Zeit verhindert, dass sich die betroffenen Mediziner oder Pflegenden mit den Patienten und ihren Gefühlen und auch mit den eigenen Gefühlen auseinandersetzen konnten. Infolge dessen wurden einige wegen eines Fehlers sogar berufsunfähig. Das Geschehene an- und den eigenen Anteil an der Verantwortung zu erkennen, machen es möglich, die Arbeitsfähigkeit zurück zu gewinnen und im Beruf verbleiben zu können.

---

[52] Alle Prozentangaben nach: http://www.jeder-fehler-zaehlt.de/
[53] ebd.

Lernziele:

1) Die TN setzen sich den folgenden Begriffen und deren Inhalte auseinander: „Fehler machen“, „Verantwortung übernehmen“ sowie „Schuld“
2) Die TN setzten sich mit der Notwendigkeit von Kommunikation über stattgefundene Fehler (gegenüber Kollegen bzw. Patienten) auseinander und erlernen dazu notwendige Fähigkeiten
3) Die TN lernen Fehlermanagementsysteme kennen
4) Die TN lernen sich die Dimension des Patienten vorzustellen und Fehler aus seiner Sicht zu beurteilen

Zur Unterstützung kann ggf. ein/e in der jeweiligen Einrichtung tätiger Mitarbeiter/in des Qualitäts- bzw. Beschwerdemanagements oder der CIRS-Beauftragte hinzugezogen werden.

Methodisch-didaktische Umsetzung
Beispielhafter Ablauf eines Seminartages

9.00 Begrüßung, Einführung ins Thema und Seminarregeln

9.15 Sammeln von Synonymen zum Begriff „Fehler“ an der Flipchart
Die TN sammeln alle Begriffe, die ihnen als Synonyme einfallen (Missgeschick, Fauxpas, Fehlleistung, Versagen...) und bringen sie in eine subjektive Rangfolge in Bezug auf das Ausmaß oder die Wertigkeit für den betroffenen Patienten. Anschließend wird im Plenum darüber diskutiert, welche Wertigkeiten sich hinter den einzelnen Begriffen verstecken.

<u>oder alternativ</u>

9.15 Schreibdiskussion zu den Begriffen „Fehler“, „Verantwortung“, „Schuld“
Im Raum werden auf 3 Tischen je ein DinA3-Papier verteilt auf denen jeweils einer der o.g. Begriffe steht. Die TN haben 10-15 Min. in Stille Zeit, die jeweiligen Begriffen, aber auch die bereits von anderen TN auf die Papiere geschriebenen „Statements“ zu kommentieren. Anschließend werden die Ergebnisse im Plenum (einzeln je Blatt) vorgelesen und diskutiert.

<u>oder alternativ</u>

9.15 Fördernde und hemmende Faktoren für den konstruktiven Umgang mit Fehlern. Diskutieren der Thesen auf dem Arbeitsblatt 2 in Kleingruppen

10.00 Die TN berichten von „eigenen“ Erfahrungen aus dem Gesundheitswesen:

über Fehler, die passiert sind bzw. von ihnen beobachtet wurden und wie jeweils damit umgegangen wurde. Wenn keine weiteren Fallgeschichten mehr berichtet werden, werden die gesammelten Ereignisse mit Hilfe der Dozenten und dem Arbeitsblatt 1 (Glossar) den Kategorien zugeordnet.

10.45 Pause

11.00 Die TN berichten, welche Formen von Fehlermanagement sie bereits kennen (z.B. CIRS, „Jeder Fehler zählt") anschließend Besprechung von Arbeitsblatt 3 (Fehlerberichtssysteme), danach Diskussion in drei Kleingruppen zu den folgenden Fragen und Notieren der einzelnen Antworten auf Memokarten

- Was kann/muss jede/r Einzelne tun, um Fehler weitestgehend zu vermeiden?
- Was kann/muss eine Abteilung (Anästhesie, Kreissaal, Labor) tun, um Fehler weitestgehend zu vermeiden?
- Was kann/muss die Klinik tun, um Fehler weitestgehend zu vermeiden?

Zusammenfassung der Ergebnisse im Plenum

<u>oder alternativ</u>

Bearbeiten von Arbeitsblatt 4 in drei Kleingruppen mit anschließendem Vorstellen der Ergebnisse im Plenum.

12.30 Pause

13.30 Arbeit an einem Filmbeispiel oder Textbeispiel (Empfehlungen siehe Materialliste)

<u>oder alternativ</u>

Die TN entwerfen Szenarien/Algorythmen mit der Fragestellung: „Was vermuten Sie, was passiert, wenn":

- Sie einen Fehler zugeben, wie reagiert der Chef, der Patient etc. → und was wäre, wenn es nicht so wäre?

Was passiert, wenn Sie den Fehler verleugnen → wie reagiert der Chef, der Patient etc. – und was wäre wenn es nicht so wäre?

14.30 Rollenspiel nach Behandlungsfehler

Die TN spielen im Rollenspiel eine der folgenden Beispielsituationen nach; eine/r stellt die Ärztin/den Arzt dar, die/der Andere die/den geschädigten Patienten/in. In der Gesprächssituation geht es darum, den Patienten den Fehler zu „gestehen" und zu erklären. (Die Rollenbeschreibung der Patientin kann vorgegeben werden von einsichtig nach dem Eingeständnis bis hin zu sehr aggressivem Verhalten)

<u>Beispiel 1</u>

Während einer Operation hat die Assistenzärztin, weil sie auf die Erklärungen des Operateurs konzentriert war, mit dem

Elektrocauter eine 3cm große Verbrennung neben der eigentlichen OP-Wunde auf der Haut der Patientin verursacht.

Beispiel 2

Der Operateur hat bei der geplanten Sectio (Kaiserschnitt) das ungeborene Kind bei der Eröffnung des Uterus mit dem Skalpell verletzt. Das Kind hat eine 2cm lange Schnittwunde in Höhe des rechten Jochbeins.

Beispiel 3

Der Assistenzarzt hat die Infusionsflüssigkeiten (Antibiose bzw. Antiemetikum) von zwei Patientinnen (Anita Maier und Dagmar Meyer) verwechselt und den Patientinnen jeweils das falsche Medikament infundiert. Bei einer der beiden kam es dadurch zu einer erheblichen allergischen Reaktion auf das Antibiotikum.

15.45 Pause

16.00 Erläuterung über die ethischen und (berufs-)rechtlichen Grundlagen des Gesprächs nach erfolgtem Fehler mit Arbeitsblatt 5 (Was der Arzt sagen darf).

oder alternativ

Gedankenexperiment: Die Teilnehmer entwerfen Szenarien/ Algorithmen:

- Was vermuten Sie, was passiert, wenn Sie einen Fehler zugeben? Wie reagiert der Chef, der Patient etc. → und was wäre, wenn es nicht so wäre?
- Was passiert, wenn Sie den Fehler verleugnen? Wie reagiert der Chef, der Patient etc. → und was wäre, wenn es nicht so wäre?

16.45 Seminarabschluss (z.B. mit Aphorismen)

Arbeitsmaterialien

Arbeitsblatt 1: Glossar [54]

Unerwünschtes Ereignis:
Ein schädliches Vorkommnis, das eher auf der Behandlung als auf der Erkrankung beruht; es kann vermeidbar oder unvermeidbar sein.

Vermeidbares unerwünschtes Ereignis:
Ein unerwünschtes Ereignis, das vermeidbar ist.

Kritisches Ereignis:
Ein Ereignis, das zu einem unerwünschten Ereignis führen könnte oder dessen Wahrscheinlichkeit deutlich erhöht.

Fehler:
Eine Handlung / ein Unterlassen, bei dem eine Abweichung vom Plan, ein falscher Plan oder kein Plan vorliegt. Ob daraus ein Schaden entsteht, ist für die Definition des Fehlers irrelevant.

Beinaheschaden:
Ein Fehler ohne Schaden, der zu einem Schaden hätte führen können.

Risikio:
Mit Risiko wird die Möglichkeit, aber nicht die Sicherheit, negativer Auswirkungen von Therapien oder Behandlungen bezeichnet.

Schuld: Der Verstoß gegen eine Wertvorstellung bzw. ein berufliches Ethos: Dem Patienten einen Schaden zuzufügen steht im Widerspruch zum medizinethischen Prinzip „Primum nil nocere".
- Die Schuld ist dem Handelnden kausal zurechenbar.

Ursachen für Fehler im Gesundheitswesen:
Bei 60 – 80 % aller kritischen Zwischenfälle im Gesundheitswesen spielen menschliche Fehlleistungen eine Rolle.

Erklärungsmodelle für Fehler:
a) Das Personen- Modell (Menschen begehen Fehler)
b) Das System- Modell (die Gegebenheiten führen zu Fehlern).

Mögliche Ursachen von Fehlern bzw. kritischen Ereignissen:
Kritische Ereignisse, die Folgen für die Patienten haben, entstehen häufig durch eine komplexe Verkettung kleinerer Einzelfehler, un-

[54] Deutsches Ärzteblatt Jg.107, Heft 6, 12.2.2010, S.93

günstiger Begleitumstände, Systemmängel und das Versagen von Sicherheits- und Kontrollmechanismen. Eine Möglichkeit der Aufdeckung ist eine systematische Analyse vor Ort.

Auswirkungen des Patientenrechte-Gesetzes auf Umgang mit Fehlern im Krankenhaus

Ende Februar 2013 trat das Patientenrechtegesetz in Kraft. Darin ist festgelegt, dass der Patient beweisen muss, dass überhaupt ein Fehler passiert und ein Schaden eingetreten ist. Bei groben Fehlern oder fehlender Qualifikation muss der Behandelnde nachweisen, dass der Fehler nicht die Ursache für den Schaden des Patienten war. Außerdem müssen Krankenhäuser ein Risikomanagement und Fehlermeldesystem einführen.

Arbeitsblatt 2

Fördernde und hemmende Faktoren für den konstruktiven Umgang mit Fehlern:

1) Diskutieren Sie folgende Thesen[55] :

- „Gut ausgebildete und sorgfältig arbeitende Kollegen machen keine Fehler."
- „Fehler sind ein Ausdruck mangelnder Sorgfalt."
- „Ich schäme mich für Fehler, die ich mache."
- „Wenn ich einen Fehler gemacht habe, fürchte ich die Kritik meiner Kollegen."
- „Wenn ich einen Fehler gemacht habe, fürchte ich dafür bestraft zu werden."
- „Wenn ich einen Fehler mache, fürchte ich Ärger mit meinen Vorgesetzten."
- „Wenn ich einen Fehler mache, ist das in erster Linie meine Schuld."
- „Unerfahrene Mitarbeiter sollten die Entscheidungen erfahrener Kollegen nicht in Frage stellen."
- „Patientenbeschwerden sollten nicht vorkommen."
- „In einem wirklich guten Krankenhaus passieren keine gravierenden Fehler."
- „Wer einen Fehler gemacht hat, muss zu Recht mit Konsequenzen rechnen."

2) Arbeiten Sie Faktoren heraus, die für den konstruktiven Umgang mit Fehlern förderlich sind und solche, die einen konstruktiven Umgang hemmen.

[55] Aus Fehlern lernen, Curriculumbausteine Patientensicherheit (2010). Behörde für Soziales, Familie, Gesundheit und Verbraucherschutz Billstraße 80 /80a, 20539 Hamburg (Hrsg.), S. 7

Arbeitsblatt 3

Fehlerberichtssysteme in der Medizin
Fehlerberichts- oder „critical incident reporting"-Systeme (CIRS) sammeln Informationen zu kritischen Ereignissen. Sie dienen der Analyse von kritischen Ereignissen hinsichtlich Ursachen und Vermeidungsstrategien sowie der Verbreitung dieser Erkenntnisse unter den relevanten Berufsgruppen und Institutionen im Gesundheitswesen, um über eine Umsetzung der Erkenntnisse die Qualität der Versorgung und die Sicherheit der Patienten zu erhöhen. Damit fördern sie auch eine offene und lernende Patientensicherheitskultur.
Fehlerberichtssysteme können als einrichtungsinterne Systeme nur den Mitarbeitern einer Klinik – bereits in einigen Krankenhäusern etabliert – oder über das Internet allen Leistungserbringern zugänglich sein, zum Beispiel: www.jeder-fehler-zaehlt.de ein Fehlerberichts- und Lernsystem für Hausarztpraxen.
Fehlerberichtssysteme dienen nicht allein der Sammlung von Daten, sondern sollen das aus der Analyse von Fehlerberichten entstandene Wissen an die Nutzer zurückspiegeln. Als Feedbackmethoden werden die Veröffentlichung oder interne Rückkoppelung von Fehlerberichten, Ursachenanalysen und Methoden zu ihrer Vermeidung genutzt.

Weitere öffentlich zugängliche internetbasierte Fehlerberichtssysteme in Deutschland sind:
- CIRSmedical Deutschland: www.cirsmedical.de (gepr. 1.10.13)
- in Anästhesie und Intensivmedizin das Patientensicherheits-Optimierungssystem PaSOS-ains: www.cirs-ains.de (gepr. 1.10.13)
- in der präklinischen Notfallmedizin www.cirs-notfallmedizin.de (gepr. 1.10.13)
- in der Altenpflege www.kritische-ereignisse.de (gepr. 1.10.13)

Arbeitsblatt 4

10 Thesen zum Thema Behandlungsfehler[56]

Lesen und diskutieren Sie diese Thesen in drei Kleingruppen:
Welche eigenen Erfahrungen im Umgang mit Fehlern im Gesundheitssystem haben Sie bisher gemacht? Welche der vorgestellten Methoden bzw. Verfahrensweisen sind Ihnen bekannt, welche nicht? Sammeln Sie Argumente für und gegen die Thesen in Ihrer Kleingruppe. (Gruppe 1übernimmt die Thesen 1,3,4; Gruppe 2 übernimmt 5,6,7 und Gruppe 3 übernimmt 8,9,10).

These 1
Behandlungsfehler sind nicht nur für Patientinnen und Patienten, sondern auch für Ärztinnen und Ärzte sowie Mitarbeiterinnen und Mitarbeiter im Gesundheitswesen extrem belastende Ereignisse. Die Gefahr, dass die Verursacher zum „second victim" werden ist besonders dann groß, wenn klare Verhaltensanweisungen fehlen und unter Kollegen und Vorgesetzten wenig Wissen über hilfreiche Unterstützungsmöglichkeiten vorhanden ist.

These 2
Der Patient („first victim") wünscht sich in der Regel einen offeneren und transparenteren Umgang. Das 2013 verabschiedete Patientenrechtegesetz greift in seiner jetzigen Fassung hier zu kurz.

These 3
Ärztliche Standescodices in den USA verlangen vom Arzt einen transparenten Umgang mit Behandlungsfehlern und deren Offenlegung („disclosure") gegenüber dem Patienten, dieses ethische Gebot wird jedoch aus vielfältigen Gründen nur selten befolgt.

These 4
Fehlermeldesysteme wie „CIRS" sind zu begrüßen und weiter auszubauen, sie werden jedoch nie dazu führen, dass keine Fehler mehr gemacht werden. Ohne ein glaubwürdiges Konzept für den Umgang mit erfolgten Fehlern fehlt die Grundlage für eine konsequente und umfassende Umsetzung und wird es keine substantielle Verbesserung der Arzt-Patient-Beziehung geben. Die Beschäftigung mit Fehlervermeidung und der angemessene Umgang mit erfolgten Fehlern sind zwei Seiten einer Medaille.

These 5
Beispiele aus den USA zeigen, dass es nach Einführung einer Ver-

[56] Schmidt, K.; Sold, M.; und Verrel,T. (Hrsg.) 2012: Zum Umgang mit Behandlungsfehlern. Münster. LIT-Verlag, S. 17-20

pflichtung zur Kommunikation eines Behandlungsfehlers gegenüber dem Patienten („Open Disclosure Policy") zu einem Rückgang der Gerichtsverfahren gekommen ist.

These 6
Analysen zeigen aber auch, dass der offenere Umgang mit Behandlungsfehlern nicht zwingend zu einer Verringerung der finanziellen Gesamtausgaben führen muss.

These 7
Nach deutschem Rechtsverständnis ist niemand verpflichtet, Aussagen zu machen, die ihn strafrechtlich belasten können. Die Zielsetzung eines offeneren Umgangs mit Behandlungsfehlern darf diesen Rechtsanspruch des Einzelnen weder übergehen noch die Schutzfunktion des Aussageverweigerungsrechts verurteilen. Es wäre aber ein strafrechtliches Verwertungsverbot für offen gelegte Behandlungsfehler denkbar, welches ein Hindernis für die Übernahme der in aller Regel von Haftpflichtversicherungen abgedeckten zivilrechtlichen Verantwortungsübernahme beseitigen könnte.

These 8
Schuld, Schuldübernahme und Vergebung sind Kategorien des Menschseins, die Täter und Opfer ein Weiterleben ermöglichen, auch dort, wo Vergessen nicht möglich ist.

These 9
Für die Verbesserung der Situation im Umgang mit Behandlungsfehlern bzw. komplexen Krankheitsverläufen wird eine niederschwellige verursacherunabhängige Entschädigung des betroffenen Patienten und der Angehörigen durch die Einrichtung eines Fonds vorgeschlagen (Beispiel: Österreich). Weitere zivilrechtliche Schritte werden dadurch nicht unterbunden; der Patient erhält jedoch zeitnah eine sehr wichtige Hilfestellung und erfährt ein psychologisch wichtiges Anerkenntnis seiner Situation als Geschädigter.

These 10
Die (Weiter)Entwicklung von Schulungsprogrammen für Ärztinnen und Ärzte zum Umgang mit Behandlungsfehlern wird als wichtig und sinnvoll angesehen. Eine Vernetzung mit bereits bestehenden Fortbildungsangeboten ist anzustreben (Kommunikation mit Patienten und Angehörigen, Hilfsmöglichkeiten für Kolleginnen und Kollegen, Training für Vorgesetzte in Gesprächsführung mit Mitarbeitern, denen Fehler unterlaufen sind).

Arbeitsblatt 5

Behandlungsfehler - Was der Arzt sagen darf[57]
Viele juristische Auseinandersetzungen ließen sich vermeiden, wenn mehr Ärzte ihren Patienten den Ausgang einer Behandlung erklärten.

Eine 2008 erschienene Dissertation ermöglichte erstmals einen zuverlässigen Rückschluss auf die tatsächliche Größenordnung der Arzthaftungsfälle. Die Arbeit basierte auf dem Zahlenmaterial der Winterthur-Versicherung. Danach wird bei einem Drittel der Versicherungsfälle zunächst eine der Schlichtungsstellen für Arzthaftpflichtfragen eingeschaltet. Jährlich sind es bundesweit bis zu 13.000 Fälle, die den Schlichtungsstellen angetragen werden. Daraus kann gefolgert werden, dass jährlich in 39.000 Fällen ärztliche Fehler behauptet und deshalb Schadensersatzansprüche geltend gemacht werden.
Wiederum ausgehend vom Zahlenmaterial der Schlichtungsstellen wird in etwa einem Drittel der Fälle festgestellt, dass ein Schaden zu regulieren ist. Bei einem weiteren Drittel zeigt sich nach medizinischer Begutachtung, dass der Arzt lege artis vorgegangen ist und dabei kein Fehler unterlaufen ist. Ein letztes Drittel sind diejenigen Fälle, die eigentlich keine Fälle sein sollten.
Letztere beginnen regelmäßig damit, dass der Arzt seinem Patienten weder den Behandlungsverlauf erklären noch Verständnis für den ungünstigen Ausgang wecken konnte oder dass der Patient sich aus den verschiedensten Gründen schlecht behandelt fühlt. Was dann folgt, ist ein Teufelskreis: Der Patient will auf juristischem Weg Antworten auf seine medizinischen Fragen erzwingen. Dazu muss zunächst ein Rechtsanspruch formuliert werden, in der Regel geht es um Schmerzensgeld und Schadensersatz. Medizinisch zu beantwortende Sachverhalte und Fragestellungen stehen damit unter dem Vorbehalt, ob sie aus juristischer Sicht nachvollziehbar als Anspruch formuliert und relevant sind und dann auch noch zivilprozessrechtlich zugelassen werden. Erst wenn die Klageschrift diesen Anforderungen genügt und im weiteren Verlauf die Formalien erfüllt werden, wird das Gericht einen Arzt als Sachverständigen beauftragen. Dieser soll dem Gericht und allen Beteiligten medizinisch nachvollziehbar den Verlauf und Ausgang der Behandlung erklären – also das machen, was bereits der Behandler hätte tun sollen.
Haftungsprozesse werden durchweg hartnäckig und zeitaufwendig geführt, weil es nicht nur um den Anspruch gegen den Arzt auf Zah-

---

[57] RA Dr. Thomas Doms, Celle, Internet: www.doms-siebert.de
Deutsches Ärzteblatt , Jg. 107, Heft 50, 17. Dezember 2010, A 2529

lung von Schmerzensgeld und Schadensersatz geht. Hinzu kommt nämlich, dass bei einer für den Patienten günstigen Entscheidung dessen Krankenversicherung wegen der Erstattung der häufig viel höheren Behandlungskosten an die Haftpflichtversicherung des Arztes herantritt. Es sollte deshalb alles unternommen werden, um solche Reibungsverluste schon im Frühstadium durch eine umfassende Patienteninformation zu vermeiden. Aus Sorge um den Versicherungsschutz unterbleibt das aber häufig.
Bei der Haftpflichtversicherung gibt es strenge vertragliche Vorgaben der Versicherung an das Verhalten des Arztes im (behaupteten) Schadensfall. Dazu muss der Arzt bestimmte Obliegenheiten erfüllen. Obliegenheiten sind die Verhaltensvorschriften, welche der Arzt einhalten muss, will er nicht den Versicherungsschutz verlieren. Aus den Versicherungsverträgen ergibt sich aber keineswegs, im Sinne eines Katalogs, wie sich der Arzt im Ernstfall verhalten soll und was er sagen oder nicht sagen darf.
2008 fügte der Gesetzgeber den § 105 in das Versicherungsvertragsgesetz (VVG) ein. Damit entfiel das Anerkenntnis- und Befriedigungsverbot.
Nach neuer Rechtslage darf der Versicherungsnehmer, also der Arzt, einen gegen ihn erhobenen Haftpflichtanspruch anerkennen, wenn er ihn für begründet hält – ohne deshalb den Deckungsanspruch gegenüber der Haftpflichtversicherung zu verlieren. Allerdings wird die Versicherung den „selbstregulierenden“ Arzt darauf hinweisen, dass nach Ziffer 5.1 der Allgemeinen Bedingungen für die Haftpflichtversicherung ein ohne rechtliche Verpflichtung abgegebenes Anerkenntnis oder eine geleistete Zahlung nur im Umfang der tatsächlichen Rechtslage bindet. Der Arzt müsste dann, wenn er freigestellt werden will, seiner Versicherung nachweisen, dass er zu Recht nach Grund und Höhe die Forderung des Patienten anerkannt und beglichen hat. Faktisch führt dies zu einer Beweislastumkehr zulasten des Arztes im Verhältnis zu seiner Versicherung. Die juristischen Kommentierungen raten daher übereinstimmend davon ab, von der neuen gesetzlichen Freiheit Gebrauch zu machen. Die faktischen Folgen sind die gleichen wie bei einem Verstoß gegen das frühere gesetzliche Anerkenntnisverbot. Deshalb sollte ein Arzt selbst dann, wenn er den Anspruch für begründet hält, diesen nicht anerkennen, sondern auf seine Versicherung verweisen.
Zweck des Anerkenntnisverbots war es, dem Versicherer im Interesse der Versichertengemeinschaft die sachgerechte Abwicklung eines Falles zu ermöglichen und berechtigte Einwendungen nicht abzuschneiden. So kann etwa ein (scheinbarer) medizinischer Fehler juristisch ohne Folgen bleiben, wenn sich herausstellt, dass eine dem Arzt verborgen gebliebene oder verschwiegene Vorerkrankung

die eigentliche Ursache war. § 105 VVG ist trotzdem kein juristischer Maulkorb. Der Arzt kann und soll den Behandlungsverlauf erklären. Es besteht nach dem Versicherungsvertrag keine Verpflichtung, Tatsachen zu unterdrücken oder falsch darzustellen. Wahrheitsgemäße Erklärungen über Tatsachen aus dem Verlauf der Behandlung sind kein Verstoß gegen das (faktische) Anerkenntnisverbot. Es besteht kein schutzwürdiges Interesse daran, dass Tatsachen unterdrückt oder wahrheitswidrige Behauptungen aufgestellt werden. Das gilt auch dann, wenn diese Tatsachen ohne weiteres eine Eintrittspflicht begründen können. Jedoch muss deutlich erklärt werden, dass die Entscheidung, ob und in welchem Umfang Schadensersatz zu leisten ist, von der Versicherung abhängt. Deshalb kann und sollte der Arzt im Sinne einer „sprechenden Medizin“ das Gespräch mit dem Patienten suchen. Viele Fälle entstehen überhaupt erst deshalb, weil der Arzt in einer Krisensituation nicht mehr zu sprechen ist.

Kein Anerkenntnis oder kein Verstoß gegen die vertraglichen Obliegenheiten ist es, wenn der Arzt seine Erklärungen mit deutlicher Einschränkung abgibt. Es ist auch kein unzulässiges Anerkenntnis, dem Patienten freizustellen, eine Schadensanzeige einzureichen. Der Hinweis auf die Haftpflichtversicherung und die Möglichkeit, sie in Anspruch zu nehmen, ist ebenso wenig ein Anerkenntnis.

Der Arzt muss seine Erklärungen erkennbar und verständlich unter Einschränkung abgeben, etwa: „Ich werde für den Schaden in Höhe meiner gesetzlichen Verpflichtung aufkommen. Ich verweise Sie deshalb an meine Haftpflichtversicherung.“ Darin liegt kein Eingeständnis einer fehlerhaften Behandlung.

Generell besteht ein Anspruch auf Herausgabe von Kopien der Patientenunterlagen. Nach Vorlage einer Schweigepflichtentbindungserklärung, sicherheitshalber auch, wenn der Patient persönlich die Kopien wünscht, kann der Arzt die Kopien herausgeben. Insoweit ist dringend davon abzuraten, die Unterlagen zu „filtern“, denn in einem möglichen Gerichtsverfahren werden von den Gerichten durchweg nur die vollständigen Originalunterlagen akzeptiert. Würden Lücken festgestellt werden, dann wäre dies zum Nachteil des Arztes und könnte wegen eines schwerwiegenden Dokumentationsmangels sogar zu einer Beweislastumkehr zum Nachteil des Arztes führen.

Arbeitsblatt 6a

Falschen Zugang für konzentrierte Kaliumchlorid-Infusion verwendet [58]

Die Patientin, 44 Jahre alt, wird am 24.7. nach einem epileptischen Anfall intubiert und beatmet in eine Universitätsklinik aufgenommen. Sie wird dort zunächst zwei Tage lang auf der neurologischen Intensivstation behandelt und am 26.7. auf die internistische/ kardiologische Intensivstation verlegt. Am 13.8. erfolgt ihre Rückverlegung auf die neurologische Intensivstation.

Während der primären notärztlichen Behandlung des epileptischen Anfalls wird die Patientin zunächst mit einer Maske beatmet. Da dies jedoch nicht zu einer Verbesserung ihres Zustandes führt, wird sie intubiert und beatmet. Hierbei kommt es zu Erbrechen und Aspiration. Im weiteren Verlauf entwickelt die Patientin eine Lungenentzündung (Aspirationspneumonie) mit zunehmender Spastik (Verkrampfung der glatten Muskulatur der Bronchien) bei vorbestehendem Asthma bronchiale. Sie wird deshalb auf die internistische/ kardiologische Intensivstation verlegt. Am 3.8. muss schließlich ein Luftröhrenschnitt (Tracheotomie) vorgenommen werden.

Bei der Patientin sind weiter Vorerkrankungen bekannt: Zustand nach Operation eines Hirnhaut-Tumors im linken Schläfenbereich (Meningeom links temporal); auch ein Rezidiv des Tumors ist operiert worden; es besteht zudem eine operative Verbindung zwischen dem Liquorraum im Gehirn und der Bauchhöhle (ventriculoperitonealer Shunt) und Zustand nach Implantation venöser Portkathetersysteme, um vorübergehend dauerhaft Medikamente und Infusionen verabreichen zu können.

Im Rahmen der intensivmedizinischen Behandlung erhält die Patientin am 24.7. eine periphere Infusionskanüle am linken Unterarm sowie einen zentral-venösen Infusionskatheder in die rechte Halsvene (Vena jungularis interna rechts). Ferner ist bei der Patientin ein venöser Port links angelegt, über den aber laut Dokumentation „nichts lief". Der periphere Zugang am linken Unterarm ist mit einem großflächigen Verband versehen.

Nach der Verlegung auf die internistische/kardiologische Intensivstation am 26.7. wird der sedierten und mit Schmerzmitteln versorgten Patientin wegen bestehenden Kaliummangels (3,2 mmol/l) konzentrierte Kaliumchlorid-Lösung (10mmol/h) verschrieben. Die zur Verabreichung verwendete Infusionspumpe wird am 26.7. gegen 17 Uhr an die periphere Infusionskanüle am linken Unterarm angeschlossen, weil wegen des großflächigen Verbandes angenommen wird,

[58] aktionsbündnis patientensicherheit e.V. Aus Fehlern lernen, S. 15 – 17

dass es sich um einen zentralen Zugang handelt. Der Perfusor wird daraufhin an den zentral-venösen Katheder rechts angeschlossen. Am linken Unterarm zeigen sich zu diesem Zeitpunkt bereits Entzündungszeichen und an der Punktionsstelle eine Nekrose (abgestorbener Hautdefekt).
Der periphere Zugang wird entfernt, und der diensthabende Arzt ordnet die Kühlung mit dem Antiseptikum Rivanol sowie die Hochlagerung des Arms an. Auch an den folgenden Tagen wird der linke Unterarm mit Rivanol-Verbänden behandelt. Am 6.8. erfolgt ein chirurgisches Konsil. Der Chirurg beschreibt eine eingetrocknete Nekrose mit aufgeweichten Randbezirken am linken Unterarm von etwa 4 x 7 cm Größe. Nach weiteren zwei Tagen konservativer Behandlung erfolgt am 10.8. die erste operative Abtragung der Nekrose. Ferner muss die Patientin zehn weitere operative Eingriffe über sich ergehen lassen, darunter auch eine Defektdeckung mit Hautlappen aus der Leistengegend. Diese Operationen bedeuten für sie eine Verlängerung des Krankenhausaufenthaltes um etwa 2 Monate. Zudem muss die Patientin zwei weitere stationäre Aufnahmen für operative Eingriffe im November desselben und im März des darauffolgenden Jahres auf sich nehmen.

Zusammenfassung der gutachterlichen Stellungnahme[59]:
Zum Zeitpunkt des Gutachtens leidet die Patientin unter Sensibilitätsstörungen im linken Daumen und Zeigefinger, weil der oberflächliche Ast des Speichennervs (Ramus superficialis des Nervus radialis) geschädigt worden ist. Aufgrund der Nekrosenabtragung und der Defektabdeckung bestehen bei ihr Narben am linken Unterarm und in der Leiste. Die Patientin klagt außerdem über Schmerzzustände im Narbengebiet des linken Unterarms und über die kosmetische Beeinträchtigung.

Die Schlichtungsstelle für Arzthaftpflichtfragen der norddeutschen Ärztekammer stellt folgende Umstände fest.

- Die intensivmedizinische Behandlung ist grundsätzlich nicht zu beanstanden.
- Bei der Verlegung der Patientin von der neurologischen Intensivstation auf die internistisch/kardiologische Intensivstation lag keine ausreichende Dokumentation über Art und Lage der Zugänge vor und es fand keine ausreichende Kommunikation darüber statt. Dies hatte zur Folge, dass auf der internistisch/ kardiologischen Intensivstation nicht rechtzeitig bekannt war, dass am linken Un-

[59] aktionsbündnis patientensicherheit e.V. Aus Fehlern lernen S. 17f.

terarm kein zentraler Venenkatheder lag, sondern lediglich ein peripher-venöser Zugang mit großflächigem Verband.

- Vor der Verwendung von venösen Zugängen sollen ihre Art und Funktion grundsätzlich sorgfältig geprüft werden. Insbesondere in diesem Fall wäre dies wichtig gewesen, da die Zugänge von anderen gelegt wurden und nach Transport und Umlagerung ohnehin die Gefahr einer Fehllage bestand.
- Die Gabe der konzentrierten Kaliumchlorid-Lösung hätte nicht über einen peripher-venösen Zugang erfolgen dürfen, da die dabei auftretenden Komplikationen (Entzündung und Nekrose) bekannt sind und daher vorauszusehen gewesen wären.
- Der analgosedierte Zustand (durch die gleichzeitige Gabe schmerzstillender und sedierender Medikamente) der Patientin - sie konnte keine subjektiven Missempfindungen äußern – hätte eine besondere Sorgfalt im Rahmen der Behandlung erfordern müssen.
- Der längere Zeitraum der konservativen Behandlung der Nekrose ist aufgrund der schweren Beeinträchtigung des Allgemeinzustandes und der umfassenden intensivmedizinischen Maßnahmen nachvollziehbar. Eine etwas frühere operative Entfernung der Nekrose wäre wohl möglich gewesen, hätte aber den Behandlungszeitraum kaum verkürzt.

Abschließend stellt die Schlichtungsstelle fest, dass „die Nekrose am Unterarm und die daraus folgenden operativen Maßnahmen sowie das neurologische (Sensibilitätsverlust des Ramus superficialis des Nervus radialis links) und kosmetische Ergebnis“ fehlerbedingt sind.

Arbeitsaufgabe:

1) Wenden Sie das Arbeitsblatt 6b auf diesen Fall und die Zusammenfassung der gutachterlichen Stellungnahme an, indem Sie die Ereignisse und die beeinflussenden Faktoren einander zuordnen.
2) Vergleichen Sie Ihr Arbeitsergebnis mit der Systematischen Analyse aus dem Heft Aktionsbündnis Patientensicherheit (AB 6c).

Arbeitsblatt 6b

Mögliche Dimensionen von beeinflussenden Faktoren und ihrer Teilaspekte, die bei einem kritischen Ereignis eine Rolle spielen können [60]

Dimension beeinflussender Faktoren	**Teilaspekt**
Patientenfaktoren	• Krankheitszustand des Patienten • Sprache/ Kommunikation • Persönlichkeit, soziale Faktoren
Faktoren der Tätigkeit (Art der Aufgabe)	• Design des Arbeitsschrittes/ Klarheit der Struktur • Vorhandensein und Verwendung von Protokollen • Vorhandensein und Genauigkeit von Untersuchungsergebnissen • Vorhandensein von Entscheidungshilfen
Individuelle Faktoren des Mitarbeiters	• Wissen und Fähigkeiten • Kompetenz • Physische und psychische Gesundheit
Teamfaktoren	• Verbale Kommunikation • Schriftliche Kommunikation • Supervision und „Hilfesuchen“ • Teamstruktur (Übereinstimmung, Führung, Zusammensetzung)
Arbeitsbedingungen/ Umwelt	• Personalausstattung und Qualifikation des Personals • Arbeitsbelastung und Dienstbelastung • Design, Vorhandensein und Wartung der Ausrüstung/ Geräte • Administrative Unterstützung • Umgebungsbedingungen, Lärm etc.
Organisations- und Managementfaktoren	• Finanzielle Ressourcen, Budgetierungen • Zuzahlungen • Organisationsstruktur • Regeln, Verfahren, Vorschriften und Ziele (Standards – Ergänzung der Autorinnen) • Sicherheitskultur und Prioritäten
Kontext der Institution	• Ökonomischer und gesetzlicher Kontext • Verbindungen zu externen Institutionen

[60] nach Taylor-Adams und Vincent 2004, vgl. Aktionsbündnis Patientensicherheit e.V. (Hrsg.), Aus Fehlern lernen. Profis aus Medizin und Pflege berichten. Bonn, 2008. URL: www.aktionsbuendnis-patientensicherheit.de

Arbeitsblatt 6c
Systematische Analyse nach dem „London Protocol"[61]

Der Behandlungsverlauf, die jeweils „unsicheren Handlungen" sowie die möglicherweise beeinflussenden Faktoren zum jeweiligen Zeitpunkt werden üblicherweise tabellarisch erfasst. Der einfacheren Darstellung wegen ist hier anstelle der Tabelle die Textform gewählt worden. Es werden zunächst die Einzelereignisse und die unsicheren Handlungen dargestellt, dann werden die jeweils zutreffenden Dimensionen der beeinflussenden Faktoren aufgeführt. Dort, wo die Faktoren mithilfe des Gutachtens nicht beantwortet werden können, sind sie in Frageform formuliert. Die gefundenen beeinflussenden Faktoren beziehungsweise die Antworten auf die gestellten Fragen müssen dann bei der Entwicklung von Vermeidungsstrategien berücksichtigt werden.

- 24. Juli

Ereignis: Aufnahme der Patientin nach epileptischem Anfall und Aspiration auf die neurologische Intensivstation. Anlage von peripheren und zentral-venösen Zugängen.
Beeinflussende Faktoren:
Patientin: Beatmete, analgosedierte Patientin (keine Wahrnehmung von Schmerzen), Kommunikation mit Patientin nicht möglich (besonders vulnerable Patientin). Diese beiden Faktoren dauern an.

- 26. Juli, 12.30 Uhr

Ereignis: Verlegung auf internist./kardiologische Intensivstation.
Unsichere Handlungen: Dokumentation und Übergabe der vorhandenen Zugänge nicht ausreichend.
Beeinflussende Faktoren:
Teamfaktoren: Ist die Kommunikation zwischen neurologischer und internistischer Intensivstation ausreichend?
Arbeitsbedingungen: Steht genügend Personal zur Verfügung?
Organisation und Management: Gibt es eine Checkliste für Übergaben? Was muss bei der Übergabe genannt werden? Gibt es einen standardisierten Prozess? Ist die Zeit für eine standardisierte Übergabe gegeben? Wird auf eine detaillierte Übergabe Wert gelegt?
Kontext der Institution: Ist die unzureichende Übergabe möglicherweise auf Personalknappheit und finanzielle Hintergründe zurückzuführen?

- 26. Juli, 17.00 Uhr

Ereignis: Anlegen einer Infusionspumpe mit konzentrierter Kaliumchlorid-Lösung an den peripheren Zugang.

[61] aktionsbündnis patientensicherheit e.V. Aus Fehlern lernen S. 18f.

Beeinflussende Faktoren:
Tätigkeit: Der periphere Zugang mit ungewöhnlich großflächigem Verband war nicht auf den ersten Blick als solcher zu erkennen. Gibt es in diesem Krankenhaus eine Markierung von peripheren und zentral-venösen Kathetern?
Individuelle Faktoren des Mitarbeiters: Sind die medizinischen Mitarbeiter ausreichend gut ausgebildet? Wissen sie, wozu konzentrierte Kaliumchlorid-Lösung peripher führt und dass daher besondere Sorgfalt erforderlich ist?
Teamfaktoren: Sind Rückfragen üblich? Dürfen auch „dumme" Fragen gestellt werden?
Arbeitsbedingungen: Steht genügend Personal zur Verfügung?
Organisation und Management: Werden Zugänge vor der Nutzung grundsätzlich auf Funktion und Lage überprüft? Wie ist die Kultur des Überprüfens? Gibt es bei potenziell gefährlichen Medikamenten eventuell ein Vier–Augen-Prinzip?

- 26. Juli, 24.00 Uhr

Ereignis: Bemerken der Infusionspumpe am peripherem Zugang am linken Unterarm, Entzündungszeichen und Nekrosenbildung.
Beeinflussende Faktoren:
Teamfaktoren: Wurde die Tatsache des „falschen" Anschließens bei der Visite oder Ähnlichem thematisiert?
Organisation und Management: Wie ist der Umgang mit aufgetretenen unerwünschten Ereignissen? Wie ist die Fehlerkultur?

- 26. Juli bis 6. August

Ereignis: Behandlung der Entzündung und Nekrosen durch das Personal auf der Station.
Unsichere Handlungen: Konservative Behandlung ohne chirurgisches Konsil (frühe operative Therapie hätte nicht unbedingt zu besserem Ergebnis geführt).
Beeinflussende Faktoren:
Patientin: Schwere Grunderkrankung und intensivmedizinische Behandlung fördern den konservativen Behandlungsansatz.
Teamfaktoren: Wie gut ist die Kommunikation mit der chirurgischen Abteilung? Ist es schwierig, ein chirurgisches Konsil einzuholen?
Arbeitsbedingungen: Wie sieht es mit der Verfügbarkeit von chirurgischen Konsilen aus?
Organisation und Management: Wie ist die Organisationsstruktur zwischen den Abteilungen?

- 6. August und folgende Tage/ Monate

Ereignis: Veranlassung eines chirurgischen Konsils, chirurgische Behandlung und Operationen im Anschluss.

Arbeitsblatt 9 (Für die Dozierenden)

Fazit[62]:
Dieser Fall zeigt eindrucksvoll, wie „kleinere" Versäumnisse in einer längeren Versorgungskette kumulieren und dann zu einem großen Schaden führen können. Die Versäumnisse lagen im Bereich Kommunikation, der Dokumentation und der fehlenden Hinterfragung eigener Annahmen. Erschwerend kam hinzu, dass die Patientin nicht kommunizieren konnte, weil sie beatmet und sediert war. Gerade deshalb aber hätte hier die Aufmerksamkeit ganz besonders hoch sein müssen.
Zudem ist bekannt, dass sich gerade bei „arbeitsintensiven" Patienten – wie bei dieser schwerkranken Patientin – manchmal alle Aufmerksamkeit auf die im Vordergrund stehenden, komplizierten medizinischen und pflegerischen Tätigkeiten konzentriert. „Kleinigkeiten" wie Verbände oder Zugänge, die per se nichts mit der Grunderkrankung zu tun haben, werden dann manchmal nicht mit der nötigen Sorgfalt behandelt. Bei einer weniger kranken Patienten würde das Pflegepersonal möglicherweise gar nicht erst einen zentralvenösen Zugang unter dem großflächigen Verband vermuten, sondern sich eher darüber wundern, warum ein peripher-venöser Zugang derart üppig verbunden ist.
Das Ergebnis der Analyse im Kern: Die verschiedenen Versäumnisse zeigen eine klassische Aneinanderreihung von „Löchern" in den Sicherheitsbarrieren, dass aus einem bloßen Risiko ein großer Schaden entstehen konnte.

[62] Aktionsbündnis Patientensicherheit e.V. Aus Fehlern lernen S. 19

Literatur

Borgwart, J./ Kolpatzik, K. (Hg.) 2010: Aus Fehlern lernen – Fehlermanagement im Gesundheitswesen. Berlin (Springer)

Glazinski, R./ Wiedensohler, R.: Patientensicherheit und Fehlerkultur im Gesundheitswesen: Fehlermanagement als interdisziplinäre Aufgabe in der Patientenversorgung, Eschborn 2004

Rabe, M./ Borgwart, J.: Professionelles Berufsverständnis braucht Ethik. In: Borgwart, J.; Kolpatzik, K. (Hg.) 2010: Aus Fehlern lernen – Fehlermanagement im Gesundheitswesen. Berlin (Springer) S. 47-56

Hochreutener, M.-C.: Wie sage ich´s dem Patienten? In: Borgwart, J.; Kolpatzik, K. (Hg.) 2010: Aus Fehlern lernen – Fehlermanagement im Gesundheitswesen. Berlin (Springer) S. 78-81

Bachstein, S., 2002: Du hättest leben können. Bergisch-Gladbach (Bastei Lübbe)

Levartz, M., 2012: Behandlungsfehler: Kultur des offenen Umgangs hilft auch Ärzten. In: Rhein. Ärzteblatt 2, 20-21

Protschka, J. 2012, : Behandlungsfehler – Die Angst vor der Schuld. Dtsch Ärztebl 109(51-52): A 2574-8

Graf, J./ Valentin, A. 2012: Umgang mit Fehlern. S.301-309 In: Salomon, F. (Hg.): Praxisbuch Ethik in der Medizin. Berlin (Med. Wiss. Verlagsgesellschaft) 2. aktual. u. erw. Aufl.

Schmidt, K./ Sold, M.; Verrel, T. (Hg.) 2012: Zum Umgang mit Behandlungsfehlern. (Organisations)Ethische, rechtliche und Psychosoziale Aspekte. Münster (LIT)

Links

http://www.aps-ev.de/ Aktionsbündnis Patientensicherheit, zahlreiche Broschüren und Hinweise, Downloads u.a. Reden ist Gold – Kommunikation nach einem Zwischenfall.

www.hamburg.de/gesundheitstelematik/124740/telematikprojekte.html (Patientensicherheit im Krankenhaus)

http://www.bmg.bund.de/praevention/patientenrechte/behandlungsfehler.html Seite des Bundesgesundheitsministeriums

Medien

Totschweiger. Wenn Ärzte Fehler machen. Film 3Sat 4.11.2011

Patient ohne Rechte. Film NDR 22.2.2011 (45 Min)

Kunstfehler. Film WDR 27.10.2008 (45Min)

Freiheitsentziehende Maßnahmen

Franz Jürgens, Anja Sickmann, Ralf Sperling

Problemaufriss

Zum Schutz vor allem der körperlichen Unversehrtheit und des Lebens von Patienten[63] sowie gegebenenfalls zum Schutz anderer Güter werden im klinischen Alltag je nach Situation unterschiedliche Arten von freiheitsentziehenden Maßnahmen (Fixierungen) angeordnet und durchgeführt. Eine solche fixierende Maßnahme berührt wesentliche rechtliche und ethische Fragen, die in der Arbeitsroutine des Stationsalltags möglicherweise nicht oder nicht mehr ausreichend reflektiert und berücksichtigt werden.

Auch wenn man das gemeinsame Interesse aller Beteiligten annehmen kann, die Würde des Patienten zu wahren und sein Leiden zu mindern, können sich im Konkreten z.B. folgende Absichten bzw. Beweggründe spannungsreich begegnen:

- Schutz des Patienten vor Sturz aus dem Bett
- Schutz des Patienten vor Selbstverletzung/-gefährdung
- Erhaltung bzw. Verbesserung der gesundheitlichen Situation des Patienten durch Verhinderung therapiestörenden Verhaltens
- Mobilisierung des Patienten
- Interesse des Patienten an seiner persönlichen Autonomie und Freiheit und gleichzeitig optimaler Therapie
- Verhinderung von Fremdgefährdung
- Reibungsloser Ablauf der Behandlung
- Stressbegrenzung im Kräfte zehrenden Arbeitsalltag
- Interesse der Angehörigen an einer psychisch möglichst wenig belastenden Situation des Kranken (wobei sowohl das Unterlassen der Fixierung als belastend empfunden werden kann als auch ihre Durchführung)
- Rechtliche Absicherung

Es gilt, sich das Gewicht einer freiheitsentziehenden Maßnahme bewusst zu machen, greift sie doch tief in die Persönlichkeitsrechte des Patienten ein. Die Freiheit der Person[64] ist grundgesetzlich geschützt; die Verletzung eines solchen Grundrechtes muss in jedem Fall juristisch legitimiert werden. Juristisch und ethisch betrachtet bedarf es einer kritischen Prüfung und Bewertung.

---

[63] Wegen der schwerpunktmäßigen Ausrichtung des Werkbuches wird hier von Patienten (und Krankenhaus) gesprochen, auch wenn das Ausgesagte in gleicher oder ähnlicher Weise für Bewohner von Senioren- und Pflegeeinrichtungen Gültigkeit hat. Die Problematik von Fixierung im häuslichen bzw. familiären Umfeld kann hier nicht eigens berücksichtigt werden, sei aber als eigene Problematik benannt.

[64] Vgl. Grundgesetz Art. 2 (2).

Formen freiheitsentziehender Maßnahmen

„Eine Fixierung ist nach § 1906 Abs. 4 BGB sowie § 10 Abs. 1 PsychKG-NRW eine mechanische Bewegungseinschränkung des Patienten bzw. Bewohners“[65] , oder anders ausgedrückt: eine freiheitsentziehende Maßnahme, die der Patient nicht selber aufheben kann.

Beispiele für Fixierung sind:

- Anlegen von Gurten, sowie Hand- und Fußfesseln
- Verwendung von Bettenseitenteilen (z.B. Bettgitter)
- Verwendung von Fixierdecken und Zwangsjacken
- Verwendung von Trickschlössern und –schaltungen, die eine Person in ihrer Freiheit einschränken
- Abschließen des Zimmers oder der Station, wenn die Öffnung nicht jederzeit gewährleistet ist, wenn der Pflegebedürftige den entsprechenden Wunsch äußert.
- Wegnahme von Bewegungshilfen (z.B. Rollstuhl) oder deren Feststellen („passive Fixierung“)
- Therapietische oder Gurte am Stuhl oder Rollstuhl
- Personenortungsanlagen (Ausstattung des Betroffenen mit Signalsendern, z.B. mit Armbändern)[66]

Neben diesen mechanischen Maßnahmen gibt es die sogenannte „pharmakologische Fixierung“, d.h. die Verabreichung von Arzneimitteln, welche Müdigkeit oder Muskelschwäche nur zum Zweck der Bewegungseinschränkung bewirken ohne einen anderen therapeutischen Hintergrund zu haben.[67]

Erwähnt sei außerdem die Möglichkeit, einen Patienten durch Drohung oder Anwendung von Druckmitteln in seiner Bewegungsfreiheit einzuschränken oder zu behindern, z.B. durch Wegnahme von Kleidung und Schuhen oder die Behauptung, die Türklinke stehe unter Strom („psychische Fixierung“).

Praktiziert werden solche Fixierungen in somatischen und psychiatrischen Krankenhäusern sowie in Pflegeeinrichtungen. Je nach Arbeitsfeld gibt es hierbei Ähnlichkeiten und Überschneidungen wie auch Unterschiede.

Rechtliche Aspekte

Die Freiheit der Person ist in Artikel 2 des Grundgesetzes als unverletzliches Gut geschützt.

---

[65] Henke S. 12.

[66] Vgl. Henke S. 14. Angemerkt sei, dass nicht jede Personenüberwachung eine freiheitsentziehende Maßnahme darstellt.

[67] In den folgenden Ausführungen findet sie keine Berücksichtigung mehr, da sie je nachdem andere rechtliche und ethische Bewertungen erfordert.

Nach der juristischen Systematik erfüllen zunächst einmal sämtliche Fixierungsmaßnahmen, die der Betroffene selbst nicht aufheben kann, den objektiven Tatbestand der Freiheitsberaubung. Dabei spielt es keine Rolle, ob der Betroffene sich tatsächlich fortbewegen will oder ob er die Einschränkung der Freiheit überhaupt bemerkt. Ohne rechtfertigende Begründung und Absicherung kann dies zivil- und strafrechtliche Konsequenzen nach sich ziehen.
In Betracht kommende Rechtfertigungsgründe sind

- Einwilligung des Betroffenen
- Notwehr[68]
- Notstand[69]
- Einwilligung des gesetzlichen Betreuers und Genehmigung durch das Betreuungsgericht
- Anordnungen auf der Grundlage des PsychKG[70]

Ob eine Maßnahme den Straftatbestand der Freiheitsberaubung erfüllt, ist in Bezug zu der individuellen Fähigkeit der betroffenen Person zu beurteilen: „Ist der Betroffene in der Lage, einen Fixiergurt ... selbst zu öffnen, seine Zimmertür von innen zu öffnen oder hindert ihn ein geteiltes Bettgitter nicht daran, das Bett selbst zu verlassen, ist der Straftatbestand der Freiheitsberaubung nicht erfüllt. Bei gelähmten und geschwächten Betroffenen, die sich trotz eines leicht lösbaren Klettverschlusses nicht selbst befreien können, kann dagegen der Straftatbestand der Freiheitsberaubung erfüllt sein.“[71]
Im Grundsatz gilt: „Auch eine ärztliche Anordnung stellt allein keine Rechtfertigung zur Fixierung (Freiheitsberaubung) dar, sondern ist lediglich eine formale Absicherung!“[72]
Eine Fixierung ohne Einwilligung des Pflegebedürftigen und ohne entsprechende richterliche Genehmigung bzw. nach PsychKG ist also ausschließlich zulässig bei Notwehr oder Notstand.[73]

---

[68] Notwehr ist die Verteidigung gegen einen „gegenwärtigen rechtswidrigen Angriff“ (vgl. § 32 StGB), und zwar nicht nur als Selbstverteidigung, sondern auch als Verteidigung eines Dritten, z.B. eines Mitpatienten (sog. Nothilfe).
[69] Notstand kann man als einen Zustand der Gefahr für Leib, Leben und andere Rechtsgüter beschreiben, zu deren Abwehr eine Tat gerechtfertigt ist, bei der das geschützte Interesse (z.B. die Gesundheit des Betroffenen) das beeinträchtigte (z.B. die Freiheit und das Selbstbestimmungsrecht) überwiegt (vgl. § 34 StGB). Ein postoperatives Durchgangssyndrom kann so einen Notstand darstellen. Vgl. Henke, S. 19f.
[70] Vgl. dazu Henke S. 18f. PsychKG ist Sache der Bundesländer. Auch die zwangsweise Unterbringung in einer psychiatrischen Einrichtung ist im PsychKG geregelt. Zu beachten ist, dass eine solche Unterbringung nach PsychKG nicht per se weitergehende fixierende Maßnahmen rechtfertigt.
[71] Henke S. 16.
[72] Henke S. 19.
[73] Vl. Henke S. 18f. Über den Straftatbestand der Freiheitsberaubung hinaus kann eine unrechtmäßige Fixierung auch den der juristisch schwerer wiegenden Nötigung (vgl. § 240 StGB) erfüllen.

Nur wenn die Gefahr nicht anders abwendbar ist, ist die Fixierung als rechtfertigender Notstand gestattet. Dabei muss das geschützte Interesse im Rahmen einer Abwägung das beeinträchtigte Interesse wesentlich überwiegen.
Auch das Selbstbestimmungsrecht ist zu beachten: Lehnt ein einsichtsfähiger Patient z.B. eine Fixierung auch dann ab, wenn er sich im Schlaf mehrmals den venösen Zugang entfernt hat, wäre eine Behandlung gegen den Willen des Patienten strafbar. Der Arzt kann dann lediglich die Behandlung wegen zu großen Risikos abbrechen bzw. auf alternative Formen der Medikamentengabe (d.h. ohne venösen Zugang) umstellen.
Bei Fremdgefährdung besteht auch bei Ablehnung durch einsichtsfähige Patienten die Verpflichtung zum Schutz Dritter, so dass bei einem Patienten, der Mitpatienten erheblich gefährdet, geeignete Maßnahmen zu dessen Fixierung erforderlich sind.[74]
Zu beachten ist umgekehrt auch, dass das Unterlassen von fixierenden Maßnahmen rechtliche Folgen haben kann. Bei zu rechtfertigendem Notstand wie zum Beispiel bei einem sich selbst gefährdenden Patienten im Durchgangssyndrom nach OP, sind Arzt und Pflegekraft zur Fixierung verpflichtet, um sich nicht einer Unterlassung schuldig zu machen. Die Sicherheitsverpflichtung einer Pflegeeinrichtung gegenüber den zu versorgenden Pflegebedürftigen kann es erforderlich machen, dass bei körperlichen oder geistigen Einschränkungen von Personen eine Fixierung beim Betreuungsgericht zusammen mit der schriftlichen ärztlichen Anordnung zu beantragen ist. Eine Unterlassung ist rechtlich relevant, wenn konkrete Anhaltspunkte für eine Gefährdung vorliegen.[75]
Eine Fixierung ist nur als letzte Maßnahme (ultima ratio-Maßnahme) bei außergewöhnlich unruhigen und (auto-) aggressiven Pflegebedürftigen anzuordnen (Grundsatz der Verhältnismäßigkeit).
Eine freiheitsentziehende Maßnahme darf grundsätzlich nur dann angeordnet werden, wenn:

- der Patient Bewegungs- oder Haltungsstörungen hat, bei denen mit Sturzgefahr zu rechnen ist,
- der Patient sich selbst oder andere erheblich gefährdet,
- der Patient eine notwendige Behandlung (z.B. eine Infusionstherapie) durch motorische Unruhe verhindert,
- der Gesundheitszustand (z.B. nach einer Fraktur) so ist, dass eine übermäßige motorische Unruhe ausgeschlossen werden soll.

Dies sind keine generellen Rechtfertigungsgründe, sondern Aspekte, bei denen eine Fixierung überhaupt in Betracht kommt. Nur wenn

[74] Vgl. Henke S. 20 f., teils wörtlich.
[75] Auch hier wird deutlich, dass eine gute inhaltliche Abwägung und sorgfältige Dokumentation erforderlich sind.

die Gefahren nicht anders abwendbar sind, ist eine Fixierung gerechtfertigt![76]

Einwilligung und Frage der Betreuung

Voraussetzung für die Rechtskräftigkeit einer Einwilligung ist die Einsichtsfähigkeit; Geschäftsfähigkeit muss nicht gegeben sein. Auch eine vorsorglich gegebene Einwilligung ist wirksam.[77]

Der Wille von Angehörigen spielt keinerlei rechtlich verbindliche Rolle. Entscheidend ist einzig der Wille des Betroffenen bzw. des Betreuers mit entsprechendem Aufgabenbereich.[78] Bei der Rolle des Betreuers gilt es jedoch, Einiges zu beachten: z.B. kann er einer Fixierung nur bei einer Selbstgefährdung des Betreuten zustimmen. Bei einmaliger oder kurzer Dauer der Fixierung genügt die schriftliche Einwilligung des Betreuers; bei längerer[79] oder regelmäßiger Fixierung ist zusätzlich die Genehmigung des Betreuungsgerichts erforderlich.[80]

Bei volljährigen und einsichtsfähigen Personen, die nicht betreut werden und eine Fixierung nach Aufklärung ablehnen, ist eine längere Fixierung grundsätzlich unzulässig; gegebenenfalls muss also der Arzt eine Betreuung beim Betreuungsgericht beantragen.[81]

„Ein bewusstseinsklarer Pflegebedürftiger kann eine Fixierung nach ärztlicher Aufklärung ablehnen. Die Ablehnung muss schriftlich dokumentiert und vom Betroffenen unterschrieben werden.

Lehnt ein bewusstseinsgestörter Pflegebedürftiger eine Fixierung ab, ist sie nur im Rahmen lebensrettender Maßnahmen zulässig. Aber auch die Notfallmaßnahmen bedürfen dann zumindest einer (nachträglichen) Genehmigung des Betreuungsgerichts.“[82]

Die Rollen von Pflegekräften, Ärzten und Amtsrichtern

Bei Notwehr oder Notstand können die Pflegekräfte auch ohne vorherige schriftliche ärztliche Anordnung vorübergehend fixieren, die ärztliche Anordnung ist jedoch unverzüglich nachzuholen, auch nachts. Fixierungen sind nur zulässig, wenn sie durch einen Arzt schriftlich angeordnet werden.

Bei einer wiederkehrenden Fixierung (über 24 Stunden hinaus) ist der Arzt dafür zuständig, dass der zuständige Richter informiert wird.[83]

---

[76] Vgl. Henke S. 23, teils wörtlich.

[77] Vgl. Henke S. 24f.

[78] Vgl. Henke S. 27.

[79] In der Regel geht man von einer Dauer von über 24 Stunden aus.

[80] Vgl. Henke S. 34f.

[81] Vgl. Henke S. 25.

[82] Henke S. 25.

[83] Vgl. Henke S. 41 f., teils wörtlich zitiert.

Nach Ablauf der 24-Stunden-Frist oder bei regelmäßiger Fixierung (immer zur gleichen Zeit oder bei bestimmten wiederkehrenden Anlässen) ist eine richterliche Genehmigung erforderlich - außer bei klar erkennbarer und rechtskräftiger Einwilligung des Patienten.
Lediglich kurzfristige freiheitsentziehende Maßnahmen bis zu einer Dauer von maximal 24 Stunden bedürfen nicht der richterlichen Genehmigung. Dabei ist es aber nicht zulässig, z.B. nach 23 Stunden die Fixierung zu unterbrechen, um nach einer Stunde mit einer neuen 24-Stunden-Frist zu beginnen.
Weiß der Arzt schon zu Beginn der Maßnahmen, dass der Pflegebedürftige länger als 24 Stunden fixiert werden soll, so muss er sofort das Betreuungsgericht einschalten.
Telefonische Anordnungen durch den Arzt sind rechtlich nicht ausreichend, ebenso wie auch „Bedarfsanordnungen“. An einem solchen Vorgang beteiligte Pflegekräfte können wegen eines sogenannten „Übernahmeverschuldens“ haftbar gemacht werden.[84]
Im Rahmen seiner Fürsorgepflicht muss sich auch der Amtsrichter für seine Entscheidungsfindung vor Ort ein Bild über den Patienten machen.

Ethische Aspekte und Fragestellungen

Freiheitsentziehende Maßnahmen (FEM) dürfen immer nur das Mittel der ultima ratio sein. Daher ist es von ethischer Bedeutung, ob alle anderen Möglichkeiten bedacht worden sind, mit denen eine Fixierung umgangen werden kann bzw. welche Maßnahme in der jeweiligen Situation angemessen ist.
Für die Entscheidungsfindung ist es sinnvoll, die Maßnahme(n) mit Hilfe der von Beauchamp und Childress eingeführten vier Prinzipen medizinethischen Handelns[85] zu prüfen (zwei wurden aus sachdienlichen Gründen hier zusammengefasst). Sie können helfen, das Grundrecht auf Wahrung der Menschenwürde in Bezug auf freiheitsentziehende Maßnahmen im Blick zu behalten und im ethisch-rechtlichen Dilemma „Fürsorgepflicht/Schutz der körperlichen Unversehrtheit[86] versus Wahrung von menschlicher Würde[87] und Recht auf Freiheit der Person[88]“ verantwortlich zu entscheiden.

Autonomie

Eine FEM ist ein erheblicher Eingriff in die Autonomie des Patienten. Deshalb sind folgende Fragen zu berücksichtigen:

---

[84] Vgl. Henke S 44.
[85] Tom L. Beauchamp und James F.:Childress, Principles of Biomedical Ethics, 6. Aufl, Oxford 2008.
[86] Art. 2 GG.
[87] Art. 1 GG.
[88] Art. 2 GG.

Ist der Patient im Rahmen des Möglichen in die Entscheidungsfindung einbezogen worden?
Wurde alles getan, um ein „informiertes Einverständnis" einzuholen?
Hat man sich bemüht, die Wünsche, Ziele und Wertvorstellungen des Patienten herauszufinden und zu berücksichtigen?

Wohltun/Nicht-Schaden

Bei der Durchführung einer freiheitsentziehenden Maßnahme steht der Aspekt, dass körperlicher Schaden abgewendet werden soll, meist im Vordergrund und wird als so selbstverständlich erachtet, dass das Wohl des Betroffenen nicht immer genügend beachtet wird. So wird bei prophylaktischen Maßnahmen oft nicht diskutiert, ob trotz des Gedankens der Schadenvermeidung nicht vielleicht eine anderweitig schädigende Wirkung für den Patienten eintreten kann.

Freiheitsentziehende Maßnahmen bergen Risiken auf unterschiedlichen Ebenen des Menschseins, sowohl im somatischen, psychischen und emotionalen Bereich. Eine freiheitsentziehende Maßnahme wird vom Betroffenen zunächst nicht unmittelbar als Wohltun erlebt. Die Maßnahme verbindet sich unter Umständen mit Gefühlen von Machtlosigkeit und Angst und geht einher mit dem Erleben von Zwang und Bewegungseinschränkung. Die sowohl körperlich als auch seelisch als unangenehm empfundene Maßnahme mobilisiert auch Kräfte der Abwehr.

Bei regelmäßigem und dauerhaftem Einsatz sind gesundheitliche Beeinträchtigungen bei den Betroffenen möglich (zum Beispiel Dekubitusbildung, Entstehung von Kontrakturen und Muskelschwäche, generelle Immobilisation mit der Folge von Stress und geistigem Abbau)[89]. Zudem wurde nachgewiesen, dass Fixierungen in einigen Fällen die unmittelbare Todesursache waren[90] - zum Teil durch fehlerhafte Handhabung oder durch Gegenwehr der Betroffenen gegen die Maßnahmen verursacht.

Wenn freiheitsentziehende Maßnahmen in Betracht gezogen werden, ist deshalb darauf zu achten, dass der angestrebte medizinische Nutzen den möglichen Schaden hinreichend überwiegt und die Maßnahme für den Betroffenen so wenig unangenehm wie möglich gestaltet wird.

Nichtfixierung kann unter Umständen auch eine Option sein: Nach ethischer Abwägung und unter Absprache aller Beteiligten – Patient, Angehörige, Ärzte, Pflegende - könnte das Sturz-Risiko als mögli-

[89] vgl. Skript eines Vortrags von A. Berzlanovich auf der Fachtagung des Bayerischen Staatsministeriums für Arbeit und Sozialordnung, Familie und Frauen zum Thema: „FreiMut – Verantwortungsvoller Umgang mit freiheitsentziehenden Maßnahmen in der stationären Altenpflege". Eching 22.3.2007.

[90] Untersuchung des Instituts für Rechtsmedizin München, vgl. Berzlanovich.

cher Schaden eines Patienten in Kauf genommen werden, um seine Bewegungsfreiheit als Wohl zu erhalten.

Gerechtigkeit
Die Grundfrage ist hier, ob gleiche Fälle gleich behandelt werden. D.h.: werden bei Patienten in vergleichbaren Situationen ohne Unterschied Anstrengungen gemacht, Alternativen zu einer Fixierung zu finden bzw. diejenige Maßnahme anzuwenden, die am wenigsten schadet und am meisten nützt – ohne Beeinträchtigung durch sachfremde Kriterien wie z.B. den jeweiligen Bewusstseinsstand des Patienten?
Auch stellt sich unter dem ethischen Prinzip der Gerechtigkeit die Frage nach den personellen, zeitlichen und finanziellen Ressourcen. Wenn angenommen werden kann, dass menschliche Zuwendung freiheitsentziehende Maßnahmen unter Umständen überflüssig macht – z.B. durch Sitzwachen – bringt dies entsprechenden Aufwand mit. Ebenfalls ist zu fragen, ob es in Hinsicht auf andere Patienten gerecht ist, eine FEM durchzuführen.
Das bedeutet, dass es in einer Einrichtung zur Umsetzung des Aspektes der Gerechtigkeit für den Einzelfall ein Institutionskonzept braucht. Dieses wäre ebenso zu entwickeln wie ein durchdachtes, standardisiertes Dokumentationsverfahren, welches regelmäßig auf seine Tauglichkeit hin überprüft wird.
Wenn es um Fixierung geht, kann für Ärzte, Pflegepersonal und Amtsrichter die Verführung beträchtlich sein, das Verfahren unzulässig zu vereinfachen. Den Patientenwillen herauszufinden, ist unter Umständen mühselig, da entsprechende Gespräche manchmal schwierig sind und Kraft sowie Zeit erfordern. Zudem erscheint die Dokumentation der Fixierung manchem aufwändig, zumindest solange sie noch nicht in die Arbeitsroutine eingegangen ist, ebenso das vorgeschriebene Anhörungsverfahren durch den Amtsrichter. Die „Verführung zur Vereinfachung" mag besonders groß sein, wenn es sich um Patienten mit dauerhafter oder vorübergehender Einschränkung des Bewusstseins und/oder der geistigen Fähigkeiten handelt und keine Interessensvertretung des Patienten durch eine dritte Person existiert.
Der ethische Standard einer Einrichtung wird davon mitbestimmt, wie sehr sie sich über Möglichkeiten zur Verminderung bzw. Vermeidung von Fixierungen informiert und bereit ist, in entsprechende Fortbildungen (für Stationsteams, ärztliche Mitarbeiter usw.) und Anschaffungen (z.B. tiefer gelegte Betten, Betten mit geteiltem Bettgitter usw.) zu investieren.

Maßnahmen zur Verminderung von Fixierungen

Während positive Effekte von Fixierungsmaßnahmen bisher durch keine Studie belegt sind, „gibt die Datenlage zahlreiche Hinweise auf direkte ... und indirekte ... Gefahren mit Verschlechterung von Allgemeinzustand und Lebensqualität bis hin zum Tod. ... Mehrere empirische Untersuchungen haben gezeigt, dass bewegungseinschränkende Maßnahmen die Gefahr durch sturzbedingte Verletzungen mittelfristig sogar erhöhen."[91]

Nachdem schon Studien in den USA Hinweise auf mögliche Reduzierung von Fixierungsmaßnahmen gaben, wurde zwischen Mai 2004 und April 2006 das u.a. vom Bundesministerium für Familie, Senioren, Frauen und Jugend geförderte sogenannte ReduFix-Projekt durchgeführt.[92] Diese Studie hatte zum Ziel, „körpernahe Fixierungen" (v.a. durch Gurte, Stecktische, Bettgitter, pharmakologische Maßnahmen) mit Hilfe verschiedener alternativer Interventionen zu verringern, und zwar sowohl hinsichtlich der Anzahl der fixierten Personen als auch der Fixierungszeiten.[93] Als wichtiges Ergebnis lässt sich festhalten, dass bei ca. jedem fünften Heimbewohner die Fixierung ohne einen Anstieg von sturzbedingten Verletzungen deutlich reduziert wurde. Die Verordnung von Psychopharmaka nahm nicht zu, sondern war tendenziell zum Teil eher rückläufig, außerdem „ließ sich ein Trend zur Abnahme einiger fordernder (‚störender') Verhaltensweisen im Verlauf der Intervention beobachten."[94]

Schulungsmaßnahmen des Personals (insbesondere von sogenannten Mentoren, d.h. Mitarbeitenden in den Einrichtungen, die wiederum Multiplikatorenfunktion wahrnahmen), Vergabe von Hilfsmitteln wie Hüftprotektoren, Sensomatten und Antirutsch-Hausschuhstrümpfen sowie die Möglichkeit, multidisziplinäre Beratung in Anspruch zu nehmen, waren die wichtigsten Bestandteile der Studie.

---

[91] Doris Bredthauer, Können Fixierungen bei dementen Altenheimbewohnern vermieden werden?, in: Betreuungsmanagement 4/2006, S. 186.

[92] ReduFix = Reduktion von Fixierung. Die Studie wurde auch von der Robert Bosch Stiftung gefördert.

[93] 45 Pflegeheime mit insgesamt mehr als 5500 Bewohnern aus Baden-Württemberg, Bayern und Sachsen nahmen an dem Projekt teil. In jedem dieser Heime mussten als Voraussetzung jeweils mindestens fünf Personen zu Beginn der Studie Fixierungsmaßnahmen erfahren. Das Projekt erfüllt als cluster-randomisierte multizentrische Studie mit Wartelistenkontrolldesign die höchsten Evidenzkriterien quantitativer Forschung (Evidenzgrad Ib), während die vorliegenden Studien aus den USA methodische Mängel aufwiesen. Vgl. Bredthauer S. 186.

[94] Bredthauer S. 187.

„Es wurde darauf Wert gelegt, die Thematik fach- und sachgerecht zu diskutieren, zu enttabuisieren und nicht etwa zu polemisieren oder zu moralisieren."[95]

Um den Prozess der Sensibilisierung im Umgang mit dem Thema der freiheitsentziehenden Maßnahmen weiter zu führen, fördert das genannte Bundesministerium auch das Nachfolgeprojekt „ReduFix Praxis".[96]

Eine multidisziplinär zusammengesetzte „Leitlinienentwicklungsgruppe" hat, koordiniert durch Pflegewissenschaftlerinnen und –wissenschaftler der Universitäten Hamburg und Witten/Herdecke, in einem groß angelegten Projekt eine evidenzbasierte Praxisleitlinie entwickelt mit dem erklärten Ziel, zur Vermeidung von freiheitseinschränkenden Maßnahmen in der beruflichen Altenpflege beizutragen.[97]

Ein wichtiger Beweggrund war eine im Jahr 2004 in 30 Hamburger Pflegeeinrichtungen durchgeführte Beobachtungsstudie, die zutage förderte, dass freiheitsentziehende Maßnahmen „in Pflegeheimen zwar in wesentlich geringerem Umfang als in den Medien behauptet zum Einsatz kommen, dennoch aber zu einer relativ gefestigten Versorgungspraxis gehören."[98] Dieses Ergebnis wird von den Autoren als im Widerspruch stehend zur weithin anerkannten gesellschaftlichen Position der Ablehnung von Fixerungen gesehen.[99] Einen bemerkenswerten Befund stellen der Studie zufolge Differenzierungen dar: „Ein zentraler Befund der Erhebung war der ausgeprägte Unterschied zwischen den Pflegeheimen in der Häufigkeit der Anwendung von FEM. Offensichtlich kann Pflege auch mit sehr wenig FEM auskommen. Die einfach zu messenden Einrichtungsmerkmale wie z.B. Trägerschaft und Größe der Einrichtung oder Anzahl der Bewohnerinnen pro Pflegekraft konnten diese Unterschiede nicht erklären."[100]

Die Entwicklung von Leitlinien auf den verschiedenen gesellschaftlichen Ebenen bis hin zu einzelnen Einrichtungen und entsprechenden Schulungsmaßnahmen ist ein notwendiger Schritt zur Reduzierung von freiheitsentziehenden und –einschränkenden Maßnahmen.

---

95 Bredthauer S. 187.

96 Vgl. Virginia Guerra, Fesselnde Sorge. ..., in: Forum Sozialstation Nr. 151/April 2008, 44-46, hier S. 46.

97 Vgl. Köpke, Sascha/ Gerlach, Anja/ Möhler, Ralph/ Haut, Antonie/ Meyer, Gabriele, Leitlinie FEM – Evidenzbasierte Praxisleitlinie. Vermeidung von freiheitseinschränkenden Maßnahmen in der beruflichen Altenpflege, Universität Hamburg und Universität Witten/Herdecke, 2009 (Stand: Januar 2012), S. 13-15. Im Folgenden zitiert als „LeitlinieFEM".

98 LeitlinieFEM S. 16.

99 LeitlinieFEM S. 16.

100 LeitlinieFEM S. 14.

Lernziele

- Einen Überblick über die unterschiedlichen Formen der Patientenfixierung gewinnen
- Für die gravierende Relevanz von Fixierungen sensibilisiert werden
- Juristische Aspekte im Zusammenhang mit Patientenfixierung kennen lernen
- Sich in die unterschiedlichen Perspektiven und Erlebnisweisen der an einer Fixierung Beteiligten einfühlen lernen (Patient, Arzt, Angehöriger, Pflegekraft)
- Ethische Fragestellungen reflektieren
- Alternativen zur Fixierung kennen lernen bzw. diskutieren
- Ein Beispiel für ein Dokumentationsverfahren kennen lernen.

Methodisch-didaktische Umsetzung

Aktueller Wissensstand und Problembewusstsein der TN:
Fragebogen
Informationseinheit: Methoden der Fixierung/Juristische Grundlagen und Rechtsquellen/mögliche Alternativen
Skalierung der verschiedenen Maßnahmen hinsichtlich der Stärke des Eingriffs in die persönliche Freiheit
Selbsterfahrung (paarweise): einander wechselseitig fixieren (Fünfpunkt- und Dreipunktfixierung) und anschließender Austausch im Plenum
Fallbesprechungen

Arbeitsmaterialien

Fragebogen

Was gehört Ihrer Meinung nach zu Fixierungsmethoden?
Bitte auflisten.

Welche Persönlichkeitsrechte werden bei der Patientenfixierung berührt?

Welche ethischen Fragen stellen sich?

Welche Missbrauchsmöglichkeiten bzw. unzureichende Gründe für eine Fixierung sehen Sie?

Welche möglichen Risiken der Patientenfixierung sehen Sie?

Informationsblatt

Formen der Fixierung und mögliche Alternativen

Formen der Fixierung:

Schlösser/Schließvorrichtungen
Abgeschlossene Türen
Bettgitter
Therapie-, Vor- und Aufsatztische für Rollstuhl, Siestastuhl und sonstige Sitzmöbel dieser Art
Schlafsäcke, Schutzdecken
Hand-, Fuß-, Beingurte
Fünfpunktfixierung
Dreipunktfixierung
Festgestellte Rollstuhlbremse
Sonderform: Verabreichung von Medikamenten mit dem Ziel der Bewegungseinschränkung

Alternativen:

Spezielle Schutzhosen, die Schenkelhalsbrüche verhindern können
Niedrig verstellbare Betten oder bodennahe „Pflegenester"
Kraft- und Balancetraining zur Sturzprophylaxe
Mobilitätsförderung
Hüftprotektoren
Helm, Knie- und Armschoner
Anti-Rutsch-Auflagen
Anti-Rutsch- Strümpfe
„Gehfrei"- Bewegungshilfen

Geschützter Raum für Bewegung („Endlosgänge")
Sensoren in Bettvorlegern (signalisieren dem Pflegepersonal, wenn der Bewohner aufstehen will)
Alarm- und Personensuchsysteme[101]

[101] Die drei letztgenannten Maßnahmen stellen in der Konsequenz dennoch eine die Freiheit einschränkende bzw. entziehende Maßnahme dar, die juristische Beurteilung ist dazu nicht eindeutig.

Arbeitsblatt 1

Anleitung zur eigenen Auseinandersetzung
oder:
Leiter liest Folgendes vor, die Teilnehmer spüren kurz nach (10 sec)

Stellen Sie sich bitte nachfolgende Szenen vor und spüren Sie sie kurz nach!

- Jemand hält Sie am Handgelenk fest.
- Jemand packt Sie am Handgelenk.
- Sie befinden sich in einem kleinen, abgeschlossenen Raum und haben keinen Schlüssel.
- Sie rütteln an einer Zimmertür und merken, dass Sie eingeschlossen sind.
- Alle wissen genau, was für Sie gut ist.
- Sie sind in Not, rufen um Hilfe und keiner antwortet.
- Jemand nimmt Sie in den Schwitzkasten.
- Jemand hält Ihnen die Nase zu.

Anschließend: Murmelgruppe zu zweit: Kurzaustausch: Focus: Was habe ich erlebt?

Plenumsfrage: Was hat die Übung mit dem Thema Fixierung zu tun?

Informationsblatt: Gesetztestext (1)

Aus dem Grundgesetz:

Artikel 1

(1) Die Würde des Menschen ist unantastbar. Sie zu achten und zu schützen ist Verpflichtung aller staatlichen Gewalt.

...

Artikel 2

(1) Jeder hat das Recht auf die freie Entfaltung seiner Persönlichkeit, soweit er nicht die Rechte anderer verletzt und nicht gegen die verfassungsmäßige Ordnung oder das Sittengesetz verstößt.

(2) Jeder hat das Recht auf Leben und körperliche Unversehrtheit. Die Freiheit der Person ist unverletzlich. In diese Rechte darf nur auf Grund eines Gesetzes eingegriffen werden.

Artikel 104

(1) Die Freiheit der Person kann nur auf Grund eines förmlichen Gesetzes und nur unter Beachtung der darin vorgeschriebenen Formen beschränkt werden. Festgehaltene Personen dürfen weder seelisch noch körperlich misshandelt werden.

(2) Über die Zulässigkeit und Fortdauer einer Freiheitsentziehung hat nur der Richter zu entscheiden. Bei jeder nicht auf richterlicher Anordnung beruhenden Freiheitsentziehung ist unverzüglich eine richterliche Entscheidung herbeizuführen. Die Polizei darf aus eigener Machtvollkommenheit niemanden länger als bis zum Ende des Tages nach dem Ergreifen in eigenem Gewahrsam halten. Das Nähere ist gesetzlich zu regeln.

...

(4) Von jeder richterlichen Entscheidung über die Anordnung oder Fortdauer einer Freiheitsentziehung ist unverzüglich ein Angehöriger des Festgehaltenen oder eine Person seines Vertrauens zu benachrichtigen.

Informationsblatt: Gesetzestext (2)

Aus dem Strafgesetzbuch:

§ 32 Notwehr
(1) Wer eine Tat begeht, die durch Notwehr geboten ist, handelt nicht rechtswidrig.
(2) Notwehr ist die Verteidigung, die erforderlich ist, um einen gegenwärtigen rechtswidrigen Angriff von sich oder einem anderen abzuwenden.

§ 34 Rechtfertigender Notstand
Wer in einer gegenwärtigen, nicht anders abwendbaren Gefahr für Leben, Leib, Freiheit, Ehre, Eigentum oder ein anderes Rechtsgut eine Tat begeht, um die Gefahr von sich oder einem anderen abzuwenden, handelt nicht rechtswidrig, wenn bei Abwägung der widerstreitenden Interessen, namentlich der betroffenen Rechtsgüter und des Grades der ihnen drohenden Gefahren, das geschützte Interesse das beeinträchtigte wesentlich überwiegt. Dies gilt jedoch nur, soweit die Tat ein angemessenes Mittel ist, die Gefahr abzuwenden.

Informationsblatt: Gesetzestext (3)

Aus dem Bürgerlichen Gesetzbuch:

Familienrecht - BGB Buch 4
§ 1906 Genehmigung des Betreuungsgerichts bei der Unterbringung

(1) Eine Unterbringung des Betreuten durch den Betreuer, die mit Freiheitsentziehung verbunden ist, ist nur zulässig, solange sie zum Wohl des Betreuten erforderlich ist, weil
1.
auf Grund einer psychischen Krankheit oder geistigen oder seelischen Behinderung des Betreuten die Gefahr besteht, dass er sich selbst tötet oder erheblichen gesundheitlichen Schaden zufügt, oder
2.
eine Untersuchung des Gesundheitszustands, eine Heilbehandlung oder ein ärztlicher Eingriff notwendig ist, ohne die Unterbringung des Betreuten nicht durchgeführt werden kann und der Betreute auf Grund einer psychischen Krankheit oder geistigen oder seelischen Behinderung die Notwendigkeit der Unterbringung nicht erkennen oder nicht nach dieser Einsicht handeln kann.
(2) Die Unterbringung ist nur mit Genehmigung des Betreuungsgerichts zulässig. Ohne die Genehmigung ist die Unterbringung nur zulässig, wenn mit dem Aufschub Gefahr verbunden ist; die Genehmigung ist unverzüglich nachzuholen.
(3) Der Betreuer hat die Unterbringung zu beenden, wenn ihre Voraussetzungen wegfallen. Er hat die Beendigung der Unterbringung dem Betreuungsgericht anzuzeigen.
(4) Die Absätze 1 bis 3 gelten entsprechend, wenn dem Betreuten, der sich in einer Anstalt, einem Heim oder einer sonstigen Einrichtung aufhält, ohne untergebracht zu sein, durch mechanische Vorrichtungen, Medikamente oder auf andere Weise über einen längeren Zeitraum oder regelmäßig die Freiheit entzogen werden soll.
(5) Die Unterbringung durch einen Bevollmächtigten und die Einwilligung eines Bevollmächtigten in Maßnahmen nach Absatz 4 setzt voraus, dass die Vollmacht schriftlich erteilt ist und die in den Absätzen 1 und 4 genannten Maßnahmen ausdrücklich umfasst. Im Übrigen gelten die Absätze 1 bis 4 entsprechend.

Arbeitsblatt 2 - Fallbeispiel

Anita P. lebt in einem Altenheim und wird wegen häufigen Schreiens kurzzeitig in die innere Abteilung eines Akutkrankenhauses überwiesen. Dort werden Dehydrierung und massive Verstopfung festgestellt. Zur medikamentösen Einstellung in Bezug auf ihre psychiatrischen Symptome soll sie in eine psychiatrische Klinik verlegt werden. Schon einige Jahre vorher war sie, ebenfalls zur medikamentösen Einstellung, dort gewesen und hatte sich auch mit der Unterbringung in die geschlossene Abteilung einverstanden erklärt.
Monika V., die leibliche Schwester von Frau P. und deren Bevollmächtigte, widersetzt sich dem neuerlichen Ansinnen der Ärzte zur Unterbringung in der geschlossenen Station; ihre Schwester sei körperlich so unbeweglich geworden (halbseitige Lähmung), dass keine Fluchtgefahr bestehe. Für sie stand damit fest, dass Frau P. in die offene Abteilung käme.
Am nächsten Morgen findet sie Frau P. aber in der geschlossenen Abteilung vor. Der Oberarzt erklärt Frau V., dass er der Aufnahme und Weiterbehandlung der Patientin ansonsten nicht zustimmen würde und legt ihr ein handschriftliches Schreiben an das Amtsgericht vor, mit dem sie per Unterschrift die Einweisung ihrer Schwester in die geschlossene Abteilung „incl. Bettgitter und Bauchgurt (falls nötig) für einen Zeitraum von zunächst 6 Wochen“ beantragen soll. Frau V. unterschreibt schließlich, nachdem sie zunächst erfolglos versucht hat, die Bauchgurtfixierung herauszuverhandeln. In Bezug auf diesen Punkt legte der Oberarzt dar, dass diese Maßnahmen in der Klinik immer zusammen gehörten. Der Stationsarzt legt später dem Antrag von Frau V. eine ärztliche Bescheinigung bei, in der akuter Verwirrtheitszustand und Demenz aufgeführt werden, ferner eine nicht näher begründete „ernstliche und konkrete Eigengefährdung“. Die körperlichen Einschränkungen finden keine Erwähnung.
Als Frau V. dann ihre Schwester auf dem Krankenzimmer der geschlossenen Station sieht, ist diese mit dem Bauchgurt fixiert.
Vier Tage später findet eine Anhörung der Patientin durch den Amtsrichter statt, in welcher Frau P. – wahrscheinlich medikamentös bedingt – nur unartikulierte Laute von sich geben kann. Er gestattet daraufhin die beantragten Maßnahmen für zwei Wochen.

Fragen zur Diskussion des Fallbeispiels:
Versetzen Sie sich in die beteiligten Personen hinein (Schwester der Patientin, Patientin, Ärzte, Amtsrichter) und skizzieren Sie, welche Beweggründe für ihr jeweiliges Verhalten denkbar sind.

Wie beurteilen Sie das Vorgehen der Ärzte und des Amtsrichters aus rechtlicher Sicht?
Sehen Sie ethisch bedenkliche Aspekte des Vorgangs?

Im weiteren Verlauf verklagt Frau V. die psychiatrische Klinik. Das Oberlandesgericht kritisiert die Begründung der geschlossenen Unterbringung und das Verhalten des zuständigen Richters am Amtsgericht. Dieser habe die unzureichende Begründung des Stationsarztes akzeptiert und erst nach vier Tagen die Patientin angehört, die da nur zu unartikulierten Lauten in der Lage gewesen sei, möglicherweise durch die Wirkung der Medikation. Die Unterbringung von Frau P. in der geschlossenen Abteilung trage den Makel „rechtswidriger Freiheitsentziehung“.[102]

[102] Bearbeitet nach einer Fallschilderung in einem Artikel der FAZ vom 11.10.2009: Hummel, Katrin, Psychiatrie. Da war sie schon gefesselt. http://www.faz.net/aktuell/gesellschaft/psychiatrie-da-war-sie-schon-gefesselt-1867759.html.

Arbeitsblatt 3

Aus der Einleitung der Leitlinie FEM

„Die Anwendung von FEM wirft wichtige pflegefachliche und insbesondere ethische Fragen auf. FEM werden zum Beispiel grundsätzlich für notwendig erachtet, um drohenden Schaden abzuwenden. Eine solche Sichtweise kann als Spiegel eines paternalistischen Pflegeverständnisses gesehen werden, weil sich diese individuelle Autonomie und selbstbestimmte Bewegungsfreiheit den Gesichtspunkten einer, oft auch nur vermeintlichen, Sicherheit und Gefahrenabwehr immer unterordnen möchte. Aus wissensgestützer pflegefachlicher Sicht sind FEM nicht haltbar, so der zentrale Beweggrund dieser Leitlinie...

Die Mythen über FEM, insbesondere hinsichtlich ihrer Wirksamkeit und Unbedenklichkeit halten sich hartnäckig. Auch die Leistungsträger nehmen an, über die Anwendung von FEM können Kosten gespart werden, da sturzbedingte Verletzungen vermieden werden. Wie aber sind diese Ziele – wie die Sicherheit der Bewohnerinnen oder die Kostenersparnis – ohne den Einsatz von FEM zu garantieren? Wie kann verdeutlicht werden, dass gesundheitliche Risiken trotz FEM nicht abzuwenden sind? Wie kann vermittelt werden, dass der Schaden durch FEM größer sein kann als der Nutzen durch FEM? Warum setzt sich die Erkenntnis so langsam unter den Pflegekräften und den Leitungen durch, dass die Nichtanwendung von FEM unter Umständen eben kein haftungsrelevantes Unterlassen darstellt, sondern im Gegenteil: eine rechtlich unzulässige FEM strafrechtliche Konsequenzen nach sich ziehen kann? Wie kann sozial durchgesetzt werden, dass eine stets an der Menschenwürde und den Rechten, insbesondere der Willens- und Fortbewegungsfreiheit ausgerichtete Praxis in der Pflege gegenüber einer FEM stets Vorrang haben sollte?“[103]

[103] LeitlinieFEM S.14f.

Text: Fixierung zur Verringerung des Sturzrisikos?

„In zahlreichen Studien wurde mit unterschiedlichen Methoden versucht, Gründe für die Anwendung von FEM zu ermitteln. Eine durchgehend und häufig angeführte Begründung ist das Anliegen, Stürze und sturzbedingte Verletzungen verhindern zu wollen. Die Zuverlässigkeit von Befragungen Pflegender zu den Gründen der Anwendung von FEM ist zweifelhaft. Sozial erwünschtes Antworten ist sehr wahrscheinlich. Die Vorstellung, dass FEM sich eignen würden, Stürzen und ihren Folgen entgegenzuwirken, ist offenbar verbreitet. Angehörige fragen die Maßnahmen ebenfalls zum Zwecke der Sturzprävention nach und haben in einigen Untersuchungen eine hohe Akzeptanz von FEM gezeigt. Natürlich erscheint es durchaus plausibel, während der Fixierung Stürze durch Einschränkung von Bewegung zu verhindern.

Da FEM jedoch nicht durchgehend angewendet werden, besteht in den Zeiten ohne FEM weiterhin ein Sturzrisiko. Möglicherweise besteht sogar ein erhöhtes Risiko durch FEM-bedingte Immobilität und Abbau von Muskelkraft und Gleichgewicht. Diese Zusammenhänge lassen sich schwer in aussagekräftigen Daten abbilden.

Aus Beobachtungsstudien sind zahlreiche mit FEM assoziierte Beeinträchtigungen dokumentiert wie beeinträchtigter Gang und Gleichgewicht, Gelenkversteifungen, ein erhöhtes Risiko für Harnschwäche, Dekubitus, Hautabschürfungen und Infektionen, zunehmende Unruhe und Verwirrung. Unklar ist, inwieweit diese Beeinträchtigungen, die Teil eines komplexen Beschwerdebildes sind, durch FEM hervorgerufen sind oder sogar FEM bedingen. Direkte schwere und zum Tode führende Verletzungen durch FEM sind in Fallberichten beschrieben. Es dürfte sich um seltene, wenn auch lückenhaft berichtete Ereignisse handeln. Strangulationen und Einklemmungen durch FEM sind ebenso beschrieben. Aussagekräftige Studien zum Effekt von FEM auf Stürze liegen nicht vor. Aus ethischen Gründen sind diese auch nicht zu erwarten. Sicher würde niemals ein Antrag zur Untersuchung des sturzpräventiven Nutzens von Bettgittern und Gurten von einer Ethikkommission genehmigt werden. Ebenso liegen keine kontrollierten Studien zur Fragestellung vor, ob durch Sturzprävention FEM reduziert werden können.

Beobachtungsstudien und kontrollierte Studien mit dem Ziel der Vermeidung von FEM, die Stürze und sturzbedingte Folgen als sekundäre oder andere Ergebnisparameter untersucht haben, legen nahe, dass der Verzicht auf FEM nicht mit einer Erhöhung von Stürzen und sturzbedingten Verletzungen einhergeht.“[104]

---

[104] LeitlinieFEM S.60.

Text: Moderne Maßnahmen als Ausweg?

„Sowohl im ambulanten als auch im stationären Bereich wurden im In- und Ausland neue technische Überwachungssysteme entwickelt, die pflegebedürftige Personen vor Risiken schützen und ihrer „Beaufsichtigung“ dienen sollen. Dazu gehören GPS Systeme, Sensormatten, Lichtschranken oder Videoüberwachung. In den letzten Jahren haben zunehmend mehr Betreiber von Pflegeeinrichtungen elektronische Funkchips eingeführt, die von den Bewohnerinnen getragen werden sollen, damit sie die Einrichtung nicht (unbemerkt) verlassen können. Bekannt geworden sind solche Funkchips als ‚elektronische Fußfessel’, die im Strafrecht als Sonderform der freiheitsentziehenden Maßnahmen Haftstrafen ersetzen sollen (elektronisch überwachter Hausarrest). In der Altenpflege werden entsprechende Chips folgendermaßen eingesetzt: Die Heimbewohnerin wird mit einem Funkchip am Handgelenk, der einer Armbanduhr ähnelt, ausgestattet. Verlässt die Bewohnerin das Haus durch eine der Türen, löst dies ein Signal auf dem Diensthandy des Pflegepersonals der Station aus. Das Pflegepersonal begibt sich sodann auf die Suche nach der Bewohnerin und bewegt diese zur Rückkehr.
Derzeit ist unter den Vormundschaftsgerichten umstritten, ob diese Funkchips als eine freiheitsentziehende Maßnahme zu bewerten sind. Letztlich sind der Funkchip und die Reaktion des Pflegepersonals auf den Alarm darauf ausgerichtet, der betreffenden Bewohnerin über einen längeren Zeitraum die Freiheit zu entziehen.“[105]

Arbeitsauftrag

Den Text zunächst vorstellen ohne den letzten Abschnitt und unter der juristischen Fragestellung diskutieren, ob die vorgestellte Methode eine freiheitsentziehende Maßnahme darstellt oder nicht.
Nach der Bekanntgabe des letzten Abschnitts kann das dargestellte Vorgehen in Hinsicht auf das Autonomieprinzip bedacht werden.

[105] Klie, Thomas, Rechtliche Rahmenbedingungen von FEM in der beruflichen Altenpflege. Juristische Expertise zu freiheitseinschränkenden und freiheitsentziehenden Maßnahmen im Zusammenhang der Leitlinienentwicklung, in: Leitlinie FEM S. 73f.

Arbeitsblatt 4

Beispiel: „Ärztliche Anordnung einer Fixierung“ (Kath. Kranken- und Pflegeeinrichtungen Leverkusen) **Seite 1**

Ärztliche Anordnung einer Fixierung

(gilt nicht für Fixierung durch Bettgitter/Tischplatte auf eigenen Wunsch des Patienten!)

Angaben zum Patienten/zur Patientin

Name:

Einwilligungsfähig: 0 ja 0 nein

Amtsgerichtliche Betreuung: 0 ja 0 nein

Name des Betreuers____________________

Der Patient/die Patientin hat eine Vollmacht ausgestellt: 0 ja 0 nein

Name des Bevollmächtigten:____________________

Begründung der Fixierung:

Motorische Unruhe durch
0 Einnahme von Medikamenten
0 Alkohol- bzw. Drogenkonsum

Verwirrtheitszustände mit motorischer Unruhe bedingt durch
0 organisch Erkrankung____________________
0 psychiatrische Erkrankung____________________

Zum Schutz liegender Sonden/Katheter/Tuben
0 kurzfristig, z.B. postoperativ
0 längerfristig, z.B. wegen Sedierung oder Somnolenz:

Kurzbeschreibung Verhalten des Patienten, Gefährdungssituation:

____
____
____

Die Fixierung erfolgte
0 nach vorheriger ärztlicher Anordnung
0 ohne vorherige ärztliche Anordnung unter umgehender Benachrichtigung des behandelnden Arztes und nachgehender ärztlicher Bestätigung der getroffenen Maßnahme (kommt nur bei Gefahr in Verzug in Frage)

Rechtfertigung der Fixierung:

0 Einwilligung des orientierten Patienten
0 Einwilligung des Betreuers
0 Notwehr (§32 StGB)
0 mutmaßliche Einwilligung (§677 BGB)
0 Einwilligung des Bevollmächtigten
0 Rechtfertigender Notstand (§ 34 StGB)

Arbeitsblatt 5:

Beispiel: „Ärztliche Anordnung einer Fixierung“ (Kath. Kranken- und Pflegeeinrichtungen Leverkusen) **Seite 2**

Bei einer Fixierung über 48 Stunden oder regelmäßiger Fixierung ist grundsätzlich ein richterlicher Beschluss einzuholen. (Bei **Bettgittern** ist dies **z. Zt.** im Bereich des Amtsgerichtes Leverkusen nicht nötig.)

Antrag an das Gericht:

Datum / Uhrzeit:________________ durch :____________________

Art der Fixierung:

0 Bettgitter
0 Tischplatte
0 Medikamentöse Fixierung
0 Sonstige______________
0 Fünfpunktfixierung
0 Dreipunktfixierung
0 Fixierung im Stuhl
0 Schutzmaßnahmen für Kinder (gemäß Dienstanweisung für die Unterbringung von Kindern von 2005)

Maßnahmen, die während der Fixierung durchzuführen sind:

Datum/Unterschrift der/des Ärztin/Arztes________________________

Anordnung der Fixierungsmaßnahme:

Beginn________ Ende_______ Datum________ Handzeichen________
Beginn________ Ende_______ Datum________ Handzeichen________
Beginn________ Ende_______ Datum________ Handzeichen________
Beginn________ Ende_______ Datum________ Handzeichen________
Beginn________ Ende_______ Datum________ Handzeichen________
Beginn________ Ende_______ Datum________ Handzeichen________
Beginn________ Ende_______ Datum________ Handzeichen________

Durchführung Pflege:

Beginn________ Ende_______ Datum________ Handzeichen________
Beginn________ Ende_______ Datum________ Handzeichen________
Beginn________ Ende_______ Datum________ Handzeichen________
Beginn________ Ende_______ Datum________ Handzeichen________
Beginn________ Ende_______ Datum________ Handzeichen________
Beginn________ Ende_______ Datum________ Handzeichen________
Beginn________ Ende_______ Datum________ Handzeichen________

(Stand: Mai 2009)

Arbeitsblatt 6

Beispiel: „Ärztliche Anordnung einer Fixierung“ (Kath. Kranken- und Pflegeeinrichtungen Leverkusen) **Seite 3**

Zuständigkeiten beim Ausfüllen der „Anordnung einer Fixierung“

Angaben zum Patienten/zur Patientin
werden vom Pflegepersonal ausgefüllt

Begründung der Fixierung:
füllt der Arzt / die Ärztin aus

Rechtfertigung der Fixierung, Antrag an das Gericht, Art der Fixie
und Maßnahmen...
füllt der Arzt / die Ärztin aus

Anordnung der Fixierungsmaßnahme
füllt der Arzt / die Ärztin aus

Durchführung
dokumentiert die durchführende Pflegekraft

Stand: Mai 2009

Literatur

Beauchamp, Tom L./ Childress, James F., Principles of Biomedical Ethics, 6. Aufl, Oxford 2008.

Bredthauer, Doris, Können Fixierungen bei dementen Altenheimbewohnern vermieden werden?, in: Betreuungsmanagement 4/2006, S. 185-191.

Guerra, Virginia, Fesselnde Sorge, in: Forum Sozialstation Nr. 151/April 2008, S. 44-46.

Henke, Friedhelm, Fixierungen in der Pflege. Rechtliche Aspekte und praktische Umsetzung, Stuttgart 2006.

Hummel, Katrin, Psychiatrie. Da war sie schon gefesselt, in FAZ, 11.10.2009. http://www.faz.net/aktuell/gesellschaft/psychiatrie-da-war-sie-schon-gefesselt-1867759.html (4.6.2013).

Klie, Thomas, Rechtliche Rahmenbedingungen von FEM in der beruflichen Altenpflege. Juristische Expertise zu freiheitseinschränkenden und freiheitsentziehenden Maßnahmen im Zusammenhang der Leitlinienentwicklung, in: Leitlinie FEM (s.u.), S. 69-84.

Köpke, Sascha/ Gerlach, Anja/ Möhler, Ralph/ Haut, Antonie/ Meyer, Gabriele,
Leitlinie FEM – Evidenzbasierte Praxisleitlinie. Vermeidung von freiheitseinschränkenden Maßnahmen in der beruflichen Altenpflege, Universität Hamburg und Universität Witten/Herdecke, 2009 (Stand: Januar 2012) http://www.leitlinie-fem.de/download/LeitlinieFEM.pdf (8.5.2013)

Hilfe beim Sterben – Hilfe zum Sterben

Hans-Bernd Hagedorn, Gabi Lätzsch

> "Im Grunde ist der Tod einer der stärksten Zugriffe, die man zum Sinn des Lebens hat. Über den Tod zu sprechen ist eine der vernünftigsten Arten, über den Sinn des Lebens zu sprechen."
> *André Maurois*

Problemaufriss

Der Fortschritt der Medizinwissenschaften und der Medizintechnik, die großen Hoffnungen der Patienten in die Kunst der Ärzte und die auf Jugendlichkeit, Gesundheit und Fitness setzende Grundhaltung unserer Gesellschaft haben Sterben und Tod zu einem weithin ausgegrenzten Thema werden lassen. Verdanken wir doch dem Medizinischen Fortschritt eine Verdoppelung der Lebenserwartung in den letzten 100 Jahren.[106] Heute sterben ca. 75% Menschen in Krankenhäusern, Pflege- und Altenheimen, obwohl 80% der Bevölkerung diesen letzten Lebensabschnitt zu Hause verbringen möchten.[107]

Tritt Sterben und Tod in den eigenen Erfahrenshorizont, so stehen viele Kranke und deren Angehörige den Fragen nach angemessener Begleitung und Behandlung der Sterbenden oft unvorbereitet gegenüber.

Auch die Ärzte sind durch ihre Ausbildung wenig auf eine Konfrontation mit dem Sterben, dem Tod vorbereitet. "Von Berufs wegen ist der Tod ihr Feind, um nicht zu sagen – ihr Todfeind. Vor allem in modernen Krankenhäusern besteht die Tendenz, das Scandalon Tod auf ein biologisch-technisches Problem zu reduzieren."[108] Eine Veränderung ärztlichen Grundverhaltens ist nach F. Nager spürbar, indem sich eine menschengerechtere Idee des Arztberufes auswirkt: „ ... seine Aufgabe erschöpft sich nicht im Heilen und Reparieren, sondern erfordert manchmal die anspruchsvolle Beschränkung auf Lindern und Begleiten allein.“

Im Umgang mit dem Tod stellt sich dem technischen Imperativ immer wirkungsvoller ein ethischer Imperativ entgegen. Konkrete Ausbildungsdefizite in der Betreuung von Todkranken und Sterbenden werden erkannt und korrigiert.

Der ethisch orientierten Frage: "Dürfen wir alles tun, was wir tun können?" wird in konkreten Behandlungskonzepten gerade in Fra-

---

[106] Frank Nager, Ethik in der Medizin, Springer Verlag 10 / 1998, S. 14
[107] ebd., S. 23
[108] ebd., S. 14

gen der Behandlungsbegrenzung oder des Behandlungsabbruchs in zunehmend verantwortlicher Weise Rechnung getragen (ethische Fallbesprechungen, Ethik-Komitee).
Die Sterbehilfe in ihren verschiedenen Facetten (passive, indirekte und aktive Sterbehilfe, sowie die Beihilfe zur Selbsttötung) rückte durch die "Grundsätze der Bundesärztekammer zur ärztlichen Sterbebegleitung", die Debatte um die Rechtsprechung in den Niederlanden und Belgien sowie durch Einzelfallberichterstattung neu ins Blickfeld.
Im Hippokratischen Eid heißt es: "Ich werde niemandem, nicht einmal auf ausdrückliches Verlangen, ein tödliches Medikament geben, und ich werde auch keinen entsprechenden Rat erteilen...". Die Frage nach dem "schönen Tod" (eu-thanathos = sanfter, leichter, unbeschwerter, möglichst schmerzloser Tod) konkretisiert sich heute in der dringenden Anfrage, ob und unter welchen Umständen es sinnvoll und verantwortbar ist, den Sterbeprozess eines Menschen ohne die geringste Aussicht auf eine positive Veränderung – aufzuhalten oder hinauszuzögern. Dem Recht auf Leben steht das Recht auf ein würdevolles Sterben gegenüber.
Wesentliche Grundlage für jede ethische Diskussion ist eine genaue Begriffsdefinition. Mit Sterbehilfe kann zum einen "Hilfe beim Sterben", d.h. "Sterbebeistand" oder "Sterbebegleitung" gemeint sein. Sterbehilfe in diesem Sinne besteht in der Unterstützung Sterbender durch Pflege, schmerzlindernde Behandlung sowie menschliche Zuwendung.
Zum anderen kann mit Sterbehilfe auch "Hilfe zum Sterben" gemeint sein. Dies meint dann das Töten oder Sterbenlassen eines sterbenden, schwer kranken oder leidenden Menschen aufgrund seines eigenen, ausdrücklichen oder mutmaßlichen Verlangens.
In einer Stellungnahme des Nationalen Ethikrates, „Selbstbestimmung und Fürsorge am Lebensende“, Berlin 2006, wird eine generelle Terminologie vorgeschlagen, die im Folgenden einfließt.[109]

Unter dem Leitmotiv **„Hilfe zum Sterben“** ist die Tötung oder das Sterbenlassen eines schwerkranken oder leidenden Menschen aufgrund seines ausdrücklichen oder mutmaßlichen Verlangens oder Interesses zu verstehen.
Dies gilt in Bezug auf:

- sterbende Menschen,
- schwer / unheilbar (körperlich oder seelisch) Erkrankte, die unerträglich leiden oder im Weiterleben keinen Sinn mehr sehen und den dringenden Wunsch nach „Erlösung“ durch Sterbehilfe äußern,

---

109 vgl.: http://www.ethikrat.org/de_publikationen_ner/stellungnahmen.php

- bewusstlose Patienten ohne autonome Willensbekundung,
- nicht äußerungsfähige, schwerst geschädigte Neugeborene, deren Lebenserwartung sehr gering oder deren Leben mit großen Qualen verbunden wäre.

In der Regel werden drei Formen der Sterbehilfe im Sinne einer "Hilfe zum Sterben" unterschieden:

1. **„Passive Sterbehilfe“** = Sterben lassen des Patienten durch Verzicht auf lebensverlängernde Maßnahmen, Beatmung, Gabe von Medikamenten und (juristisch umstritten) der Verzicht auf künstliche Ernährung. Das Abstellen lebenserhaltender medizinischer Apparate wird heute der Kategorie des Unterlassens zugerechnet und ist mit Zustimmung erlaubt, ohne Zustimmung verboten (oft unter Beteiligung des Vormundschaftsgerichts). Dem medikamentösen Behandlungsabbruch wird der technische Behandlungsabbruch gleichgestellt. Die Umschreibung mit „passiv“ wird vom Nationalen Ethikrat als missverständlich beschrieben. Von „Sterben lassen“ statt von „passiver Sterbehilfe“ sollte man sprechen, wenn eine lebenserhaltende medizinische Behandlung unterlassen wird und dadurch der durch den Verlauf der Krankheit bedingte Tod früher eintritt, als dies mit der Behandlung aller Voraussicht nach der Fall wäre. Das Unterlassen kann darin bestehen, dass eine lebensverlängernde Maßnahme erst gar nicht eingeleitet wird; es kann auch darin bestehen, dass eine bereits begonnene Maßnahme nicht fortgeführt oder durch aktives Eingreifen beendet wird.“[110]

2. **„Indirekte Sterbehilfe“** = Gabe von Schmerzmitteln mit lebensverkürzender Nebenwirkung. Sie ist zulässig und nicht strafbar, wenn die Wirkung des Medikaments gegenüber dem eigentlichen therapeutischen Ziel (Schmerzlinderung) nur von untergeordneter Bedeutung ist. Der Tod ist eine unerwünschte Nebenfolge. Der Nationale Ethikrat schreibt hierzu: „Therapien am Lebensende sind alle medizinischen, das heißt auch palliativmedizischen Maßnahmen, die in der letzten Phase des Lebens erfolgen mit dem Ziel, Leben zu verlängern oder jedenfalls Leiden zu mildern. Dazu gehören auch Maßnahmen, bei denen die Möglichkeit besteht, dass der natürliche Prozess des Sterbens verkürzt wird, sei es durch eine hochdosierte Schmerzmedikation oder eine starke Sedierung, ohne die eine Beherrschung belastender Symptome nicht möglich ist. Der bisher in diesem Zusammenhang verwendete Begriff der „indirekten Sterbehilfe“ ist unzutreffend, weil das Handeln weder direkt noch indirekt auf den Tod des Patienten zielt.“ [111]

---

[110] Stellungnahme des Nationalen Ethikrates, „Selbstbestimmung und Fürsorge am Lebensende“, Berlin 2006, S-. 96 f

[111] ebd. S. 96

3. **„Aktive Sterbehilfe“** („Tötung auf Verlangen“) = die gezielte unmittelbare Beendigung des Lebens des Patienten in der Absicht, ihm weitere Leiden zu ersparen. Aktive Sterbehilfe ist in Deutschland strafbar. Im Gegensatz zur indirekten Sterbehilfe ist hier der Tod nicht nur in Kauf genommen, sondern beabsichtigt. Im Gegensatz zur Selbsttötung liegt die letztentscheidende Tatherrschaft nicht beim Betroffenen, sondern bei einem Dritten.

Eine besondere Form stellt der assistierte Suizid dar, die **"Beihilfe zur Selbsttötung“**, die „Suizidbegleitung“ dar (Hilfeleistung zur Selbsttötung z.B. durch Beschaffung und Bereitstellung eines tödlichen Medikaments und das zur Verfügung stellen von Verabreichungstechniken). Der Nationale Ethikrat schreibt hierzu: assistierter Suizid ist gegeben, wenn Ärzte oder andere Personen jemandem ein todbringendes Mittel verschaffen oder ihn auf andere Weise bei der Vorbereitung oder Durchführung einer eigenverantwortlichen Selbsttötung unterstützen.“[112]

Unter **„Hilfe beim Sterben“** versteht man die Unterstützung Sterbender durch Pflege, schmerzlindernde Behandlung und menschliche Zuwendung, ohne in den Sterbeprozess selbst einzugreifen. In diesem Zusammenhang soll – ohne näher darauf eingehen zu können – auf die Palliativmedizin, die Hospizbewegung, verschiedene Beratungsangebote und die Möglichkeiten der seelsorglichen Begleitung durch die Klinikseelsorge hingewiesen werden.

In der darzulegenden Themenstellung ist auch die juristische Perspektive von Bedeutung. Aus diesem Grund soll hier kurz auf die derzeitige nationale und internationale Rechtslage eingegangen werden:
In der Schweiz ist aktive Sterbehilfe verboten, allerdings ist die Suizidhilfe strafbar, wenn selbstsüchtige Motive vorliegen. Deshalb haben sich in den letzten Jahren mehrere Sterbehilfeorganisationen etabliert, die ihren Mitgliedern zum Suizid verhelfen, in dem sie unheilbar Kranken tödliche Medikamente anbieten, die diese dann selbst einnehmen. Teilweise können auch ausländische Sterbewillige dort Suizidbeihilfe erhalten. In den Niederlanden seit dem 01.04.2003, Belgien seit 22.09.2002 und Luxemburg seit 16.03.2009 ist eine ärztliche Suizidbeihilfe unter Einhaltung bestimmter Kriterien wie z.B. dem freiwilligen Verlangen nach Tötung, aussichtslosem Krankheitszustand und der Bestätigung durch einen zweiten Arzt straffrei. Gesetzlich ausdrücklich erlaubt ist die Suizidbeihilfe in den

[112] ebd. S. 97

US-Bundesstaaten Oregon seit 1998 („Death with Dignity Act"), in Washington seit 2008 und in Montana seit Dezember 2009.
In Frankreich wird gesetzlich zwischen aktiver Sterbehilfe mit unmittelbarer Herbeiführung des Todes eines Patienten und passiver Sterbehilfe, die als unterlassene Hilfeleistung gewertet wird, unterschieden. Generell ist Sterbehilfe in Frankreich verboten. Dies gilt auch für Italien, Norwegen, Griechenland und die Türkei.
In Großbritannien sind Sterbehilfe und Beihilfe zum Selbstmord ebenfalls verboten, das Gesetz sieht bis zu 14 Jahre Haft vor. In Spanien werden für Sterbehilfe vorgesehene Haftstrafen nicht ausgesprochen, wenn der Kranke ausdrücklich und wiederholt um seinen Tod gebeten hat, weil er an einer unheilbaren oder mit schweren Schmerzen verbundenen Krankheit leidet.
In Australien wurde in der Provinz Northern Territory im Juli 1996 ein Gesetz zur Legalisierung der Sterbehilfe verabschiedet, jedoch auf Bundesebene wenige Monate später wieder außer Kraft gesetzt. In Kolumbien wurde im Mai 1997 aktive Sterbehilfe durch das Verfassungsgericht zugelassen, Todkranke müssen diese jedoch ausdrücklich beantragen. In China genehmigte die Volksrepublik 1998 Krankenhäusern, aktive Sterbehilfe zu praktizieren, wenn ein Patient an einer unheilbaren Krankheit leidet.[113]
Erstmals hat der Europäische Gerichtshof für Menschenrechte (EGMR) im Mai 2013 mit einem Urteil die Schweiz aufgefordert, gesetzliche Unsicherheiten und offene Fragen zu klären wie: „dürfen sterbewillige Menschen ohne tödliche Krankheit künftig Sterbehilfe in Anspruch nehmen" und wenn ja, unter welchen Bedingungen. Argument ist, dass „unklare rechtliche Bestimmungen haben vermutlich eine abschreckende Wirkung auf Mediziner, die in einem solchen Fall ein entsprechendes Rezept ausstellen würden".[114] Aktuell befasste sich der Gerichtshof mit dem Fall einer 82 jährigen Schweizerin, die seit vielen Jahren sterben will, um dem körperlichen und geistigen Zerfall im Alter zu entgehen. Die Sterbehilfeorganisation Exit hatte ihr keine Unterstützung in den Freitod gegeben, weil sie nicht unheilbar krank war. Dies zeigt, dass die Diskussion um die Sterbehilfe auch in der Schweiz immer wieder aktuell ist und neue Fragen aufwirft.

Da in Deutschland kein eigenes Gesetz zum Straftatbestand der aktiven Sterbehilfe besteht, sind folgende Paragraphen des Strafgesetzbuches ausschlaggebend: Mord (§211), Totschlag (§212), Tötung auf Verlangen (§216) und unterlassene Hilfeleistung (§323c).

---

[113] www.medizin-forum.de; www.dignitate-deutschland.de, Stand September 2013
[114] Spiegel online, Dienstag, 14.05.2013

Die aktive Sterbehilfe ist in Deutschland grundsätzlich verboten, die Verabreichung eines tödlichen Medikamentes gilt als Mord.
Mit Urteil des Bundesgerichtshofes (BGH) von Juni 2010 ist die passive Sterbehilfe zulässig. Ärzte, Betreuer und Pflegeheime müssen lebenserhaltende medizinische Behandlungen beenden, wenn dies dem Willen der Patienten entspricht. Der Abbruch lebenserhaltender Maßnahmen sei straffrei, wenn sich Ärzte und Betreuer einig seien, bei Uneinigkeit müsse ein Gericht entscheiden. Dabei bedeutet ein passiver Behandlungsabbruch nicht mehr nur das Unterlassen von Handlungen wie das Einstellen der künstlichen Ernährung, sondern kann auch aktive Handlungen umfassen. Die Tötung auf Verlangen ist aber nach wie vor strafbar.

Für die ärztliche Tätigkeit hat die Bundesärztekammer im Januar 2011 eine weitere Überarbeitung der eigenen Grundsätze verabschiedet. Auch die Kirchen haben in zahlreichen Dokumentationen ihre Stellung zur Sterbehilfe bekannt gemacht. Eine Zusammenfassung findet sich in: Stellungnahmen der Deutschen Bischöfe.[115]
Dabei warnen 2012 die im Bundestag vertretenen Parteien vor einem „Dammbruch, der mit einer Freigabe der aktiven Sterbehilfe eingeleitet würde. Angesichts eines unterfinanzierten Gesundheitssystems und schwindender familiärer Bindungen fürchte man, dass Alte und Kranke zunehmend in den Tod gedrängt würden. Unter solchen Bedingungen könne von autonomen, selbstbestimmten Entscheidungen zum Sterben keine Rede sein." Dennoch gilt „unser Grundgesetz lässt offen, ob die aktive Sterbehilfe verboten bleiben oder doch legalisiert werden kann. Beides scheint mit unserer Verfassung vereinbar zu sein. Es bleibt daher dem Gesetzgeber überlassen, ob und welche Freiräume er für die individuellen Vorstellungen von gutem Sterben schafft."[116]

Da es im medizinischen Handeln immer wieder auch um ethische Entscheidungen im Zusammenhang von Behandlungsbegrenzung und Behandlungseinstellung geht, entsteht oft der Eindruck, dass es sich hier auch um Entscheidungen für oder gegen eine aktive Sterbehilfe handelt. Diese Grenzfälle gilt es zu diskutieren.

Vor den Arbeitsblättern sind Kasuistiken mit schwierigen Entscheidungsgrundlagen beschrieben. Es handelt sich um Fälle, durch die die aktuelle Rechtsprechung in der Bundesrepublik Anlass fand, ge-

---

[115] Gemeinsame Texte Nr. 17; Sterbebegleitung statt aktiver Sterbehilfe – kirchliche Erklärungen, 2003
[116] Mitteilungen Bioethik Nr. 213, Juli 2011, Fachtagung: „Die Freiheit zu sterben II"

setzliche Rahmenbedingungen zu schaffen, die in Einzelfällen eine Behandlungsbegrenzung und Behandlungseinstellung ermöglichen.

Die Abgrenzung der aktiven zur passiven Sterbehilfe oder auch der indirekten Sterbehilfe ist im Einzelfall schwierig. Dabei ist zu beachten, dass die indirekte fast nie, die passive manchmal und die aktive Sterbehilfe zumindest in Deutschland fast immer strafbar ist. Auch die Abgrenzung der Beihilfe zum Suizid von der Sterbehilfe kann im Einzelfall schwierig sein.

Lernziele

- Klärung der Terminologie
- Kennenlernen von Kasuistiken, in denen Sterbehilfe zur Frage wird
- Erkennen der Vielschichtigkeit von konkreten Entscheidungssituationen
- Sensibilisierung für die Hintergründe des gegenwärtigen gesellschaftlichen Diskussionsprozesses
- Erkennen der ärztlichen Rolle auch mit ihren Ohnmachtanteilen

Methodisch – didaktische Umsetzung

Allgemeiner Hinweis: Vorgestellt wird ein exemplarischer Seminarplan, der eine Ganztagesveranstaltung mit den einzelnen Kursmodulen umfasst und auch jeweils einen zeitlichen Rahmen einschätzt. Im Anschluss finden sich einige Alternativvorschläge zu den einzelnen Modulen.

<u>Seminarplan: (ganztägige Veranstaltung)</u>

1. Begrüßung durch den Seminarleiter ca.15 Min.
   Vorstellung der Teilnehmer, kurzer Tagesüberblick
   [Material: Namensschilder]
2. Problemaufriss –Ansatz: persönliche Erfahrungen ca.10 Min.
   [Material: Arbeitsblatt 4]
3. Diskussion zu den Ergebnissen von 2 . im Plenum ca. 45 Min.
   anhand folgender Fragen:
   Von wem wird der Wunsch nach Sterbehilfe geäußert?
   Welche Gründe werden für den Wunsch nach Sterbehilfe angegeben? [Material: Flip-Chart oder Wandtafel/Stifte]
4. Skalierungs-Übung: „Den eigenen Standpunkt finden“ 30 Min.
   [Material: Kreide oder Blätter mit Zahlen 1-10]
   Auf dem Boden ist eine Skala von 1-10 markiert. Die Teilnehmer ordnen sich jeweils derjenigen Ziffer zu, die ihrer Haltung

zu der jeweiligen Frage entspricht.
- Wie stark berührt Sie das Thema Euthanasie?
- Wie stark ist die eigene Zustimmung zur Euthanasie in Grenzfällen?
- Wie stark war die Zustimmung dazu vor 5 Jahren?
- Für wie wahrscheinlich wird es gehalten, dass eine Euthanasie auch in Deutschland legalisiert wird?
- Fragestellungen aus der Gruppe anregen

Im Anschluss erfolgt jeweils ein kurzer Austausch der Teilnehmer, wobei der Seminarleiter vor allem auch die Vertreter der Extrempositionen anspricht.

5. -Pause - ca. 15 Min.
6. Konkrete Fallbesprechung ca. 60 Min.
   Kasuistik 4 wird verteilt und gelesen und Rückfragen beantwortet, dann werden Kleingruppen zur Fallbesprechung gebildet. Zentrale Frage: Wie positionieren Sie sich zur Frage der Sterbehilfe?
   Im Anschluss folgt die Darstellung der Ergebnisse der Kleingruppen in der Gesamtgruppe. Dann eröffnet der Seminarleiter den tatsächlichen Fall.
   Die erfolgte juristische Entscheidung diskutieren.
   (Material: Kasuistik 4)
7. Mittagspause – ca. 60 Min.
8. Der Text „Grundsätze der Bundesärztekammer“ wird gelesen [Auf der Homepage der Bundesärztekammer Menü: Medizin & Ethik / Sterbebegleitung ist das pdf-Dokument „Grundsätze der Bundesärztekammer zur ärztlichen Sterbebegleitung“ als download zu finden] - Flip-Chart / Stifte ca. 20 Min.
   Fokus: Finden sich in dieser Richtlinie Hinweise für den konkreten ärztlichen Auftrag in Hinblick auf Sterbehilfe?
   Die Ergebnisse werden unter dem Aspekt „indirekte Sterbehilfe in der ärztlichen Praxis“ auf Flip-Chart gesammelt. 10 Min.
9. Diskussion der Ermessensräume ärztlicher Praxis ca. 60 Min.
   allgemein und in Bezug auf Grenzfälle eigener Praxis
10. Video (eigene Auswahl; siehe Medienhinweise)
11. Abschlussreflexion

<u>Variationsmöglichkeiten:</u>

zu 2.: Problemaufriss ca. ca. 10 Min.
anhand eines kurzen Referates durch den Seminarleiter [Problematik: Tod als Feind des Arztes – Arbeitsblatt 6]

zu 3.: Begriffserarbeitung ca. 20 Min.
zu den Begriffen Sterbebegleitung, indirekte Sterbehilfe,

aktive und passive Sterbehilfe

zu 4 : Übung: „Kugellager“ ca. 30 Min.

Die Teilnehmer bilden einen Innen- u. Aussenkreis.
Sie tauschen sich für je 3 Min. zu den folgenden Fragen aus:

1. Was macht Ihr Leben lebenswert?
2. Was müsste passieren, dass Ihre Existenz nicht mehr lebenswert wäre?
3. Ausgenommen, Sie könnten Ihr Leben nicht mehr bewusst steuern, was würden Sie wünschen?
4. Was würden Sie wünschen, wenn Sie wegen körperlich oder
5. seelisch unheilbarer Krankheit leiden

zu 6.: PEG – Anlagen mit unterschiedlicher Rechtsprechung
[Material: Kasuistik 1]

zu 8.: Kurze Einführung zum Euthanasiegesetz in Holland; die Teilnehmer erhalten dann die „Sorgfaltskriterien“ (Arbeitsblatt 8) und die „Deklaration der Menschenrechte Sterbender“ (Arbeitsblatt 7) in Kopie zur Lektüre.

Im Anschluss daran: Diskussion zu folgenden Fragen:

- Wie wirken diese Texte auf Sie?
- Was überzeugt Sie, spricht Sie an, welche Einwände haben Sie?
- Welches sind Ihnen bekannte Argumente für oder gegen eine aktive Sterbehilfe?
- Welche Ermessensräume in der ärztlichen Praxis gibt es außerhalb eines derartigen Gesetzes (unter dem Aspekt „indirekte Sterbehilfe“)?

Kasuistik 1
Grenzfall: PEG

Einstellung der Ernährung mittels einer Magensonde(PEG) bei einem nicht einwilligungsfähigen Betreuten: Behandlungsabbruch genehmigungspflichtig – ja oder nein?

Falldarstellung: Ein am 01.04.1931 geborener Mann erlitt am 29.11.2000 infolge eines Myocardinfarktes einen hypoxischen Hirnschaden im Sinne eines apallischen Syndroms.
Seitdem ist eine Kontaktaufnahme mit ihm nicht möglich und er wird über eine PEG-Sonde ernährt. Durch Beschluss vom 18.01.2001 bestellte das Amtsgericht (AG) Lübeck den Sohn des Betroffenen zum Betreuer mit dem Aufgabenkreis: Sorge für die für die Gesundheit, Vertretung gegenüber Behörden, Versicherungen und Einrichtungen (z.B. Heimen) sowie Postangelegenheiten (Az.: 4 XVII 7591 M). Es hat die Betreuung am 18.12.2001 verlängert.
Mit Schreiben vom 8.04.2002 beantragte der Betreuer beim AG Lübeck, „die Ernährung über die PEG-Sonde einzustellen", da eine Besserung des Zustandes des Betroffenen nicht zu erwarten sei. Ehefrau und Tochter des Betroffenen stimmten dem Antrag zu. Der Betreuer wies auf eine vom Betroffenen am 27.11.1998 unterzeichnete Patientenverfügung hin. Darin heißt es: „Für den Fall, dass ich zu einer Entscheidung nicht mehr fähig bin, verfüge ich: Im Fall meiner irreversiblen Bewusstlosigkeit, schwerster Dauerschäden meines Gehirns oder des dauernden Ausfalls lebenswichtiger Funktionen meines Körpers oder im Endstadium einer zum Tode führenden Krankheit, wenn die Behandlung nur noch dazu führen würde, den Vorgang des Sterbens zu verlängern, will ich:

- keine Intensivbehandlung,
- Einstellung der Ernährung,
- nur angst- oder schmerzlindernde Maßnahmen, wenn nötig
- keine künstliche Beatmung,
- keine Bluttransfusion,
- keine Organtransplantation,
- keinen Anschluss an eine Herz-Lungen-Maschine.

Meine Vertrauenspersonen sind ... (es folgen die Namen der Ehefrau, der Tochter und des Sohnes). Meine Verfügung wurde bei klarem Verstand und in voller Kenntnis der Rechtslage unterzeichnet."

Das AG Lübeck hat den Antrag mangels einer Rechtsgrundlage abgelehnt. Das Landgericht (LG) Lübeck hat die hiergegen gerichtete Beschwerde des Betreuers mit Beschluss vom 25.06.2002 - 7 318/02 (93) - zurückgewiesen. Gegen diesen Beschluss richtete sich die weitere Beschwerde des Betreuers vom 09.09.2002, die mit Beschluss des Schleswig-Holsteinischen Oberlandesgerichts (OLG) in Schleswig vom 12.12.2002 - 2 W 168/02 - dem Bundesgerichtshof (BGH)zur Entscheidung vorgelegt wurde.

Beschluss des Schleswig-Holsteinischen OLG vom 12.12.2002 – 2 W 168/02 – Werner Schell
http://www.gesetzeskunde.de http://www.pflegerechtportal.de

Eine weitere Fallbeschreibung:
Peter K., ein Komapatient in Bayern, dessen Vater die Beendigung der Therapie über mehrere Jahre wünschte. Das Pflegepersonal im Heim weigerte sich aus Gewissensgründen, den Bewohner so gezielt zu Tode zu pflegen. Das Landgericht Traunstein und das OLG München gaben dem Heim recht.
Der 12. Zivilsenat des Bundesgerichtshofes konnte den Fall nicht mehr in der Sache entscheiden, weil Peter K. vorher an einer nicht behandelten Infektion starb. In einem Beschluss über die Begleichung der Gerichtskosten befand der BGH aber, dass Kläger und Beklagte die Kosten jeweils zur Hälfte zu tragen hätten. Zwar könnte das Pflegepersonal des Heims, entgegen der Auffassung der Vorinstanzen, keine Gewissensgründe gegen den Abbruch der künstlichen Ernährung geltend machen, in dem Fall sei aber möglich gewesen, dass der Abbruch der künstlichen Ernährung gegen strafrechtliche Bestimmungen verstoßen hätte. Da es sich um eine Kostenentscheidung handelt, ist die Entscheidung in der Sache nicht bindend. Der Anwalt von Peter K.'s Vater klagt derzeit (Herbst 2005) gegen das Heim auf Schadensersatz und Schmerzensgeld, um die Kosten für den Heimaufenthalt über den geplanten Todeszeitpunkt hinaus erstattet zu bekommen.

Kasuistik 2
Grenzfälle assistierten Suizides

1. Ramón Sampedro - Der Spanier war 30 Jahre lang mit einem hohen Querschnitt vom Hals abwärts gelähmt. Seine Geschichte wurde in dem **Film**: ***Das Meer in mir*** verfilmt. Der Film erhielt einen Oscar. Dem Spanier wurde auf seinen Wunsch hin von Freunden ein Glas Wasser mit Zyankali so in die Nähe seines Mundes gestellt, dass er selbst mit einem Strohhalm daraus trinken konnte und daraufhin 1998 starb.
2. Vincent Humbert - Ein Franzose, der gelähmt und blind war. Er bat um Sterbehilfe. Diese wurde ihm von offizieller französischer Seite nicht gewährt. Seine Mutter spritzte ihm daraufhin Säure. Er fiel in ein Koma und von den Ärzten wurden die lebenserhaltenden Maschinen daraufhin abgeschaltet. Sein Fall führte in Frankreich zu einer Änderung der Gesetzeslage.

Selbsttötung mit Hilfe einer Person (oft eines Arztes), die Medikamente oder andere Hilfsmittel zum Selbstmord bereit stellt. Die Beihilfe zur Selbsttötung ist in Deutschland nicht strafbar, aber die häufig verwandten Wirkstoffe dürfen für diesen Zweck nicht verordnet werden. In der Schweiz ist Hilfe zur Selbsttötung nicht strafbar, sofern kein egoistisches Motiv vorliegt (Art. 115 des Strafgesetzbuches), ist aber gemäß den Richtlinien der Schweizerischen Akademie der medizinischen Wissenschaften (SAMW) nicht „Teil der ärztlichen Tätigkeit".

In einer Stellungnahme der EAPC („European Association for Palliative Care" - Dachverband aller europäischen Palliativgesellschaften), die sich mit den Phänomenen Euthanasie und ärztlich assistiertem Suizid auseinandersetzt, wurde im Jahr 2003 formuliert, was „Euthanasie" (der im internationalen Sprachgebrauch übliche Begriff für „Sterbehilfe") nicht ist:

- Therapieverzicht bei aussichtsloser Prognose,
- die Beendigung von aussichtslosen Maßnahmen sowie
- der Einsatz von Beruhigungsmitteln zur Linderung intolerablen Leidens in den letzten Tagen des Lebens (= terminale oder palliative Sedierung).

Diese Maßnahmen sind legitime Möglichkeiten palliativmedizinischen Handelns – immer in enger Abstimmung mit dem betroffenen Patienten und seinen Angehörigen.

Euthanasie ist im Gegensatz dazu Töten auf Verlangen und wird definiert als „Handlung eines Arztes, die mit der Absicht erfolgt, eine Person auf deren freiwilliges und angemessenes Verlangen hin zu töten, indem eine Medikation verabreicht wird."

Ärztlich assistierter Suizid wird beschrieben als „Handlung eines Arztes, die mit der Absicht erfolgt, einer Person auf deren freiwilliges und angemessenes Verlangen hin die eigenständige Selbsttötung zu ermöglichen, indem eine Medikation zur Selbstverabreichung bereitgestellt wird."

Kasuistik 3
Grenzfall: Beatmung bei Mukoviszidose

Bei der 26jährigen Johanna ist seit der Kindheit eine cystische Fibrose (Mukoviszidose) bekannt. Bereits mehrfach wurde sie in der Kindheit wegen einem Mekoniumileus (Darmverschluss) operiert, zuletzt wurden vor 4 und vor 2 Jahren Operationen wegen Ileus bei Verwachsungsbauch durchgeführt. Im Rahmen der wegen der wiederkehrenden Infekte durchgeführten Antibiotika-Therapien hat sie eine Hochtonschwerhörigkeit entwickelt. Zudem besteht bedingt durch die Grunderkrankung eine schwere respiratorische Globalinsuffizienz, so dass sie kaum noch mobil ist. Die Möglichkeit einer Lungentransplantation bei der fortgeschrittenen Erkrankung wurde bereits seit über einem halben Jahr wiederholt besprochen. Da ihr Lebensinhalt die Tiere sind – sie besitzt 3 Katzen und 2 Hunde, ist zudem lange geritten und hat auch eine eigenes Pferd, das sie aber seit längerem nicht mehr reiten kann – hat sie eine Transplantation wiederholt abgelehnt. Sie müsste nach der Transplantation wegen der erforderlichen Medikamente und der darunter herabgesetzten Infektabwehr auf die Tiere verzichten. Dies lehnt sie für sich auch nach reiflicher Überlegung klar ab. Zudem sieht sie in einer Operation nicht die Lösung aller Probleme – die wiederkehrenden Bauchkomplikationen blieben bestehen und bereits zuvor hat sie im Kreis der Selbsthilfegruppe einen Patienten erlebt, der die Transplantation nicht überlebt hat. Außerdem ist ihr bewusst, dass sie auch nach einer Transplantation mit erneuten Lungenproblemen, z.B. infolge von Abstoßungsreaktionen, rechnen muss und dass die mittlere Lebenserwartung nach einer erfolgreichen Transplantation derzeit nur ca. 5 Jahre beträgt. Johannas Schwester hatte auch Mukoviszidose und ist vor acht Jahren verstorben – dabei hat Johanna die qualvollen Erstickungsanfälle wiederholt miterlebt und die Schwester bis zuletzt begleitet.

Die Eltern haben sich bereits früh getrennt, Johanna lebte abwechselnd bei der Mutter und dem Vater. Die Mutter ist manisch depressiv und wegen ihres fortgesetzten Alkoholmissbrauches ist der Kontakt zur Mutter nur noch sehr gering. Seit Jahren lebt Johanna jetzt bei dem Vater. Der Vater ist seit 5 Jahren an einem Morbus Hodgkin erkrankt und wird seither mit Chemotherapie behandelt. Er lebt mit seiner Tochter eher zurückgezogen.

Früher hat sie in einer Gruppe getrommelt, dies kann sie aber wegen der Anstrengung bereits seit Monaten nicht mehr. Die häufiger auftretenden Atemnotsituationen und die zunehmende allgemeine Verschlechterung wecken immer wieder Todesangst, und auch die Sorge, wie ihr Vater mit ihrem Tod fertig werden wird, bedrückt sie

zunehmend, so dass sie oft nicht schlafen kann. Um ihr in ihrer Not zu helfen, bekommt sie neben Gesprächsangeboten Antidepressiva verschrieben. Seit 1,5 Jahren führt sie eine CPAP-Beatmung (Continuous Positive Airway Pressure) intermittierend tagsüber und kontinuierlich nachts zu Hause durch. Damit hat sich damals der Zustand stabilisieren lassen. Vor einer Woche befand sie sich mit dem Vater auf der Rückkehr aus Spanien, die Reise war ein inniger Wunsch Johannas gewesen. Damals ging es ihr bereits schon sehr schlecht. Auf der Rückfahrt ging in Frankreich der Sauerstoffgenerator am Wohnmobil kaputt, so dass sie unterwegs in ein Krankenhaus aufgenommen werden musste.
Vor zwei Tagen erfolgte die Rückverlegung auf die Intensivstation der Klinik, in der sie auch bereits seit längerem die Mukoviszidose-Ambulanz besucht. Jetzt hat sich die Luftnot weiter massiv verschlechtert. Bei Aufnahme war Johanna klar und wach, sie beginnt jetzt aber langsam einzutrüben. Eine Intubation mit Beatmung hat sie zuvor wiederholt abgelehnt, unter anderem auch, weil sie befürchtet, bei ihrer schlechten Lungensituation nicht mehr vom Tubus loszukommen. Eine Therapiefortführung hat sie zuvor aber immer gewünscht. Die Blutgassituation verschlechtert sich in der Nacht weiter, und die diensthabenden Ärzte sowie Pflegende diskutieren, ob eine Intubation nun durchgeführt werden soll oder nicht.

Fragestellungen:
Halten Sie eine Intubation für gerechtfertigt?
Wieso ergeben sich Probleme für das behandelnde Team?
Wie könnte im Vorfeld eine solche nächtliche Situation vorbereitet worden sein?

Weitere Informationen zur Kasuistik 3 für die Seminarleitung:

- Johanna hat stets klar den Wunsch zu leben geäußert, aber „nicht um jeden Preis";
- eine Intubation wurde von ihr ausdrücklich und wiederholt abgelehnt;
- sie artikulierte auch jetzt, dass sie lieber sterben als an den Tubus will;

Problematik der Pflegenden / der diensthabenden Ärzte:

- sie arbeiten auf der Intensivstation, kennen Johanna aber nicht aus der ambulanten Betreuung, haben die früheren Gespräche nicht geführt;
- der Umgang mit Mukoviszidose-Patienten ist ihnen nicht sehr vertraut;
- sie sehen jetzt die junge Patientin mit massiver Atemnot;
- sie sehen Johanna einerseits als sehr jung (sie hört begeistert Kassetten mit den Geschichten der „Fünf Freunde"), zugleich aber soll sie diese weitreichende Entscheidung treffen bzw. getroffen haben;
- bereits bei einem früheren Aufenthalt hat sie aus den Akten ersichtlich kurzfristig Antidepressiva erhalten – vielleicht ist es auch jetzt eine Depression und müsste zunächst wieder behandelt werden, ehe die Patientin eine Behandlungsentscheidung trifft;

Verlauf:

- es erfolgte keine Intubation;
- Johanna ist im Dezember 2004 verstorben;

Kasuistik 4
Grenzfall: Tötung bei Amyotropher Lateralsklerose

Diane Pretty, Mutter von zwei Kindern litt an der unheilbaren Motoneuron-Erkrankung (Motoneuron-Erkrankungen sind eine Gruppe von Erkrankungen, die eine Schädigung der motorischen Nervenzellen gemeinsam haben) und war vom Hals ab gelähmt. Sie hatte vor mehreren britischen Instanzen vergeblich darum gekämpft, mit der Unterstützung durch ihren Mann sterben zu können.
Die Reise zu ihrer Anhörung nach Straßburg unternahm sie im Rollstuhl. Nach der Ablehnung ihrer Klage sagte sie: „Sie haben mir meine Rechte genommen."

Die Straßburger Richter hatten entschieden, dass das Grundrecht auf Leben das Recht auf Selbsttötung nicht einschließt. Der Staat sei verpflichtet, Leben zu schützen und zu erhalten.
Die britische Regierung hatte argumentiert, die Menschenrechtskonvention beinhalte weder ein Recht auf Selbstmord noch ein Recht auf „Hilfe zum Selbstmord". Das britische Recht verbietet aktive Sterbehilfe.
Die britische Euthanasie-Gesellschaft, die den Kampf Prettys unterstützt hatte, beschrieb sie am Abend als eine „ganz außergewöhnliche Frau". Jeder, der sie getroffen habe, sei von ihrer Humanität und ihrem Mut angesichts schrecklichen Leidens beeindruckt gewesen.

Diane Pretty stirbt in Hospiz in Großbritannien – „Endlich frei"
(Information: dpa/Büro Hüppe, 13.05.2002)
London (dpa) – Die Britin Diane Pretty, die ihren Kampf um aktive Sterbehilfe im April 2002 vor den Europäischen Gerichtshof für Menschenrechte getragen hatte, ist tot. Die Familie der 43-jährigen teilte am Sonntag mit, Pretty sei in einem Hospiz nahe ihrem Heimatort Luton (Bedfordshire) ihrer tödlichen Muskelkrankheit erlegen. „Sie ist endlich frei", sagte ihr Ehemann Brian über den qualvollen Tod seiner Frau. Diane Pretty starb am Samstagnachmittag.
„Sie hat das durchmachen müssen, wovor sie sich am meisten gefürchtet hatte – und bei dem ich ihr nicht helfen konnte", sagte Brian Pretty am Sonntagabend über den Erstickungstod seiner Frau. Sie habe schon drei Tage nach der Ablehnung ihrer Klage in Straßburg am 29.April schwere Atemnot bekommen.

Arbeitsmaterialien

Arbeitsblatt 1

Sterbehilfe - Hilfe zum Sterben oder Hilfe beim Sterben

Aktive Sterbehilfe	Indirekte Sterbehilfe	Passive Sterbehilfe
Bewusstes, aktives (ärztliches) Eingreifen zur Beendigung des Lebens. Ziel der Handlung ist die Herbeiführung des Todeseintritts.	Unbeabsichtigte, in Ausnahmefällen aber als unvermeidliche Nebenfolge in Kauf genommene Beschleunigung des Todeseintritts z.B. durch (Schmerz-)Therapie	Verzicht bzw. Abbruch einer bereits begonnenen sterbeverlängernden Behandlung (z.B. Abbruch der künstlichen Beatmung)
Motiv: Durch Töten Leiden beenden	**Motiv:** Durch Medikamente bzw. Therapien Leiden lindern	**Motiv:** Sterben als natürlichen Prozess zulassen.
Mit und ohne Zustimmung verboten	Mit Zustimmung erlaubt, ohne Zustimmung verboten	Mit Zustimmung erlaubt, ohne Zustimmung verboten
Problemlagen:	**Problemlagen:**	**Problemlagen:**
Unwiderruflich, Missbrauchgefahr, Dammbruchgefahr bei gesetzlicher Regelung, Komplikationen ...	Unkenntnis über richtige Anwendung der Schmerztherapie, Missbrauchgefahr und Grauzonen ...	Missbrauchgefahr
Alternativen: Sterbebegleitung, Hospiz, Palliativmedizin	**Konsequenzen:** Qualitätskriterien für eine gute Ausbildung zu einer guten hospizlichen, palliativmedizinischen und -pflegerischen Versorgung	**Konsequenzen:** Qualitätskriterien für eine gute Ausbildung zu einer guten hospizlichen, palliativmedizinischen und -pflegerischen Versorgung

Arbeitsblatt 2

Sterbehilfe - Hilfe zum Sterben oder Hilfe beim Sterben

Sterbehilfe: Der Begriff „Sterbehilfe" steht für Schritte der Hilfe beim Sterben - nicht für Schritte der Hilfe zum Sterben. steht das Recht auf ein würdiges Sterben gegenüber. In diesem Zusammenhang ist die Debatte zur Euthanasie zu sehen.

Euthanasie (griechisch „eu" = gut und „thanatos" = Tod)
Euthanasie wurde dabei als sanfter, leichter, unbeschwerter und möglichst schmerzfreier Tod, aber auch als tugendhaftes Sterben verstanden. In der Antike ging es nicht um das aktive Eingreifen in einen Sterbeprozess. In der Neuzeit wurde der Begriff ausdifferenziert und auch zu einem belasteten Begriff im Zusammenhang mit der Tötung „lebensunwerten" Lebens.

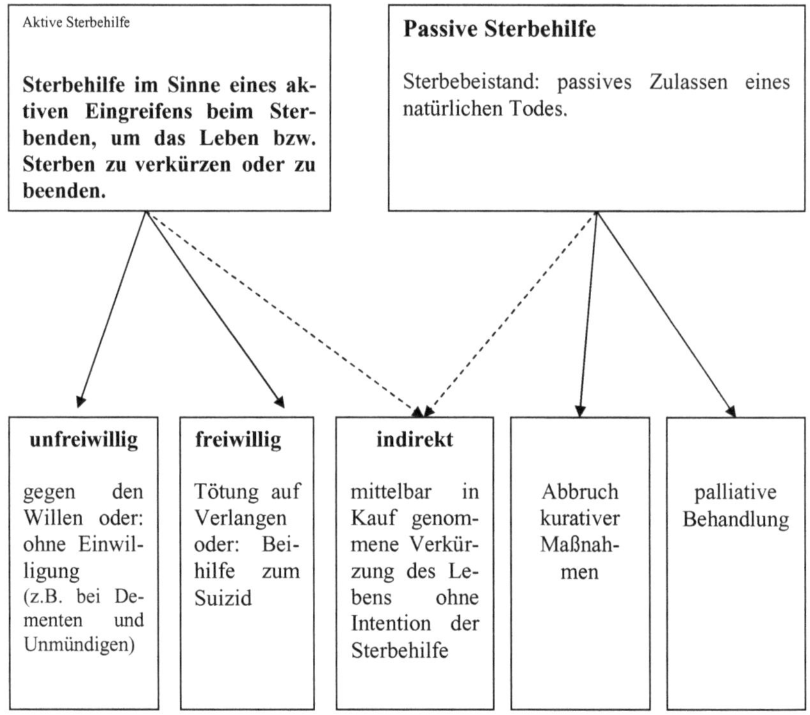

Arbeitsblatt 3

Formen der Sterbehilfe:

1. Passive Euthanasie

Sterbenlassen des Patienten durch Verzicht auf lebensverlängernde Maßnahmen, Beatmung, Gabe von Medikamenten und (juristisch umstritten) der Verzicht auf eine Form der künstlichen Ernähung. Das Abstellen lebenserhaltender medizinischer Apparate wird heute der Kategorie des Unterlassens zugerechnet und ist mit Zustimmung erlaubt, ohne Zustimmung verboten (oft unter Beteiligung des Vormundschaftsgerichts). Dem medikamentösen Behandlungsabbruch steht der technische Behandlungsabbruch gleich.

2. Indirekte (aktive) Sterbehilfe

Gabe von Schmerzmitteln mit in Kauf genommener, lebensverkürzender Nebenwirkung.
Sie ist zulässig und nicht strafbar, wenn die Wirkung des Medikaments gegenüber dem eigentlichen therapeutischen Ziel (Schmerzlinderung) nur von untergeordneter Bedeutung ist. Der Tod ist eine unerwünschte Nebenfolge.

3. Aktive Sterbehilfe – Tötung auf Verlangen

Gezielte unmittelbare Beendigung des Lebens des Patienten in der Absicht, ihm weitere Leiden zu ersparen. Aktive Sterbehilfe ist in Deutschland strafbar. Im Gegensatz zur indirekten Sterbehilfe ist hier der Tod nicht nur in Kauf genommen, sondern beabsichtigt. Im Gegensatz zur Selbsttötung liegt die letztentscheidende Tatherrschaft nicht beim Betroffenen, sondern bei einem Dritten.

4. Beihilfe zur Selbsttötung / Suizidbegleitung

Hilfestellung zur Selbsttötung z.B. durch Beschaffung und Bereitstellung des tödlichen Medikaments und das zur Verfügung stellen von Verabreichungstechniken.

Arbeitsblatt 4

Problemaufriss anhand persönlicher Erfahrungen:

1. Ist Ihnen aus Ihren bisherigen Erfahrungen ein Fall von Sterbehilfe oder dem Wunsch nach Sterbehilfe bekannt? Falls Sie mehrere Fälle erinnern, entscheiden Sie sich für einen und notieren Sie kurz die wesentlichen Informationen zu dem Fall.

2. Von wem könnte der Wunsch nach Sterbehilfe geäußert werden?

3. Welche Gründe könnten den Wunsch nach Sterbehilfe aufkommen lassen?

Arbeitsblatt 5

Hippokratischer Eid (Übersetzung von Axel W. Bauer)

Ich schwöre bei Apollon dem Arzt und Asklepios, Hygieia und Panakeia sowie unter Aufrufung aller Götter und Göttinnen als Zeugen, dass ich nach Kräften und gemäß meinem Urteil diesen Eid und diesen Vertrag erfüllen werde: Denjenigen, der mich diese Kunst gelehrt hat, werde ich meinen Eltern gleichstellen und das Leben mit ihm teilen; falls es nötig ist, werde ich ihn mitversorgen. Seine männlichen Nachkommen werde ich wie meine Brüder achten und sie ohne Honorar und ohne Vertrag diese Kunst lehren, wenn sie sie erlernen wollen. Mit Unterricht, Vorlesungen und allen übrigen Aspekten der Ausbildung werde ich meine eigenen Söhne, die Söhne meines Lehrers und diejenigen Schüler versorgen, die nach ärztlichem Brauch den Vertrag unterschrieben und den Eid abgelegt haben, aber sonst niemanden. Die diätetischen Maßnahmen werde ich nach Kräften und gemäß meinem Urteil zum Nutzen der Kranken einsetzen, Schädigung und Unrecht aber ausschließen. Lauter und gewissenhaft werde ich mein Leben und meine Kunst bewahren. Auf keinen Fall werde ich Blasensteinkranke operieren, sondern ich werde hier den Handwerkschirurgen Platz machen, die darin erfahren sind. In wie viele Häuser ich auch kommen werde, zum Nutzen der Kranken will ich eintreten und mich von jedem vorsätzlichen Unrecht und jeder anderen Sittenlosigkeit fernhalten, auch von sexuellen Handlungen mit Frauen und Männern, sowohl Freien als auch Sklaven. Über alles, was ich während oder außerhalb der Behandlung im Leben der Menschen sehe oder höre und das man nicht nach draußen tragen darf, werde ich schweigen und es geheim halten. Wenn ich diesen meinen Eid erfülle und ihn nicht antaste, so möge ich mein Leben und meine Kunst genießen, gerühmt bei allen Menschen für alle Zeiten; wenn ich ihn aber übertrete und meineidig werde, dann soll das Gegenteil davon geschehen.

Fragen:

1. Wie definiert sich das Selbstverständnis des Arztes nach dem Hippokratischen Eid?
2. Ergibt sich hieraus Ihrer Meinung nach eine Einstellung zur ärztlichen Rolle in der Sterbebegleitung?
3. Wie wären Passagen hieraus in die heutige Zeit umzusetzen?
4. Hat der Eid Bedeutung für Ihre ärztliche Tätigkeit?

Arbeitsblatt 6

Tod als Feind des Arztes / Pflegenden?

Grundgedanken Ärztlicher Tätigkeit: Hippokratischer Eid
(s. Arbeitsblatt 5)

Todesabwehr / Todesverdrängung

- Sieg des Todes als persönliche und beschämende Niederlage
- Sterben und Tod als biologisch – technisches Problem
- Verdopplung der Lebenserwartung in den letzten 100 Jahren
- dramatische Senkung der Kindersterblichkeit
- nahezu Ausrottung der infektiösen Seuchen

Aber: Nicht Heilen und „Reparieren“ allein, sondern auch lindern und begleiten!

Verantwortung für die Qualität des Sterbens

- dem Patienten seinen „eigenen“ Tod ermöglichen
- nicht die für den Arzt gegebene Vorstellung eines „guten Todes“ aufzwingen
- Ausbildungsmängel in der Betreuung von Todkranken und Sterbenden
  sowie in der Palliativmedizin beseitigen

Basis:

- differenzierte Einstellung zur Wahrheit angesichts unheilbar Kranker und chronischer Krankheitsverläufe
- Fortschritte in der Palliativmedizin und Sterbebegleitung
- Ringen um eine Ethik der „menschengerechten“ Sterbehilfe

Fragen:

- Wieso können persönliche Gefühle der Niederlage, des Scheiterns in der Beziehung zwischen Arzt oder Pflegendem und Patient auftreten?
- Haben Sie derartige Situationen erlebt?
- Diskutieren Sie den Wandel in der Kultur der Sterbebegleitung!

Arbeitsblatt 7

Deklaration der Menschenrechte Sterbender

Diese Deklaration der Menschenrechte entstand während eines Workshops unter dem Thema „Der Todkranke und der Helfer“ in Lansing/Michigan (USA) und ist abgedruckt in einer Broschüre „Zu Hause sterben“, herausgegeben von Anne Busche und Johann-Christoph Student, Hannover 1986.

- Ich habe das Recht, bis zu meinem Tode wie ein lebendiges und menschliches Wesen behandelt zu werden.
- Ich habe das Recht, stets noch hoffen zu dürfen – worauf immer sich diese Hoffnung auch richten mag.
- Ich habe ein Recht darauf, von Menschen umsorgt zu werden, die sich eine hoffnungsvolle Einstellung zu bewahren vermögen - worauf immer sich diese Hoffnung auch richten mag.
- Ich habe das Recht, Gefühle und Emotionen anlässlich meines nahenden Todes auf die mir eigene Art und Weise ausdrücken zu dürfen.
- Ich habe das Recht, kontinuierlich medizinisch und pflegerisch versorgt zu werden, auch wenn das Ziel „Heilung“ gegen das Ziel „Wohlbefinden“ ausgetauscht werden muss.
- Ich habe das Recht, nicht alleine zu sterben.
- Ich habe das Recht, schmerzfrei zu sein.
- Ich habe das Recht, meine Fragen ehrlich beantwortet zu bekommen.
- Ich habe das Recht, nicht getäuscht zu werden.
- Ich habe das Recht, von meiner Familie und für meine Familie Hilfen zu bekommen, damit ich meinen Tod annehmen kann.
- Ich habe das Recht, in Frieden und Würde zu sterben.
- Ich habe das Recht, meine Individualität zu bewahren und meiner Entscheidungen wegen nicht verurteilt zu werden, wenn sie in Widerspruch zu den Einstellungen anderer stehen.
- Ich habe das Recht, offen und ausführlich über meine religiösen und / oder spirituellen Erfahrungen zu sprechen, unabhängig davon, was dies für andere bedeutet.
- Ich habe das Recht zu erwarten, dass die Unverletzlichkeit des menschlichen Körpers nach dem Tode respektiert wird.
- Ich habe das Recht, von fürsorglichen, empfindsamen und klugen Menschen umsorgt zu werden, die sich bemühen, meine Bedürfnisse zu verstehen und die fähig sind, innere Befriedigung daraus zu gewinnen, dass sie mir helfen, meinem Tode entgegenzusehen.

Arbeitsblatt 8

Niederlande: Sorgfaltskriterien des Artikel 293, Abs. 2

1. Die Sorgfaltskriterien im Sinne von Artikel 293, Absatz 2 Strafgesetzbuch beinhalten, dass der Arzt:

a. zu der Überzeugung gelangt ist, dass der Patient freiwillig und nach reiflicher Überlegung um Sterbehilfe gebeten hat,

b. zu der Überzeugung gelangt ist, dass der Zustand des Patienten aussichtslos und sein Leiden unerträglich war,

c. den Patienten über seinen Zustand und dessen Aussichten informiert hat,

d. mit dem Patienten zu der Überzeugung gelangt ist, dass es in dem Stadium, in dem sich der Patient befand, keine angemessene andere Lösung gab,

e. mindestens einen anderen, unabhängigen Arzt hinzugezogen hat, der den Patienten gesehen und sein schriftliches Urteil über die in den Punkten a) bis d) bezeichneten Sorgfaltskriterien abgegeben hat, und

f. die Lebensbeendigung medizinisch sorgfältig ausgeführt hat.

2. Wenn ein Patient von 16 Jahren oder älter nicht mehr in der Lage ist, seinen Willen zu äußern, jedoch in einem früheren Zustand, als davon ausgegangen werden konnte, dass er zu einer angemessenen Einschätzung seiner diesbezüglichen Belange in der Lage war, eine schriftliche Erklärung mit der Bitte um Lebensbeendigung abgelegt hat, kann der Arzt dieser Bitte nachkommen. Die Sorgfaltskriterien im Sinne von Absatz 1 gelten entsprechend.

3. Wenn der minderjährige Patient zwischen sechzehn und achtzehn Jahren alt ist und davon ausgegangen werden kann, dass er zu einer angemessenen Einschätzung seiner diesbezüglichen Belange in der Lage ist, kann der Arzt einer Bitte des Patienten um Lebensbeendigung oder Hilfe bei der Selbsttötung nachkommen, nachdem das Elternteil oder die Eltern, das/die die elterliche Sorge über das Kind ausübt/ausüben, bzw. sein Vormund bei der Beschlussfassung einbezogen worden sind.

4. Wenn der minderjährige Patient zwischen zwölf und sechzehn Jahren alt ist und davon ausgegangen werden kann, dass er zu einer angemessenen Einschätzung seiner diesbezüglichen Belange in der Lage ist, kann der Arzt, wenn sich das Elternteil oder die Eltern, das/die das elterliche Sorgerecht über das Kind ausübt/ausüben bzw. sein Vormund sich mit der Lebensbeendigung oder Hilfe bei der Selbsttötung einverstanden erklärt/erklären, der Bitte des Patienten nachkommen.

Arbeitsblatt 9

Niederlande: Gesetz über die Kontrolle der Lebensbeendigung auf Verlangen und der Hilfe bei der Selbsttötung

Vorgaben, die den Arzt betreffen

- er ist überzeugt, dass Patient die Bitte freiwillig und nach reiflicher Überlegung stellt
- er ist überzeugt, dass der Zustand des Patienten aussichtslos und sein Leiden unerträglich ist
- er hat Patient über dessen Situation und dessen Aussichten aufgeklärt
- er ist gemeinsam mit Patient überzeugt, dass es für dessen Situation keine andere annehmbare Lösung gibt
- er hat mindestens einen anderen unabhängigen Arzt zu Rate gezogen, der den Patienten untersucht und schriftlich zu dem o.g. Stellung genommen hat
- er geht bei der Lebensbeendigung/Hilfe bei der Selbsttötung mit medizinischer Sorgfalt vor
- er muss den kommunalen Leichenbeschauer informieren

Vorgaben, die den Patienten betreffen

- volljährig
- falls minderjährig (>12J.): mit Eltern / Vormund
- vernünftige Beurteilung seiner Interessen zum Zeitpunkt der Entscheidung
- schriftliche Erklärung

Vorgaben, die Kommission betreffend

- regionale Kontrolle
- ungerade Zahl von Mitgliedern
- Sekretär (Jurist) als Berater
- mind. 1 Jurist (=Vorsitzender)
- mind. 1 Arzt
- mind. 1 Sachkundiger für Ethik
- beurteilt nach Meldung
- teilt Beurteilung schriftlich dem Arzt mit (innerhalb 6 Wochen)
- finanziert aus öffentlicher Kasse
- ggf. Kooperation mit Generalstaatsanwalt
- Bericht an / Kontrolle durch Minister

Arbeitsblatt 10

Rechtliche Regelungen zur Thematik „Aktive Sterbehilfe“ weltweit (u.a. www.medizin-forum.de , www.dignitas.ch)

Belgien: Gesetz zur Legalisierung (seit Sept. 2002 in Kraft)
Niederlande: Gesetz zur Legalisierung ist im April 2002 von der Kammer verabschiedet worden.
Frankreich: Sterbehilfe strikt verboten; aktive Sterbehilfe = Mord; passive Sterbehilfe = unterlassene Hilfeleistung, strafverfolgt
Großbritannien: Sterbehilfe und Beihilfe zum Selbstmord sind verboten. Seit 1993/1994 hat die Justiz die Ärzte ermächtigt, das Leiden von Patienten zu beenden, die künstlich am Leben gehalten wurden; in Schottland 1996 erste „Sterbeerlaubnis“
USA: Sterbehilfe ist in Bundesgesetz verboten; Ausnahmen: aktive Sterbehilfe seit 1994 in Oregon, seit 2002 im US-Staat Washington und seit Dez. 2009 in Montana legalisiert.
Australien: 1995-1997 in Northern Territory Sterbehilfe legalisiert, in 4 Fällen erfolgt, danach auf Bundesebene verboten
Israel: Tötungsverbot (außer Notwehr) und Verbot der Selbsttötung [„Leben als Gottes Leihgabe“/ unantastbarer Wert des menschlichen Lebens]; aktive Sterbehilfe streng untersagt, passive Sterbehilfe allenfalls im Sterben („goses“)

Fragen:

1. Wie sehen Sie die Position Deutschlands im internationalen Vergleich?
2. Wie erklären Sie sich die grundlegenden Unterschiede in einer zivilisierten Welt?
3. Sehen Sie Annäherungen in den unterschiedlichen Standpunkten?

Arbeitsblatt 11

Ärztebefragung / Rheinland Pfalz

Quelle: Deutsches Ärzteblatt vom 30.11.2001

Tabelle 9
Eher wichtige oder sehr wichtige Gründe für die Bitte um aktive Sterbehilfe

	Eher wichtig oder sehr wichtig	%	Antworten
Sinnlosigkeit eines Weiterlebens	145	86,8	167
Keine Kraft mehr, die Situation auszuhalten	139	83,7	166
Geringe Lebensqualität	135	83,3	162
Empfindung eines Verlustes von Würde und persönlicher Integrität	129	77,7	166
Aktuelle andere körperliche Symptome	120	73,6	163
Angst vor einem unwürdigen Sterben	118	71,5	165
Bestehende Abhängigkeiten von anderen (z.B. durch ständige Bettlägerigkeit)	119	70,8	168
Angst vor starken Schmerzen oder anderen körperlichen Symptomen	111	67,3	165
Angst, die Kontrolle über das eigene Leben zu verlieren	110	67,1	164
Empfindung, eine Last für pflegende Angehörige/Freunde zu sein	107	64,1	167
Angst, von anderen abhängig zu werden	103	61,3	168
Angst vor künstlicher Lebensverlängerung	102	63,0	162
Aktuelle starke Schmerzen	100	59,9	167
Depression	88	53,7	164
Bedürfnis, die Umstände des Todes zu kontrollieren	60	36,1	166

Allen Ärzten, die von 1995 bis 1999 an onkologischen und palliativmedizinischen Fortbildungen des Tumorzentrums Rheinland-Pfalz teilgenommen hatten und in der Adressdatei des Tumorzentrums als weiterhin tätig registriert waren (n=1058), wurde ein elf Fragen umfassender Vordruck zugesandt. 27% dieser Ärzte waren im Krankenhaus tätig, die übrigen 73% im niedergelassenen Bereich. Die Rücklaufquote dieser im Frühjahr 2000 erfolgten Befragung betrug 41%.
Da keine spätere derartige Befragung durchgeführt wurde, möchten wir zur Diskussionsgrundlage die Quelle von 2001 zur Verfügung stellen.
Diese Befragung könnte auch in einem Projekt selber durchgeführt werden. Die Fragestellung würde dann lauten: „Welche sehr wichtigen oder wichtigen Gründe könnte einen Menschen veranlassen, den Wunsch nach aktiver Sterbehilfe zu äußern?“

Arbeitsblatt 12 (2 Seiten)

Dem Tod zur Hand gehen
Erfahrungen mit der Sterbehilfe im Bundesstaat Oregon

In Oregon gibt es seit 1997 eine gesetzliche Regelung zum ärztlich assistierten Suizid. In den ersten acht Jahren nahmen 390 Patienten dieses Recht in Anspruch und unterzogen sich den vorgeschriebenen Beratungen und Begutachtungen, um sich das todbringende Barbiturat verschreiben zu lassen.

Bedingungen:

- der Patient muss volljährig sein mit ständigem Wohnsitz in Oregon und an einer Krankheit leiden, die voraussichtlich in weniger als 6 Monaten zum Tode führt;
- ein unabhängiger Arzt muss mit dem verschreibenden Kollegen in der Diagnose und Prognose übereinstimmen;
- besteht auch nur der Verdacht auf fehlende Urteilsfähigkeit, muss ein psychologisches Gutachten eingeholt werden;
- der Patient muss das Medikament bei seinem Arzt 2x mündlich (im Abstand von mindestens 15 Tagen Bedenkzeit dazwischen) sowie schriftlich (unterzeichnet in Gegenwart eines Zeugen) beantragen;
- der ausstellende Arzt ist verpflichtet, über alle verfügbaren Alternativen incl. palliativ-medizinischer Behandlung zu informieren;
- kein Arzt ist verpflichtet, Patienten das tödliche Medikament zu verschreiben;

Über ein Drittel dieser Sterbewilligen nahm das Mittel am Ende jedoch nicht ein. Ihnen genügte offenbar die Gewissheit, jederzeit selbst über den richtigen Zeitpunkt ihres Sterbens bestimmen zu können.
In Oregon wurden die Sozialdaten und die Motive der Sterbewilligen erfasst.
Zwischen 1998 und 2005 wurden in Oregon 246 assistierte Suizide tatsächlich ausgeführt, dies entsprach einem Promille aller Sterbenden. Die Sterbewilligen lagen sowohl in ihrem Ausbildungsgrad als auch in ihrem Krankheitsversicherungsstatus deutlich über dem Bevölkerungsdurchschnitt: 36% waren gesetzlich, 63% privat krankenversichert.
Nur 9% hatten keinen High-School-Abschluss, 29% hatten einen High-School-Abschluss, 21% waren auf dem College gewesen, 41% hatten einen akademischen Titel.

Bei den Motiven spielten nur in 3% befürchtete finanzielle Belastungen, in 22% nicht kontrollierbare Schmerzen oder die Angst davor, das unvermeidbare Leiden nur bei 22% der Betroffenen eine Rolle, nur in 37% die Sorge, eine Last für andere zu sein, 86% befürchteten den Verlust der Autonomie, 83% den Verlust der Würde, 85% den Verlust, jene Dinge tun zu können, die ein lebenswertes Leben ausmachen. Insgesamt wurden die Angebote der Palliativmedizin von diesen Patienten deutlich häufiger genutzt, 213 der 246 Patienten hatten die Betreuung durch ein regionales Hospiz genutzt.

1. Treffen sich diese Auswertungen mit Ihren Vorstellungen zur Umsetzung einer legalisierten aktiven Sterbehilfe?
2. Inwiefern sehen Sie hier die Befürchtungen eines sozialdarwinistischen Abdrängens der Armen in die Sterbehilfe widerlegt?
3. Ließe sich eine Beihilfe zur Selbsttötung mit dem ärztlichen Ethos vereinbaren?
4. Würde eine Legalisierung des ärztlich assistierten Suizids das für das Arzt-Patienten-Verhältnis so unerlässliche Vertrauen untergraben?

Edgar Dahl, in: Spektrum der Wissenschaft 7/2006, S. 116 ff, siehe:
www.wissenschaft-online.de/spektrum/pdf/leseprobe/SDW_06_07_S116.pdf

Adressen zur Mediensichtung und -beschaffung

Mediensammlung des Medienzentrums NRW:
http://www.medien-und-bildung.lvr.de/de/startseite.html

Bildungssuchmaschine des Landes NRW:
http://www.learnline.schulministerium.nrw.de/app/suche_learnline/

Medienzentralen der katholischen Kirche:
http://www.eine-welt-medien.de/Service/kathmedienzentralen.htm

Medienzentralen der evangelischen Kirche:
http://evangelische-medienzentralen.de/adressen.php

Spielfilme (auch nur in Ausschnitten einsetzbar)

- One Million Dollar Baby
- Der Englische Patient
- Isoldes letzter Sommer
- Das Meer in mir

Literatur

Beckmann, Rainer / Löhr, Mechthild (Hg.); Sterben in Würde; Sinus-Verlag, 2004
Beine, Karl: Sehen, Hören, Schweigen. Lambertus-Verlag, Freiburg 1998
Benzenhöfer, Udo: Der gute Tod? Geschichte der Euthanasie und Sterbehilfe. Verlag Vandenhoeck & Ruprecht, Göttingen 2009
Dahl, Edgar: Dem Tod zur Hand gehen. Der ärztlich-assistierte Suizid in Oregon. In: Spektrum der Wissenschaft. Juli 2006
Fischer, Elena, Recht auf Sterben?! Ein Beitrag zur Reformdiskussion der Sterbehilfe in Deutschland, Verlag Peter Lang
Flaßpöhler, Svenja: Mein Wille geschehe. Sterben in Zeiten der Freitodhilfe. 2007
Göring-Eckardt, Katrin (Hrsg.), Würdig leben bis zuletzthttp://www.amazon.de/gp/product/3579068164?ie=UTF8&tag=bioethikporta-21&link_code=as3&camp=2514&creative=9386&creativeASIN=3579068164; Sterbehilfe - Hilfe beim Sterben - Sterbebegleitung - Eine Streitschrift; 2007
Hegselmann, Rainer/ Merkel, Reinhard (Hrsg.): Zur Debatte über Euthanasie. Beiträge und Stellungnahmen. Suhrkamp, Frankfurt am Main, 2. Aufl. 1992

Holthaus, Stephan und Jahnke, Timo: Aktive Sterbehilfe - Ausweg oder Irrweg?http://www.amazon.de/gp/product/3765519081?ie=UTF8&tag=bioethikporta-21&link_code=as3&camp=2514&creative=9386&creativeASIN=3765519081; 2008

Kachler, Roland: Meine Trauer wird dich finden!; Ein neuer Ansatz in der Trauerarbeit; Kreuz-Verlag; 2005

Kaster, Georg (Herausgeber); Sterben – an der oder durch die Hand des Menschen?; 3. Internationale Gocher Gespräche; 2009

Klie, Thomas/ Student, Johann-Christoph: Sterben in Würde. Auswege aus dem Dilemma der Sterbehilfe. Herder, Freiburg i. Br. 2007

Lewinski von, Manfred: Freiheit zum Tode? - Annäherungen und Anstöße; 2012,

Payk, Theo; Töten aus Mitleid? Über das Recht und die Pflicht zu sterben; 2004

Ridder, Michael de: Wie wollen wir sterben?; Ein ärztliches Plädoyer für eine neue Sterbekultur in Zeiten der Hochleistungsmedizin;,3. Aufl. 2010

Schardien, Stefanie (Hg.): Mit dem Leben am Ende. Stellungnahmen aus der kirchlichen Diskussion in Europa zur Sterbehilfe. Edition Ruprecht, Göttingen 2010,

Berichte Betroffener / fiktive Berichte

Es wird mir fehlen, das Leben; Ruth Picardie, RoRoRo, 2007

Diktate über Sterben und Tod; Peter Noll, Pendo Verlag, 2009

Im Himmel warten Bäume auf Dich; Michael Schophaus, Goldmann Verlag, 2008

Oskar und die Dame in Rosa; Eric-Emmanuel Schmitt, Amman Verlag, 2005

Ein Tag mit Herrn Jules; Diane Broeckhoven, C.H. Beck Verlag, 2006

Das Zimmer; Helen Garner, Berlinverlage, 2009

Patienten in Isolation

Hildegard Huwe, Gabi Lätzsch, Georg Leufgen

Problemaufriss

Kontinuierlich nimmt die Anzahl der Krankenhausinfektionen zu: MRSA, ESBL, Clostridien, Noro-Viren breiten sich in Kliniken und Heimen aus und fordern Pflegende wie Ärzte heraus, Wege der Behandlung und des Umgangs zu finden.
In der Zeitschrift Focus wurde im Heft 10/2007 eine Liste veröffentlicht, auf der MRSA gemessen an Häufigkeit, Todesrate, Erkrankungsschwere und Behandelbarkeit bereits den dritten Platz nach Influenza- und Hepatitis-C-Viren und noch vor dem HIV-Erreger einnahm[117]. Die Zunahme der MRSA-Infektionen innerhalb von Krankenhäusern und Altenheimen in der Bundesrepublik wie auch weltweit gerät immer häufiger in die Schlagzeilen:
„In manchen Kliniken beruhen bis zu 30% der im Krankenhaus erworbenen Infektionen auf MRSA. In Deutschland infizieren sich 40.000 bis 50.000 Patienten jedes Jahr mit MRSA, wobei diese Infektion zwischen 700 und 1.500 Todesopfer fordert. Die Ungenauigkeit liegt darin begründet, dass MRSA in Deutschland - anders als z. B. in Großbritannien - nicht am Totenschein als Diagnose vermerkt wird.[118]"
MRSA ist die Abkürzung für methicillinresistenter Staphylococcus aureus. Inzwischen wird auch die Bezeichnung „multiresistenter Staphylococcus aureus" verwendet. Darunter wird ein bestimmter Bakterien-Stamm von Staphylococcus aureus gefasst, der durch den weltweit häufigen Einsatz von Antibiotika resistent geworden ist.

Zwei Möglichkeiten des Kontaktes mit dem MRSA:

- vom Bakterium „besiedelt" zu sein (Kolonisation).

  In diesem Fall ist der Erreger nicht in den Körper eingedrungen, sondern kann auf bestimmten Körperoberflächen nachgewiesen werden und überlebt dort (Vorhof der Nase, auf der Haut in der Leiste oder unter den Achseln). Auch wenn Patienten mit Besiedlung keine Symptome zeigen, können sie andere unwissentlich mit dem Erreger in Kontakt bringen. Bei Personen, die besiedelt sind, kann es erst Monate später zu einer Infektion und zu Symptomen kommen bzw. auch überhaupt nicht;
- vom Bakterium infiziert zu sein (Infektion).

---

[117] Mayer, Kurt-Martin: Parade der Keime in: Focus 10/2007
[118] http://www.123recht.net/article.asp?a=25179&ccheck=1 vom 25.07.2009

Die entstehenden Krankheiten und ihr Verlauf gleichen den Erkrankungen durch Staphylococcus aureus. Wegen der Resistenz gegen Antibiotika sind die MRSA-Infektionen schwerer zu behandeln. Es kann sich auch eine „chronische Besiedlung" entwickeln. Oftmals sind die akuten Infektionsverläufe deutlich schwerwiegender.

Der methicillinresistente Staphylococcus aureus (MRSA) besiedelt Haut und Schleimhäute der oberen Atemwege bei Mensch und Tier. Die häufigste Weise der Übertragung findet auf direktem Weg, also beim Kontakt von Mensch zu Mensch, z.B. durch die Hände von MRSA-besiedelten Personen statt. Nicht selten sind die Überträger neben Patienten und Besuchern auch ärztliches und pflegerisches Personal. Aber auch kontaminierte Gegenstände (wie Katheterhttp://www.onmeda.de/behandlung/verfahren/katheter.html, Atemschläuche, Versorgungsschläuche, medizinische Geräte, Badetücher) können MRSA übertragen. Besonders bei Patienten mit geschwächter Immunabwehr erhöht das MRSA-Bakterium Morbidität und Liegedauer, aber auch Mortalität.
Bei Infektion werden die Patienten von anderen Mitpatienten isoliert. Alle, die das Zimmer betreten, müssen sich an zahlreiche Hygienemaßnahmen halten, um das Bakterium nicht zu verbreiten. Entsprechend der am Patienten vorzunehmenden Tätigkeit bzw. der Lokalisation der MRSA-Infektion soll eine gründliche Händedesinfektion erfolgen und Einmalhandschuhe, Schutzkittel und Mundschutz getragen werden.
Pflege und Versorgung eines MRSA-infizierten Patienten verursachen einen höheren Aufwand. Dieser hat verschiedene Aspekte: längere Liegedauer, kompliziertere Krankheitsverläufe, erhöhter Zeitbedarf für die Hygienemaßnahmen des Personals (Kittel, Handschuhe und Mundschutz an- und ausziehen, Hände desinfizieren), erhöhter Bedarf an Laboruntersuchungen und Medikation, Desinfektions- und Hygienematerialien und Desinfektionsmitteln. Das schlägt auch auf der Kostenseite zu Buche: So betrug die Isolationsdauer eines MRSA-Patienten an der BG-Unfallklinik Ludwigshafen 1997 durchschnittlich 23,6 Tage[119]. Dabei entstanden pro Patient Zusatzkosten von 160.000 €[120]. „Besonders betroffen sind die chirurgischen Intensivstationen, die Abteilungen für Brandverletzungen und Neugeborenenstationen."[121]

[119] Heppert, zit. nach Hartmann,C. in :Hyg Med 30. Jahrgang 2005 Heft 7/8
[120] ebd.
[121] http://www.123recht.net/article.asp?=25179&ccheck=1 vom 25.07.2009

MRSA ist ein internationales Problem. Interessant ist, dass der Anteil von MRSA in den USA, in England, in vielen asiatischen Ländern und Südeuropa zwischen 30 ->70% liegt[122]. In Deutschland liegt er im Durchschnitt bei ca. 21%, hier gibt es allerdings starke lokale Unterschiede (bis über 50%), jeweils in Abhängigkeit von der Krankhaushygiene[123]. In Nordeuropa, z.B. in den Niederlanden ist die MRSA-Rate auffällig niedrig: unter 1 %[124]. Grund dafür ist die restriktive Hygienepolitik „Search and destroy" in den Krankenhäusern.
In den Niederlanden gilt:
„Jeder Patient, der aus einem ausländischen Krankenhaus übernommen wird, kommt für mindestens 48 Stunden in Quarantäne in ein Einzelzimmer mit eigener Nasszelle und Voraum. Erst wenn dreimalige Kulturen, gewonnen in einstündigen Intervallen von Nase, Rachen, Perineum, Urin, Sputum, Hautläsionen und Wunden MRSA-negativ sind, dürfen die Patienten auf offene Stationen verlegt werden. Natürlich gelten diese Maßnahmen auch für alle anderen Patienten mit MRSA-Verdacht oder positiver MRSA-Anamnese. MRSA-positive Patienten werden strikt isoliert. Die Isolierung wird nur dann aufgehoben, wenn keine Risikofaktoren für eine dauerhafte MRSA-Besiedlung mehr vorliegen und MRSA-Kontrollen über sechs Monate negativ bleiben! Tritt ein unerwarteter MRSA-Fall auf einer Station auf, werden alle Kontaktpatienten sowie das Personal einem Screening auf MRSA unterzogen. Wird dabei ein zweiter Fall entdeckt, wird die Station für Aufnahmen gesperrt. Intensivstationen werden bereits beim Auftreten eines ersten MRSA-Fall für Aufnahmen geschlossen![125]"

Doch die Isolation ist nicht nur eine Maßnahme zur Beherrschung der Infektion. Sie prägt auch den Umgang mit der Erkrankung.

- Für die Pflegenden wie die Ärzte bedeutet die Versorgung einer MRSA-Infektion neben dem erhöhten Arbeitsaufwand auch eine erhöhte psychische Belastung, einerseits selber dem Keim ausgesetzt zu sein und andererseits möglichst steril zu arbeiten, um eine Übertragung des Bakteriums zu vermeiden. Dabei wurde festgestellt, dass die Isolation des Patienten beim Personal die Bereitschaft zur Händedesinfektion steigerte. Zugleich sind die Kontaktzeiten bzw. –häufigkeiten mit Patienten im Gesamttagesverlauf geringer.

---

[122] ebd.
[123] ebd.
[124] Von Wulfen, Hinrik: Zur MRSA-Epidemiologie in Hamburger Krankenhäusern in: Häb 09/2003, S.370
[124] ebd.

- Im Krankheitserleben des Patienten wird das durch die Isolation verursachte Alleinsein ganz unterschiedlich erlebt. Allerdings kann durch die Schutzkleidung die Mimik und die Gestik des Personals und der Besucher nicht wahrgenommen werden, medizinisches und pflegerisches Personal kann nur schwer unterschieden und die einzelnen kaum wieder erkannt werden. Für manche Patienten ist es zudem belastend zu wissen, dass man andere vor ihnen schützen muss.
- Höchst irritierend ist für die Patienten und ihre Anverwandten, dass die Betroffenen mit einer MRSA-Besiedlung nach Hause entlassen werden. Hier ergeben sich vielfach Fragen nach dem Umgang mit der Infektion im häuslichen Bereich. Welche Hygienemaßnahmen sollten eingehalten werden, darf der Patient Besuch empfangen? Wie sollte sich dieser schützen – oder kann das Enkelkind die Großmutter mit MRSA-Nachweis umarmen, küssen oder sogar bei ihr übernachten? Hier sind die Fragen und Unsicherheiten individuell sehr unterschiedlich.
- Oftmals wird aber auch seitens der behandelnden Ärzte gar nicht thematisiert, wie mit dem Alltagsproblem umgegangen werden kann. Diese umfassen auch eventuelle Bus- oder Taxifahrten des Betroffenen, seine Arztbesuche, Aufenthalte im Wartezimmer oder einfach schon den Einkauf im Lebensmittelgeschäft – die Problematik ist vielseitig und auch einfach gar nicht so leicht zu regeln.
- Allgemein bestehen auch beim Fachpersonal deutliche Unsicherheiten im Umgang mit MRSA im ambulanten Bereich. Die Interpretation, wie z.B. der Krankentransport abläuft, wie sich die beteiligten Sanitäter kleiden (volle Ganzkörper-Schutzbekleidung mit Schutzanzug, Mundschutz, Haube und Handschuhen oder nur Handschuhe) ist je nach Fahrtdienst sehr verschieden. Hier wird oft nicht mehr unterschieden, was ist angemessen und was ist eindeutig zu viel. Die Personen befinden sich also im Niemandsland, in dem sich – anders als z.B. bei einer offenen Tuberkulose mit Meldepflicht und enger Betreuung des Betroffenen und seines Umfeldes im ambulanten Bereich durch die Gesundheitsämter keine Institution als zuständig erachtet.

Lernziele

A. Reflexion der veränderten sozialen und psychischen Situation von Patienten in Isolation und ihrer Angehörigen

B. Eigene emotionale Reaktionen auf veränderte Verhaltensweisen von Patienten in Isolation vergegenwärtigen

C. Persönliche Ängste im Umgang mit Patienten in Isolation erkennen und eigenen Umgang mit Patienten in Isolation überdenken

D. Verbesserungsvorschläge für persönliches Umgehen mit Patienten in Isolation sowie für den Stationsalltag erarbeiten

E. Reflexion über die ethischen Prinzipien in Zusammenhang mit Isolation

Methodisch-didaktische Umsetzung

Vorbemerkung
Grundsätzlich können die im Anschluss genannten Materialien/Arbeitsblätter im Bausteinprinzip für Ganztages- oder Halbtagesveranstaltungen verwandt werden. Auch 2-stündige Seminare können unter Beachtung der enger bemessenen Zeitgrenze unter Auswahl geeigneter Arbeitsmaterialien gestaltet werden.
Da die unterschiedlichen Lernziele jeweils schwerpunktmäßig von unterschiedlichen Arbeitsmaterialien thematisiert werden, erfolgt eine Übersicht der möglichen jeweiligen Zuordnungen. Somit kann für unterschiedliche Lernziele im Rahmen der Vorbereitung aus den vorgeschlagenen Arbeitsblättern bevorzugt ausgewählt werden.

Lernziel A: Arbeitsblatt 2, 3, 4, 5, 6, 7, 14

Lernziel B: Arbeitsblatt 7, 11, 14

Lernziel C: Arbeitsblatt 7, 8, 10, 11, 12, 14, 16, 17, 18

Lernziel D: Arbeitsblatt 8, 9, 10, 13, 15, 19

Lernziel E: Arbeitsblatt 1, 2, 3, 5, 6, 16, 17, 18

Im Folgenden wird ein Beispiel für eine Tagesveranstaltung mit den jeweiligen Zeiteinheiten vorgestellt, wobei aus wesentlichen Punkten der Lernziele jeweils eine Übung exemplarisch herausgenommen

wurde. Alternativ können andere Schwerpunkte gesetzt und Arbeitsblätter auch in freier Form zusammengestellt werden.
Vorab sollte sich der Seminarleiter einen Überblick über den Wissensstand der Teilnehmer zum Thema des Krankheitsbildes verschafft haben und ggf. erläuternde Informationen anbieten.

Tagesveranstaltung

09.00 – 09.30	Begrüßung / Überblick in den Tag und Einstieg
09.30 – 09.40	Arbeitsblatt 2 / Fallbeispiele (jeder liest das AB)
09.40 - 10.00	Diskussion der Problematik in der Gruppe
10.00 – 10.15	Pause / Einteilung in Kleingruppen
10.15 – 10.45	Arbeitsblatt 7 / Umgang mit Isolationspatienten (Posterkarussell)
10.45 – 11.15	Ergebnisvorstellung / Diskussion in Großgruppe
11.15 – 12.30	Arbeitsblatt 8 / Umgang mit MRSA-Patienten kurze Bearbeitung, dann Diskussion in Großgruppe
12.30 – 13.30	Mittagessen
13.30 – 14.15	Arbeitsblatt 16 / Gruppenarbeit Pro und Contra Isolation" Erläuterung, Einteilung in Gruppen (5min) ggf. Verwendung der AB 17/18 für die jeweilige Pro/Contra Gruppe Lesezeit:10min/Gruppe: 30 min
14.15 – 14.30	Kaffeepause
14.30 – 15.00	Auswertung in Großgruppe
15.00 – 15.30	AB 19 / „Erarbeiten Sie 10 Empfehlungen für den Umgang mit Patienten in Isolation" Seminarleiter sammelt Äußerungen an Flipchart, dann gemeinsame Wertung
15.30 - 16.00	Abschluss Fragen: Wie bündelt sich der Tag für mich? Die wichtigsten Gedanken. Was war mir neu?

Arbeitsmaterialien

Arbeitsblatt 1 (2 Seiten)

Die bioethischen Prinzipien nach Beauchamp und Childress:

Diese Prinzipien gelten als „Goldstandard“ bei der Bearbeitung medizinethischer Fragestellungen. Sie sind keine absoluten Werte – sondern Prinzipien, die sich in einem bestimmten Handlungszusammenhang bewährt haben und deshalb handlungsleitend sind. Zwischen ihnen besteht keine Rangordnung. Sie spannen vielmehr das gesamte Feld der medizinischen Ethik auf, indem sie sich als allgemeine Prinzipien in einzelnen Situationen anwenden lassen. Als allgemeine Pflichten gelten sie zunächst alle. Die intensivere Besprechung einer konkreten Situation kann aber ergeben, dass in diesem Fall nicht alle Prinzipien relevant sind.

1) Autonomie:
- Fähigkeit des Menschen, die Gesetze des eigenen Handelns selbst zu bestimmen
- hoher Stellenwert in unserer Gesellschaft
- „Freiheit von kontrollierender Einengung durch andere“
- Einbeziehung des Patienten durch fortlaufende, verständliche und wahrhaftige Information
- Bedarf der Unterstützung durch Professionelle

2) Prinzip des Nichtschadens:
- Hippokratischer Eid: „aber ich will sie (die ärztliche Kunst) nie dazu gebrauchen, ihnen zu schaden und Verletzungen zuzufügen“
- Aufforderung oder auch Verpflichtung, Handlungen zu unterlassen, die einen Schaden zufügen
- Schaden, d.h. körperliche (Schmerzen, Behinderung und Tod) und psychische Schäden

3) Wohl tun:
- Gegenstück zum Prinzip des Nichtschadens
- aktiver Beitrag zum Wohle eines anderen: ihn vor Schaden zu schützen, Schaden zu beseitigen oder das Wohlergehen zu fördern.
- Ziel medizinischen und pflegerischen Handelns
- die Verpflichtung zum Wohl Tun ist dann besonders hoch, wenn wir in einer besonderen Beziehung zu Menschen stehen:
- weil es unsere Angehörigen sind oder
- weil wir für sie als Patienten /Bewohner Verantwortung tragen.

4) Gerechtigkeit:

- Ökonomie

- Umgang mit der Begrenztheit der Mittel,
- Effektivität im Umgang mit den vorhandenen Ressourcen (Versorgung einer möglichst großen Zahl von Patienten – Erwirtschaftung eines möglichst hohen Ertrags).

- Beziehungsseite

- Gleichbehandlung aller Patienten, unabhängig von Alter, Geschlecht, Gesundheitszustand, Nationalität und sozialem Stand,
- Gefahr der Benachteiligung Schwacher, z.B. Kranker, Behinderter,
- Jeder wird mit einer Art Basis-Anstand und Basis-Interesse behandelt.

Anleitung zum Arbeitsblatt: Die Vier-Ecken-Übung

In den vier Ecken eines Raumes wird jeweils ein Prinzip aufgehängt. Die Gruppe wird gebeten, sich in die Ecken zu verteilen und sich zu den folgenden Fragen auszutauschen:

- Wo begegne ich in meinem beruflichen Alltag diesem Prinzip?
- Welchen Umgang mit dem Prinzip beobachte ich?
- Worin bestehen für mich die Grenzen dieses Prinzips?

Es ist sinnvoll, diese Fragen auf einem Flipchart festzuhalten, die alle gut sehen können.

Nach 5-7 Min. werden die Teilnehmer aufgefordert, sich im Uhrzeigersinn zum nächsten Prinzip zu begeben und dort ihre Erfahrungen zu reflektieren. Die Teilnehmer bleiben in dieser Gruppe zusammen. Wenn jede Gruppe alle vier Prinzipien auf diese Weise bearbeitet hat, bietet es sich an, die Erfahrungen und Beobachtungen der vier Gruppen in einem Rundgespräch zusammenzuführen.

Arbeitsblatt 2

Fallbeispiel 1:
Eine 70-jährige, geistig rege, aber nur eingeschränkt mobile Patientin, die in einem Mietshaus mit 8 Parteien wohnt und bisher netten Umgang mit den Nachbarn pflegte, ohne mit diesen aber enger befreundet zu sein, wird wegen einer Wunde in einer Krankenhausambulanz versorgt. Nach einem stationären Aufenthalt wird in der Wunde eine MRSA-Besiedlung nachgewiesen.
Der Fahrdienst, der die Patientin auch bisher regelmäßig zu den Behandlungen in der Ambulanz abgeholt hat, erscheint nun nach Meldung der Besiedlung mit MRSA zu den jeweiligen Transporten in kompletter Schutzkleidung (weißer Overall, Handschuhe, Haube, Mundschutz).
Nachdem einzelne Nachbarn die Patientin beobachtet haben, wie sie abgeholt wird, ist ein deutlicher Rückzug aller Nachbarn spürbar – niemand spricht die ältere Dame im Treppenhaus noch an, sie fühlt sich zudem beim Verlassen des Hauses unangenehm beobachtet.

Fallbeispiel 2:
Ein 42-jähriger Patient mit einer mit MRSA infizierten Wunde soll innerhalb des Krankenhauses zu einer Operation in einen Operationssaal gebracht werden. Auf der Station muss er sich Mundschutz, Haube und einen Kittel anziehen, wird dann in ein frisches Bett umgelagert und im Bett liegend von Krankenschwestern, die ebenfalls Mundschutz, Handschuhe und Kittel tragen durch das Krankenhaus mit auf dem Bett liegender Patientenakte von der fünften in die erste Etage zu der dortigen OP-Schleuse gebracht. Der dortige Pfleger empfängt ihn mit Mundschutz und Handschuhen in normaler OP-Kleidung, der Patient soll dann über die Schleusenumlagerung auf den OP-Tisch wechseln.

Arbeitsauftrag:
Bitte beantworten Sie anhand der gegebenen Informationen die folgenden Fragen:

1. **Inwiefern ist der MRSA Keim für den Lebens-/Stationsalltag problematisch?**
2. **Können Sie sich ethische Konfliktsituationen vorstellen?**

Arbeitsblatt 3 (2 Seiten)

Thema: MRSA vorbeugende Schutzmaßnahmen

Raum 556 - Persönliche Eindrücke eines Patienten
„In den Vormittagsstunden wurde durch die leitende Oberärztin mitgeteilt, dass das Krankenzimmer 556 (mit drei Patienten belegt) in unabsehbarer Zeit nicht mehr verlassen werden dürfte. Gleichzeitig wurde ein Info-Blatt des Hauses übergeben.
Anlass war ein unter Verdacht stehender Patient, der vor einer Woche das Zimmer zwecks Operation verlassen hatte. Das Krankenzimmer besaß neben einem Handwaschbecken keine weitere Sanitäreinrichtung. Ein fahrbarer Toilettenstuhl wurde von den drei Patienten genutzt und der Eimer bei Bedarf im Zimmer ausgetauscht. Diese Ekel erregende Prozedur wiederholte sich mehrmals täglich und auch zur Nachtzeit.
Übliche ärztliche Visiten fanden in der Isolierzeit nicht statt. Hier fehlte ein kompetenter Ansprechpartner, der unsere Fragen bezüglich Gefährlichkeit des Virus beantworten konnte. Das uns überlassene „Informationsblatt“ verunsichert eher mit Ansagen wie „Händedesinfektion bei Verlassen des Raumes durchführen“, wobei die Insassen den Raum nicht verlassen dürfen und Besucher in einer „Isolierstation ohne Sicherheitsschleuse“ nichts zu suchen haben. Die Nasensalbe Turixin o.ä. sowie eine geeignete Waschlotion wurden nicht ausgegeben.
Die drei Rauminsassen hatten sich erst vor ein paar Tagen kennen gelernt und relativ schnell der ungewohnten Situation angepasst. Unbequemlichkeiten wurden durch gegenseitige Rücksichtnahme oder auch scherzhafte Bemerkungen überspielt. Im Übrigen hofften wir auf baldige Aufhebung der „Inhaftierung“ und so vergingen die ersten Tage friedlich und schweigsam.
M.E. nach kann so eine Maßnahme nur für die Dauer von 3 Tagen in einem beengten Krankenzimmer durchgeführt werden, danach wird die Unterbringung in geeigneten Räumen mit Sicherheitsschleusen und ausreichender Sanitärinstallation erforderlich.“

Aus der Dokumentation
Es befanden sich ursprünglich 3 Patienten im Raum 556, von denen einer 2 Tage zuvor (nicht 1 Woche zuvor) zu den Chirurgen verlegt worden. Einer der im Zimmer verbliebenen beiden Patienten hat den Text rückwirkend verfasst.
Das Gespräch mit der Oberärztin dauerte 45 min incl. Aufklärung über die erforderliche Sicherheitsmaßnahme (ohne das es bisher Anhalt für eine vorliegende Infektion bei einem der Patienten im

Zimmer gab), Besprechung aller Inhalte des Informationsblattes und Beantwortung mehrerer Fragen.
Täglich fanden Visiten des Stationsarztes statt, allerdings kam er meist alleine ohne Begleitung von Schwestern oder PJ-Studenten.
Eine Nasensalbe oder eine spezielle Waschlotion waren nicht erforderlich, da die Patienten nicht mit MRSA besiedelt waren.

Arbeitsauftag
Vergleichen Sie die persönlichen Eindrücke des Patienten mit der Dokumentation. Welche Schlüsse ziehen Sie daraus?

Arbeitsblatt 4

Patientenäußerungen von Patienten mit MRSA

„ Isolation im Krankenhaus ist wie Knast, nur schlimmer, denn es gibt keinen Rundgang im Hof."

„Für mich ist es am schlimmsten, die Mimik meines Gegenübers nicht erkennen zu können. Allein aus den Augen kann man nicht alles ablesen."

„Es gehört viel Disziplin dazu und ich muss mir meine Haltung jeden Tag neu erarbeiten, mir immer wieder sagen, dass ich nichts dafür kann und dass diese Schutzmaßnahmen notwendig sind."

„Generell kann ich versichern, dass mir Sinn und Zweck der „Isolation" auf der Station sowie bei anderen Arztbesuchen einleuchten. Folglich habe ich somit auch kein Problem bei meinen Auftritten, sei es bei einem 14-tägigen Stationsaufenthalt oder einem lapidareren Arztbesuch wegen Kleinigkeiten, mit Mundschutz und Handschuhen vorzusorgen, so dass niemand anderes mit MRSA infiziert wird. .....
Natürlich geht somit ein wenig Lockerheit, Bewegungsfreiheit und Unbefangenheit der Aufenthalte verloren, bei denen MRSA kein Thema war."

Fragestellungen:
Lassen Sie die Äußerungen der Patienten auf sich wirken.
Wie sehen Sie die unterschiedlichen Standpunkte?
Kann die Diskussion über Patientenäußerungen Ihr persönliches Umgehen mit Patienten in Isolation beeinflussen?

Arbeitsblatt 5

Fallvignette: MRSA Patient, männlich, Anfang 20

„Generell kann ich versichern, dass mir Sinn und Zweck der "Isolation" ... sehr einleuchten. Folglich habe ich somit auch kein Problem bei meinen Auftritten... mit Mundschutz und Handschuhen vorzusorgen, so dass niemand anderes mit MRSA infiziert wird.
Da ich vor etlichen Monaten einen Bericht aus Holland über den Aufwand von Behandlung und Isolation akut infizierter MRSA Patienten gesehen habe, bin ich fest davon überzeugt, dass Ärzte und Pflegepersonal des Krankenhauses gut daran tun, sich und vor allem andere Patienten zu schützen, indem man sich vor dem Betreten des Zimmers des mit MRSA besiedelten Patienten ausreichend mit Schutzkleidung versorgt und sich bei Verlassen des Zimmers ausreichend desinfiziert.
Auch alle anderen Präventionsmaßnahmen, die nötig sind, um eine Ansteckung anderer zu vermeiden erscheinen mir sinnvoll. (Eigene Toilette, Desinfektion der Wasserflaschen und Tablettendöschen, etc.)
Logischerweise ist mir auch bewusst, dass bei einer Infektion anderer Patienten mit MRSA, z.B. durch das Klinikpersonal, das Krankenhaus an Reputation verlieren würde und auch bei nachgewiesener Fahrlässigkeit mit Schadensersatzansprüchen konfrontiert würde. Und als Folge dessen, vielleicht auf die Behandlung von MRSA-Patienten verzichten müsste. Somit ist eine regelkonforme Handhabe für alle Beteiligten förderlich, damit alle Patienten optimal versorgt...Ich bemühe mich so gut es geht, dem Klinik-personal samt Ärzten die Aufgabe so leicht wie möglich zu machen, da ich mit meiner Behandlung sehr zufrieden bin. Natürlich geht somit ein wenig der Lockerheit, Bewegungsfreiheit und Unbefangenheit der Aufenthalte verloren, bei denen MRSA noch kein Thema war. Da ich aber, wie schon erwähnt, Sinn und Zweck der Handhabe verstehe und auch gutheiße, hat sich für mich nichts Wesentliches geändert, da ich den Aufenthalt generell dazu verwende, um wieder fit für den Alltag zu werden."[126]

Fragestellungen: Wie empfindet der Patient die Isolation und wie geht er mit den Isolationsmaßnahmen um? Wie würden Sie auf den Patienten eingehen? Auf welche Art der Krankheitsverarbeitung treffen Sie hier als Arzt? Wie könnte die Krankheitsverarbeitung ansonsten aussehen?

[126] 24 jähriger Mukoviszidose-Patienten mit MRSA, NRW 2006, autorisiert vom Patienten

Arbeitsblatt 6 (3 Seiten)

Fallvignette: MRSA-Patientin, 60J.
„Hinter mir liegt gerade ein Krankenhausaufenthalt von fast drei Wochen — einer von vielen in den letzten drei Jahren, in dem ich als isolierte Patientin behandelt werden musste.
Ich weiß inzwischen, was auf mich zukommt in diesen Zeiten. Und doch habe ich immer wieder das Gefühl, dass ich durch meine Erkrankung anderen sehr viel Mühe und Plage auferlege, da sie sich ja ständig an- und ausziehen müssen, wenn sie mein Zimmer betreten und verlassen. Die Freundlichkeit der Schwestern und der Ärzte helfen mir aber immer wieder, diese Vermummungsinvasion einigermaßen gelassen zu überstehen. Es gehört viel Disziplin dazu und ich muss mir meine Haltung jeden Tag neu erarbeiten, mir immer wieder sagen, dass ich nichts dafür kann und dass diese Schutzmaßnahmen notwendig sind.
Trotzdem fühle ich mich stigmatisiert, auf unbestimmte Weise allein gelassen, ausgeschlossen, abgelehnt.
Man kommt nur in mein Zimmer, wenn es unbedingt erforderlich ist und erledigt dabei auch gleich mehrere Dinge auf einmal, für die man sonst ein Krankenzimmer auch extra aufsuchen würde. Es kommt schon mal vor, dass man vergisst, mir mein Essen zu bringen - aber das nehme ich mit Humor.
Für mich ist es am schlimmsten, die Mimik meines Gegenübers nicht erkennen zu können. Allein aus den Augen kann man nicht alles ablesen. Der Mundschutz dämpft die Stimme und da ich auch noch schlecht höre, muss ich immer wieder nachfragen. Trotzdem wird leise weiter gesprochen. Hände sagen viel über den Menschen aus. Sie sind jedoch von Gummihandschuhen bedeckt. Berührungen schenken nicht die nötige Nähe.
Oftmals erkenne ich eine Person nicht, die zum ersten Mal mein Zimmer betritt und ganz selbstverständlich voraussetzt, dass ich sie freudig begrüße. Es wäre ein Zeichen von Höflichkeit und vorhandenem Einfühlungsvermögen, sich vorzustellen.
Ich kann während des ganzen Krankenhausaufenthaltes das Zimmer nicht verlassen. Wie gut, dass es kein kleiner Raum ist, in dem mich die vier Wände erdrücken und dass eine eigene Nasszelle vorhanden ist. Der Blick aus dem Fenster gewährt mir viel Himmel und Ferne, wie froh bin ich darüber.
Wenn es mir besser geht, unterhalte ich mich gerne. Das Pflegepersonal versucht, während der Infusionen ein wenig bei mir zu bleiben - aber die Zeit erlaubt es oftmals einfach nicht.
Mein einziger Besuch ist mein Mann, der täglich zu mir kommt. Auch er muss die Hygienemaßnahmen beachten. Gerade bei ihm, der ja

sonst in totaler Gemeinschaft mit mir lebt, bestehen unterschiedliche Auffassungen darüber, ob auch er sich vermummen muss oder bei mir im Zimmer sich in seiner normalen Kleidung aufhalten kann. Es wurde eine Lösung gefunden. Bevor er das Zimmer betritt, desinfiziert er sich die Hände, beim Verlassen ebenfalls und dann legt er sich auch einen Mundschutz an.
Diese unklaren Handhabungen der Hygienemaßnahmen stellen eine große Verunsicherung dar. Ärzte haben hier oft eine ganz andere Meinung als das Pflegepersonal.
Anderen Besuch lasse ich erst gar nicht zu mir kommen. In den Jahren zuvor sah ich, wie die Menschen sich plagten mit den eventuell zu kleinen Gummihandschuhen, dem Kittel und vor allem mit dem ungewohnten Mundschutz. Oftmals kam keine gelöste Stimmung zustande, es war alles ein einziger Krampf. So rufen meine Freunde und Verwandten mich nun an, statt mich persönlich zu besuchen. Es ist ein Verlust für mich.
Immer wieder kommen diffuse Schuldgefühle bei mir auf, was ich anderen zumute. Um die Schwestern ein wenig zu entlasten, sorge ich dafür, dass ich mir meinen Tee und die Wärmflasche alleine richten kann.
Viele Stunden am Tag bin ich allein in meinem Krankenzimmer. Manchmal kommt es bei mir zu einem inneren Rückzug. Die Isolation ist ja ohne absehbares Ende auszuhalten und zu ertragen.
Ich muss mich mit einem Kontrollverlust der eigenen Situation auseinandersetzen, da ich selbst die Rehabilitation und den behinderten Genesungsprozess nicht aktiv beeinflussen kann.
Befinde ich mich als ambulante Patientin im Krankenhaus oder Arztpraxen, muss ich auch Mundschutz und Handschuhe tragen.
Dauert die Konsultation lange, wird der Schutz mehr und mehr zur Qual. Das Atmen fällt immer schwerer, die Hände triefen vor Feuchtigkeit. Und darf ich im Krankenhaus einfach so eine Toilette aufsuchen? Ich werde von anderen Patienten angestarrt. Was mag ich wohl Schreckliches an mir haben, dass ich mich so verschanzen muss? Meine Mimik unter dem Mundschutz verarmt — man sieht mein freundliches Lächeln ja doch nicht. Ich versuche, alles über die Sprache und die Augen laufen zu lassen. Die Kommunikation ist aus rein technischen Gründen schwierig für mich. Gerne würde ich nach all den Jahren auch mal wieder eine Kur machen. Doch welche Kurklinik nimmt mich auf mit dem MRSA? Vielleicht in den öden Zeiten zur Weihnachtszeit. Aber gerade dann möchte ich mit meiner Familie zusammen sein. Eine Kur im Sommer bei gutem Wetter am Meer kann ich vergessen.“[127]

---

[127] Schriftliche Äußerung einer 60 jährigen Mukoviszidose-Patientin mit MRSA, NRW 2006,autorisiert durch die Patientin

Fragestellungen:
Wie empfindet die Patientin die Isolation und wie geht sie mit den Isolationsmaßnahmen um?
Wie würden Sie auf die Patientin eingehen?
Auf welche Art der Krankheitsverarbeitung treffen Sie hier als Arzt?
Wie könnte die Krankheitsverarbeitung ansonsten aussehen?

Arbeitsblatt 7

Umgang mit Isolationspatienten

Methode: Posterkarussell
Es werden drei Flipchartbögen wie folgt vorbereitet:
Jeder Bogen wird je nach Anzahl der Gruppen in mehrere Teile unterteilt plus einen Abschnitt für die Fragestellung (also z.B. bei drei Gruppen in vier Teile).
Die Fragestellung (s.u.) wird in den oberen Abschnitt eingefügt.

Die Teilnehmer bilden (in diesem Beispiel mit drei Gruppen) drei Stuhlkreise, in deren Mitte jeweils eines der Plakate gelegt wird. Die Teilnehmer jeder Gruppe befassen sich mit der Fragestellung für eine bestimmte Zeit (z.B. 15 min) und notieren ihre Ergebnisse in einem Abschnitt.

Nach z.B. 15 Min. gibt die Leitung das Signal zum Wechsel, und es werden die Poster im Uhrzeigersinn an die nächste Gruppe weitergegeben, bis jede Gruppe jedes Poster bearbeitet hat. Dabei sollte der Beitrag der Vorgruppe/n jeweils abgedeckt oder nach Ziehharmonikaprinzip weggeklappt werden.

Zuletzt erhält wieder die Gruppe, die das Poster als erste bearbeitet hat diese zurück, um die Ergebnisse der anderen Gruppen zu lesen.

Im Abschluss bietet sich im Plenum ein Austausch über die einzelnen Poster oder die Erfahrungen des Perspektivwechsels an.

Fragestellung:
Wo sehen Sie Probleme im Alltag / im Stationsbereich für Isolationspatienten?

Arbeitsblatt 8

Umgang mit MRSA-Patienten

1. Stellen Sie sich vor, Sie seien der Stationsarzt auf einer Station, auf der auch immer wieder einzelne Patienten mit multiresistenten Keimen isoliert werden.
Was ist Ihnen im Umgang mit diesen Patienten wichtig?

2. Stellen Sie sich vor, Sie werden als Patient mit einem multiresistenten Keim (z.B. MRSA) mit Nachweis im Bronchialsekret sowie im Nasenabstrich auf eine Station im Krankenhaus aufgenommen und dort in einem Einzelzimmer isoliert.
Können Sie sich vorstellen, wie Sie mit dieser Situation umgehen würden? Was würde Sie besonders belasten?

3. Stellen Sie sich vor, Sie sind Stationsarzt auf einer Station, auf der auch immer wieder Patienten mit multiresistenten Keimen isoliert werden.
Im Rahmen einer Personaluntersuchung auf der Station, die wegen plötzlicher Häufung von MRSA Fällen durchgeführt wird, wird bei Ihnen ein positiver Nachweis von MRSA im Bereich der Nase.
Wie würden Sie empfinden? Welche Problematik sehen Sie in diesem Zusammenhang?

Arbeitsblatt 9

Informationsblatt für Patienten, Besucher und Angehörige mit MRSA

Die üblichen Informationsblätter für Patienten im Krankenhaus umfassen in der Regel:

- die Definition und eine kurze Erläuterung der Erkrankung
- die Erklärung des Begriffes „multiresistent“
- die Schutzmaßnahmen bezogen auf Kleidung
- die Händedesinfektion und wie sie durchzuführen ist
- Maßnahmen zur Keimbehandlung (Nasensalbe, Waschlotion, Baden/Duschen, Verwendung von Einmalzahnbürsten/Reinigungstüchern für Gegenstände des persönlichen Gebrauchs, Umgang mit Wäsche)
- Bedeutung der MRSA Besiedlung für Angehörige
- Vorgabe, für die Dauer des stationären Aufenthaltes das Zimmer nur in Rücksprache mit dem Arzt zu verlassen
- Bitte um Verständnis und Unterstützung

Arbeitsauftrag:
Entwerfen Sie nach diesen Vorgaben ein Informationsblatt mit einer Länge von maximal 2 Seiten (ggf. bei Gruppenarbeit auch Aufteilung der einzelnen Abschnitte auf verschieden Gruppen) und bemühen Sie sich dabei, allgemein verständlich zu sein und auf mögliche Ängste/Befürchtungen seitens der Patienten, ihrer Besucher oder Anverwandten einzugehen.

(Anmerkung an den Seminarleiter: Auswertung ggf. im Beisein der Hygienefachkraft der Einrichtung)

Arbeitsblatt 10

Informationsgespräch mit Anverwandten

Arbeitsauftrag:
Auf Wunsch des Patienten / der Patientin sollen Sie deren Anverwandte über die Erkrankung informieren.

Gestalten Sie ein Rollenspiel mit Verteilung der unterschiedlichen Gesprächsteilnehmer

- Ärztin/Arzt
- Anverwandte z.B. Ehefrau/Ehemann des Patienten, Tochter oder Sohn

Bitte überdenken Sie im Vorfeld:
Wie würden Sie das Gespräch beginnen?
Welche wesentlichen Inhalte wollen Sie vermitteln?
Wie wollen Sie den Umgang der Anverwandten mit der Erkrankung, mit Patient/in, mit Stationspersonal prägen?

Arbeitsblatt 11 (2 Seiten)

Erleben von Isolation im Krankenzimmer.
Stellen Sie eine Rangliste mit Wertung der für Sie bedeutsamen Aspekte von 1-10 auf.

1.MRSA behindert die Rehabilitation und beeinflusst den Gesamtzustand.
2.Die Isolation wird als belastend angesehen.
3.Ein Gefühl der Ungeduld entsteht.
4.Wegen MRSA isoliert zu sein, führt zu einem Gefühl der Perspektivlosigkeit.
5.Der ärztliche Kontakt ist wichtig.
6.Die Hilfe und Unterstützung von Bezugspersonen ist wichtig.
7.Sich mit anderen Problemen auseinanderzusetzen ist belastend.
8.Einzelzimmer ist keine extra Belastung.
9.Die Ungewissheit führt zu unkontrollierten Gefühlsäußerungen.
10.Die Situation wird über Gedanken kontrolliert.
11.Eine physische und psychische Einengung wird durch die Isolation erlebt.
12.Psychischer Rückzug und Kontrollversuch
13.Sozialer Rückzug
14.Versuch, die Situation zu akzeptieren.
15.Wehrt durch Rationalisierung und Fachlichkeit die Angst ab.
16.Schutzkleidung ist eine Belastung für die Besucher.
17. Schutzkleidung ist eine Belastung für das Personal.
18.Den Hygienestandards fehlt die Kohärenz.
19.Das Personal ist wichtig, hat aber oft zu wenig Zeit.
20.Die Isolation wird als „eingesperrt sein“ erlebt.
21.Das Personal ist wegen Schutzkleidung nicht zu erkennen.
22.Durch die räumliche Enge zur Bewegungslosigkeit gezwungen
23.Die Besiedlung oder Infektion ist belastend.
24.Der Fensterblick ist wichtig.
25.Es dauert lange, bis das Personal nach dem Klingeln kommt.
26.Durch MRSA geringes Selbstwertgefühl
27.Ein Gefühl der Machtlosigkeit und Kontrollverlust.
28.Ein Mitpatient ist wichtig.
29.Die Angehörigen haben vor MRSA Angst.
30.Lehnt sich gegen die Isolation auf.
31.Das Krankenhaus ist für die MRSA Infektion verantwortlich.
32.Die mangelnde Kohärenz in die Hygienemaßnahmen macht wütend.
33.Raucht im Zimmer trotz Rauchverbot.

34.Das Gefühl, eingesperrt zu sein, macht wütend.
35.Wegen der nosokomialen Infektion entsteht eine Wut auf das Krankenhaus.
36.Die aufgezwungene Isolation wird wie eine Bevormundung erlebt.
37.Das Essen ist wichtig.
38.Viele Fragen, die zu beantworten sind, kommen auf.
39.Ein Telefon zu haben, um Kontakt zu Bezugspersonen zu halten, ist wichtig.
40.Die Grundkrankheit erschwert die MRSA-Therapie.
41.Einen Fernseher zu haben ist angenehm.
42.Der Glaube ist wichtig und gibt Halt.
43.Hat Angst vor einer Krankenhausinfektion
44.Ärztefehler sollen gemeldet werden.
45.Kein großes Vertrauen zu den Ärzten.
46.Möchte Außenstehende zu Sprechen haben
47.Es ist wichtig, dass jemand kleine alltägliche Einkäufe übernimmt.
48.Um die Zeit zu vertreiben, wäre eine größere Auswahl im Radio wichtig.
49.Psychologische Betreuung bei längerer Isolation anbieten.
50.Wegen der Infektion kann der Arbeitsplatz gefährdet sein.
51.Hat Angst, die Freundin oder Freunde zu verlieren.
52.Gute TV-Fernsehübertragung ist wichtig

[128]

[128] Hartmann, Carina:: Wie erleben Patienten die Isolation im Krankenhaus aufgrund einer Infektion oder Kolonstation mit MRSA? Hyg Med („005) 30: S. 238.

Arbeitsblatt 12

Kontaktprobleme und soziale Isolation

Übung: Perspektivenwechsel[129]
Stellen Sie sich vor, Sie hätten (hier: Krankheit, Stadium der Erkrankung usw. genau präzisieren) ....

Arbeitsauftrag:
Bitte versetzen Sie sich in die Situation und überlegen Sie:

1. Was würde sich in Ihrer Familie, in Ihrem Beruf und Ihrer Freizeitgestaltung durch diese Erkrankung verändern?

2. Wer könnte Ihnen bei der Bewältigung der Probleme und Schwierigkeiten, die Ihre Krankheit mit sich bringt, helfen? Bei wem könnten Sie sich aussprechen, wer könnte Ihnen praktische Hilfe anbieten? Wo könnten Sie sich informieren und sachkundig machen?

3. Was würden Sie sich besonders wünschen, was wäre Ihnen besonders wichtig?

[129] Broda, Michael/Muthny, Fritz A.(Hrsg.): Umgang mit chronisch Kranken, 1990, S.92

Arbeitsblatt 13

Kontaktprobleme und soziale Isolation [130]
(Bezug: Patienten mit multiresistenten Erregern)

Arbeitsauftrag:
Stellen Sie sich bitte einen Patienten vor, den Sie für sozial isoliert und kontaktarm halten.

1. Kurzcharakteristik des Patienten:

2. Was haben Sie diesem Patienten gegenüber empfunden, was hat er bei Ihnen ausgelöst?

3. Wie haben Sie sich dem Patienten gegenüber verhalten? Wie zufrieden waren Sie damit?

4. Ging es Ihren Kollegen und Kolleginnen ebenso? Wo waren Unterschiedlichkeiten und Gemeinsamkeiten?

---

[130] Broda, Michael/Muthny, Pritz A.(Hrsg.): Umgang mit chronisch Kranken, 1990, S.94

Arbeitsblatt 14

Kontaktprobleme und soziale Isolation - Das familiäre Umfeld [131]

Arbeitsauftrag:
Beziehen Sie bitte die folgenden Fragen auf einen bestimmten Patienten/eine bestimmte Patientin, der/die derzeit auf Ihrer Station liegt:

1. In welcher häuslichen Situation lebt dieser Patient/diese Patientin; ist er/sie verheiratet, hat er/sie Kinder?

2. Hat der Patient/die Patientin schon einmal von seiner/ihrer familiären Situation erzählt? Wenn ja, über welche Aspekte?

3. Ist Ihnen bekannt, ob sich durch die Erkrankung etwas in der Familie geändert hat (z. B. Berufstätigkeit des Partners/der Partnerin, Einschränken der Sozialkontakte der Familie, Trennung der Partner)?

4. Wie schätzen Sie die Belastung des Partners und der Familie ein?

5. Hatten Sie selbst schon Kontakt zu den Familienangehörigen dieses Patienten/dieser Patientin? Wie sah dieser aus (z. B. kurzes Gespräch, Einbeziehung in Therapiemaßnahmen, Hausbesuch)? Schildern Sie bitte Ihre Erfahrungen dabei:

---

[131] Broda, Michael/Muthny, Fritz A.(Hg.): Umgang mit chronisch Kranken, 1990, S.85.

Arbeitsblatt 15

Auswirkungen von Infektionen mit multiresistenten Keimen (z.B. MRSA) auf Partnerschaft und Familie [132]
Arbeitsauftrag:
Suchen Sie nach Möglichkeiten der Unterstützung für Angehörige chronisch Kranker zu folgenden Punkten:

Belastungen für Partner und Familie

- Angst um den Partner, Erkennen der Todesbedrohung,
- erhöhte Rücksichtnahme,
- Selbstvorwürfe, an der Erkrankung mitschuldig zu sein,
- Angst um die Zukunft der Familie, materielle Sicherung,
- Änderung von familiären Rollen, Übernahme neuer Aktivitäten,
- Mithilfe bei medizinischen Maßnahmen, Pflege,
- Einschränkungen im Freizeit- und Sozialbereich,
- sexuelle Probleme,
- körperliche Veränderungen des Patienten / der Patientin.
- mögliche Folgen für Partnerschaft und Familiensystem
- Überforderung und Erschöpfung des gesunden Partners,
- psychische und psychosomatische Beschwerden des Partners,
- Harmonisierung, Konflikte werden nicht mehr ausgetragen,
- Beziehungskrisen, Trennung,
- soziale Isolierung der Familie.

Diese Möglichkeiten der Unterstützung sollen auf die folgenden Kasuistiken angewandt werden:

1. Eine 20-jährige Patientin mit einer chronischen MRSA-Infektion der Lunge. Eine Beseitigung des Keimes ist lebenslang ausgeschlossen.
2. Einen 45-jährigen Patienten mit einem diabetischen Fußsyndrom mit einer seit ca. 2 Monaten bestehenden, mit MRSA infizierten Wunde am linken Fuß. Der jetzige stationäre Aufenthalt dient der Operation. Dabei soll die Wunde primär verschlossen werden. Zuvor wird eine antibiotische Therapie zur Beseitigung des MRSA-Keimes durchgeführt.
3. Ein 84-jähriger Patient, der im Rahmen eines stationären Voraufenthaltes in einer anderen Klinik mit MRSA infiziert wurde. Besiedelt sind Haut, Nase und eine Fußwunde. Er ist zudem zeitweilig deutlich verwirrt. Er muss wegen der Fußwunde stationär behandelt werden.

[132] Broda, Michael / Muthny, Fritz A. (Hg.): Umgang mit chronisch Kranken, 1990, S. 84

Arbeitsblatt 16

Gruppenarbeit zum Thema „Patienten in Isolation“

Arbeitsauftrag:
Bitte teilen Sie sich in 2 Gruppen ein.

Thema der Gruppenarbeit: „Isolationsmaßnahmen bei MRSA“. Gruppe A vertritt den PRO, Gruppe B den CONTRA-Standpunkt. (Möglich ist hierzu begleitend die Verwendung der Arbeitsblätter 17 und 18)

Im Raum werden in 2 getrennten Eckbereichen PRO- / CONTRA-Plakate angebracht.

Zunächst soll in den jeweiligen Gruppen in 15 Minuten der Standpunkt erarbeitet und mit Argumenten hinterlegt werden.

Die Gruppen finden sich dann wieder zur Gesamtgruppe zusammen.
Es wird aus jeder Gruppe ein Vertreter benannt, der innerhalb von 5 Minuten den PRO- bzw. CONTRA-Standpunkt vor der gesamten Gruppe vertreten soll.

Danach soll sich jeder Teilnehmer zügig in einer der beiden Standpunktecken positionieren.

Information für den Übungsleiter:
Im Rahmen der Nachbesprechung soll erörtert werden
- wie man sich bei der Erarbeitung des Standpunktes fühlte
- ob die Positionierung im Raum nach der Debatte auch der jeweiligen Arbeitsgruppenzugehörigkeit PRO / CONTRA entsprach oder warum es zu abweichenden Positionierungen kam.

Arbeitsblatt 17

MRSA - Ist Isolation notwendig? - Position: Pro Isolation [133]

Deutschland kann sich wahrlich nicht rühmen, im Kampf gegen MRSA besonders erfolgreich zu sein. Die Zahlen sprechen eine klare Sprache: MRSA ist der bedeutendste Nosokomialkeim in Deutschland überhaupt.

- Jährlich werden 136 000 Patienten mit MRSA in deutschen Krankenhäusern behandelt, von denen 38 000 den Keim sicher im Krankenhaus erwerben.
- 50 Prozent der Patienten mit MRSA sind bereits zum Zeitpunkt der (Wieder)Aufnahme in das Krankenhaus betroffen, dies entspricht ein bis zwei Patienten auf 100 Neuaufnahmen.
- Von jedem MRSA-Patienten wird der Keim pro Krankenhausaufenthalt auf durchschnittlich 1,5 Personen übertragen. Und dies gewiss nicht, weil im konsequenten Umgang mit MRSA in deutschen Kliniken alles zum Besten stünde.

Die Isolierung von Patienten mit pathogenen Erregern zählt unbestritten zu den anerkannten Maßnahmen der Unterbrechung von Infektionsketten. Entgegen anders lautenden Verharmlosungen ist MRSA zumindest für vorgeschädigte Patienten eine echte Gefahr. So ist zum Beispiel die Sterblichkeit bei der MRSA-Pneumonie 2,4 Mal so hoch wie beim gewöhnlichen Staphylococcus aureus und die Sterblichkeit bei einer MRSA-Sepsis 2,8 Mal so hoch wie bei einer gewöhnlichen Staphylococcen-Sepsis. Die Niederländer machen uns vor, wie ein erfolgreiches Vorgehen gegen MRSA aussieht. Unter der Parole „search and destroy" (suche und zerstöre) sind sie dem MRSA systematisch auf der Spur, isolieren und sanieren die Patienten und haben so eine MRSA-Rate von zirka einem Prozent, während wir es auf zirka 25 Prozent bringen. Ein möglicher Grund: In Deutschland begnügt man sich oft genug mit halbherzigen Maßnahmen gegen MRSA: So wird bei stationärer Aufnahme nicht entsprechend den Empfehlungen des RKI abgestrichen, womit viele MRSA schlicht unentdeckt bleiben, und Patienten mit MRSA werden häufig ohne mit der Wimper zu zucken in Mehrbettzimmer gelegt, wenn die Mitpatienten keine Hautschäden oder Zugänge irgendwelcher Art haben. Der Sachstand der Medizin und Pflegewissenschaft ist jedoch folgender: Der MRSA-kolonisierte oder -infizierte Patient,

[133] Dr. Markus Schimmelpfennig, Stellvertretender Leiter des Gesundheitsamtes Kassel:
„Der MRSA-Patient im Krankenhaus gehört im Regelfalle isoliert." – aus: Die Schwester/ Der Pfleger 48. Jahrgang 11/09 S.1060

der den Keim in seinen Atemwegen und/oder auf der Haut trägt, gehört isoliert (nicht zwingend erforderlich ist dies bei Patienten, die den Keim nur in einer Wunde oder in den Harnwegen mit geschlossenem Harnableitungssystem haben). Übrigens hat Eickmann schon 2005 nachgewiesen, dass der nachlässige Umgang mit MRSA in deutschen Krankenhäusern allein Kosten von 300 Millionen Euro verursacht. Momentan gibt es also wenig Anlass zum Optimismus. Ungeachtet dessen steht aus hygienischer Sicht fest: Der MRSA-Patient im Krankenhaus gehört im Regelfalle isoliert. Eine Sanierung sollte bereits im Krankenhaus begonnen werden und nach Entlassung des Patienten fortgeführt werden.

- Haftungsrechtlich muss ein Krankenhaus gegebenenfalls nachweisen, dass es alle erforderlichen und ihm möglichen Maßnahmen getroffen hat, das Risiko einer Erregerübertragung auf das unvermeidbare Restrisiko zu reduzieren. Dies könnte bei unterbliebener Isolierung durchaus schwer fallen.
- Zu fordern ist, dass die Krankenhäuser personell, räumlich und sächlich so ausgestattet sind, dass sie einhalten können, was Rechtslage und Stand der Wissenschaft von ihnen fordern.

Arbeitsblatt 18

MRSA - Ist Isolation notwendig? - Position: Contra Isolation [134]

Zu den vom Robert Koch-Institut (RKI) vorgelegten MRSA-Empfehlungen besteht geringe Evidenz (Kappstein 2006, Weber 2009, Kappstein 2009). Zur Isolierung beziehungsweise Zusammenlegung von Patienten existieren widersprüchliche Ergebnisse. Mit einer strikten räumlichen Isolierung wird den Patienten und Angehörigen der Krankenhausaufenthalt und den Mitarbeitern die Arbeit erschwert. Dass Patienten in strikter Isolierung medizinisch schlechter versorgt sind und mehr medizinische Komplikationen aufweisen, ist in verschiedenen Publikationen belegt worden (Hartmann 2005). Es kommt zu erheblichen Einschnitten in soziale Bereiche des Patienten und Verängstigung.
Zurzeit gibt es keine hinreichende Evidenz, dass Maßnahmen der Patientenisolierung den Maßnahmen der Standardhygiene überlegen wären. Als bestimmend für die Kontrolle von MRSA wird eine gute Umgebungshygiene geschildert (spezielle Reinigungsanweisungen für Patientenzimmer). Die Intensivierung der Standardhygiene, insbesondere eine ausgeprägte Händedesinfektion, wird als hilfreich zur Senkung der Übertragungsrate angesehen. Weiter ist es nicht so, dass Programme mit Screening und frühzeitiger Erfassung von multiresistenten Keimen, prompte Isolation von kolonisierten Patienten und eine aggressive Eradikationspolitik (so genannte „search and destroy"-Strategie) dafür gesorgt haben, die Raten multiresistenter Keime, vor allem die MRSA-Prävalenz in Ländern wie Niederlanden und Skandinavien, zu senken. Wesentliche Bedeutung hat die dortige Antibiotikatherapie.
So konzentrieren sich im Wesentlichen zwei Ansatzpunkte zur Reduzierung multiresistenter Keime heraus (Gastmeier 2009). Zum einen wird die Übertragung (Transmission) von Erregern durch verbesserte Händehygiene begrenzt. Durch sie wird eine Grundlage der Standardhygiene erfüllt. Zum anderen bewies sich eine rationale Antibiotikatherapie in den Niederlanden und skandinavischen Ländern als reduzierend auf resistente Keime.
Inzwischen nehmen auch Laien wahr, dass sich MRSA ständig weiter ausbreitet. Solange jedoch wesentliche Bedingungen der Standardhygiene in den Krankenhäusern nicht stimmen, Reinigungskräfte und Pflegende zugunsten anderer Berufsgruppen eingespart werden und Händehygiene vernachlässigt wird, erfolgt das „Einsper-

[134] Franz Sitzmann, Hygieneberater im Gemeinschaftskrankenhaus Havelhöhe, Filderklinik Berlin: „Bessere Standardhygiene anstelle von Patientenisolierung"

ren" von Patienten mit MDRO (multi-drug resistant organism) wie „Einzelhäftlinge". Erst wenn sich das Verständnis und die Praxis in den Krankenhäusern zu fördernden Bedingungen der Resistenzentwicklung ändern, reduziert sich der Resistenzdruck auf die Mikroben. Solange wir jedoch bei Antibiotika in der Tierzucht und unsinnigen Therapien bei viralen (Erkältungs-)krankheiten sowie mangelnder Compliance der Händehygiene keine nationenweiten Erfolge beobachten können, werden wir in der stationären Behandlung der MRSA-kontaminierten oder -infizierten Patienten ständig nur reagieren, und mehr oder weniger wirkungsvoll isolieren.

Arbeitsblatt 19

Arbeitsauftrag:
Erarbeiten Sie 10 Empfehlungen für den Umgang mit Patienten in Isolation.

1.

2.

3.

4.

5.

6.

7.

8.

9.

10.

Hinweis für die Seminarleitung:
Es sollen sich hierzu jeweils Gruppen mit je 4 Teilnehmern zusammenfinden. Die Bearbeitungszeit beträgt in den Einzelgruppen 20 Minuten.
Tragen Sie diese Empfehlungen im Anschluss in der Gesamtgruppe auf einem Flipchart zusammen.

Literatur

Bücher

Broda, Michael/Muthny, Fritz A.(Hrsg.): Umgang mit chronisch Kranken, Stuttgart 1990,
Schümann, Bärbel: Mit MRSA nach Hause – Erleben und Erfahrungen Betroffener, Dipl.Arbeit KatHo Köln 2007

Artikel

Mayer, Kurt-Martin: Parade der Keime in: Focus 10/2007
Heppert, zit. nach Hartmann,C., in:Hyg Med 30. Jahrgang 2005
Von Wulfen, Hinrik: Zur MRSA-Epidemiologie in Hamburger Krankenhäusern in: Häb 09/2003, S.370
Hartmann, Carina: Wie erleben Patienten die Isolation im Krankenhaus aufgrund einer Infektion oder Kolonisation mit MRSA? In: HygMed (2005) 30 Heft 7/8: S.234 - 243
Dies: Wie erleben Patienten die Isolierung wegen einer Infektion oder Kolonisierung mit MRSA? In: Pflegezeitschrift 10/ 2006 S. 1 - 8
Sitzmann, Franz: MRSA – Ist Isolation notwendig? In : Die Schwester/ Der Pfleger 48. Jahrgang 11/09 S. 1061
Schimmelpfennig, Dr. Markus: MRSA – Ist Isolation notwendig? In : Die Schwester/ Der Pfleger 48. Jahrgang 11/09 S. 1060
Gastmeier, P.: 116. Sitzung des Ausschuss für Gesundheit des Deutschen Bundestages. Protokoll 16/116 vom 25.03.2009
Hartmann C.: Wie erleben Patienten die Isolation im Krankenhaus aufgrund einer Infektion oder Kolonisation mit MRSA? Hygiene + Medizin, 30 (2005): 234-243
Kappstein, I.: Prävention von MRSA-Übertragungen. Krankenhaushygiene up2date 1 (2006) 1: 9-20
Kappstein, I.: Empfehlungen der „Richtlinie" - was mache ich anders? Krankenhaushygiene up2date 4 (2009) 2: 125-141
Weber, C.: Management des methicillinresistenten Staphylococcus aureus: Mythen, Fakten und Auswirkungen auf die klinische Praxis. Krankenhaushygiene up2date 4 (2009) 2: 169-189

Website

http://www.123recht.net/article.asp?a=25179&ccheck=1

Filme:

MRSA - Die verschwiegene Seuche, arte 20.04.2010
G. Depardieu – Es ist die Hölle, arte 20.04.2010

Sedierung am Lebensende – Ultima ratio, gebotene Therapieform oder „Trumpfkarte“ gegen aktive Sterbehilfe?

Margit Schröer, Susanne Hirsmüller

Problemaufriss

„Sedierung am Lebensende“ ist ein Begriff, der noch uneinheitlich definiert ist und teilweise sehr kontrovers diskutiert wird, besonders wenn der Begriff „terminale“ Sedierung verwendet wird. Diese Bezeichnung kann den Eindruck vermitteln, dass durch die Sedierung der Tod herbeigeführt wird, was so nicht korrekt ist. Grundsätzlich handelt es sich bei einer Sedierung am Lebensende um die Gabe stark beruhigender (sedierender) Medikamente bei Sterbenden. Da prinzipiell die Möglichkeit besteht, den Tod der Patienten durch eine solche Sedierung zu beschleunigen, kann die Grenze zwischen Sedierung am Lebensende und Sterbehilfe unscharf oder strittig sein. Es ist also hauptsächlich die Intention, mit der diese Maßnahme durchgeführt wird, die sie ethisch rechtfertigt. Wäre der Tod des Patienten das erklärte Ziel der Maßnahme, handelte es sich nicht um Sedierung am Lebensende sondern um aktive Sterbehilfe. Viele Ärzte bevorzugen aus diesem Grund den Begriff der palliativen Sedierung, deren einzige Intention die Leidenslinderung darstellt:
Palliativmediziner verstehen unter einer Sedierung am Lebensende die Verabreichung von Medikamenten, die das Bewusstsein sterbender Patienten dämpfen, um belastende Symptome wie Schmerzen oder Angst in der letzten Lebensphase zu lindern, wenn dies anders nicht möglich ist. Auf diese Weise soll die Zeit bis zum Eintritt des Todes für den Patienten erträglicher gestaltet werden, sie dient eindeutig dem (weniger qualvollen) Leben und nicht dem Tod.
Gemäß dieser palliativmedizinischen Definition ist die Symptomkontrolle das einzige Ziel der palliativen Sedierung. Der Berliner Palliativmediziner Müller-Busch verwies 2004 in der Zeitschrift für Palliativmedizin auf Studien, nach denen Patienten unter Sedierung am Lebensende nicht schneller starben als ohne die beruhigenden und schmerzlindernden Medikamente. Zwei Drittel seiner eigenen Patienten waren unter Sedierung am Lebensende auch in ihren letzten Stunden noch in der Lage, Flüssigkeit aufzunehmen.
In der Palliativmedizin wird Sedierung am Lebensende als selbstverständlicher Bestandteil der Symptomkontrolle gesehen, der - bei Beachtung heutiger palliativmedizinischer Standards - nicht zur Lebensverkürzung führt und insofern zu Unrecht in die Nachbarschaft von illegalen Patiententötungen gestellt wird.

Von einer internationalen Expertengruppe wurden Richtlinien zur Indikation und zur Durchführung der palliativen Sedierung veröffentlicht[135]. Dabei werden auch die kritischen Punkte der palliativen Sedierung diskutiert: Wird die Sedierung am Lebensende wirklich nur als letzte Möglichkeit zur Linderung anderweitig therapierefraktärer Symptome eingesetzt? Darf die Sedierung am Lebensende auch bei psychosozialer Belastung ("Leiden am Leben") ein gesetzt werden? Darf die Sedierung nur am Lebensende oder auch früher im Verlauf schwerer Erkrankungen eingesetzt werden?
Die Sedierung am Lebensende erfolgt meist mit dem Benzodiazepin Midazolamhttp://de.wikipedia.org/wiki/Midazolam, evtl. in Kombination mit Morphin oder ähnlichen stark wirksamen Schmerzmitteln. Die Medikamente werden in der Regel intravenös oder subkutan verabreicht. Sedierung am Lebensende kann kontinuierlich oder intermittierend erfolgen und entweder eine eher tiefe (mit Verlust des Bewusstseins) oder flache Sedierung (mit erhaltenem Bewusstsein) zum Ziel haben. Uneinheitlich wird die Zufuhr von Flüssigkeit oder Ernährungslösungen während der palliativen Sedierung gehandhabt.

Lernziele

1) Die TN gewinnen einen Überblick über die Grundlagen und Verfahrensweise der palliativen Sedierung
2) Die TN erkennen den Unterschied zwischen Sedierung am Lebensende und aktiver Sterbehilfe
3) Die TN reflektieren ihre eigene Einstellung zur palliativen Sedierung
4) Die TN erkennen die Bedeutung einer umfassenden Aufklärung und Beratung als Entscheidungsgrundlage für die Patienten und ihre Angehörigen
5) Die TN erkennen die besonderen Belastungen der palliativen Sedierung für alle daran Beteiligten (Patient, Angehörige und Team)

Methodisch-didaktische Umsetzung

Vorbemerkung:
Voraussetzung für die Bearbeitung des Themas „Sedierung am Lebensende“ ist eine fundierte Kenntnis dieser Methode und ihrer Anwendung in der Praxis bei der Seminarleitung. Daher sollte erforderlichenfalls ein Arzt für den fachlichen Input hinzu gezogen werden.

Beispiele für die methodische Umsetzung

[135] EAPC (European Association for Palliative Care) Recommended Framework for the use of sedation in Palliative Care

1) „Schreibdiskussion"

Die Begriffe „Unerträgliches Leid"; „Sedierung" und „Therapierefraktäre Symptome" werden auf je ein großes (Flip-Chart)-Blatt geschrieben und die Blätter im Raum verteilt. Die TN bekommen Stifte und gehen schweigend von Blatt zu Blatt und schreiben Kommentare zu den Themen bzw. zu den schon vorhandenen Kommentaren auf die einzelnen Blätter. Wenn keine weiteren Kommentare mehr niedergeschrieben werden, setzen die TN sich. Nun werden nach und nach alle Kommentare vorgelesen und im Plenum diskutiert.

Material: 3 große Bögen Papier, Filzstifte für alle TN

2) Informationsblatt

Das Informationsblatt wird verteilt, gemeinsam gelesen und besprochen.

Material: Informationsblatt

3) Kasuistik

3a) TN lesen in Einzelarbeit das Arbeitsblatt mit der Kasuistik und beantworten die Fragen, danach Austausch zu zweit. Anschließend Diskussion im Plenum.

3b) Diskussion im Plenum:

An welchen Stellen im Fallbeispiel werden die 4 medizinethischen Prinzipien nach Beauchamp und Childress (Autonomie, Nicht-Schaden, Fürsorge und Gerechtigkeit) relevant?

Material: Arbeitsblatt Kasuistik

Arbeitsmaterialien:

- Informationsblatt
- Arbeitsblatt Kasuistik
- Fragenkatalog zur palliativen Sedierung des Hospizes am EVK Düsseldorf

Informationsblatt „Sedierung am Lebensende“

Unterschiedliche Begriffe:
Terminale Sedierung, palliative Sedierung, Sedierung am Lebensende, Sedation stehen (noch) für das gleiche Behandlungsverfahren, lösen aber unterschiedliche Assoziationen und damit ggf. auch unterschiedliche moralische Bewertungen aus.

Definition:
„Überwachter Einsatz von Medikamenten mit dem Ziel einer verminderten oder aufgehobenen Bewusstseinslage (Bewusstlosigkeit), um die Symptomlast in anderweitig therapierefraktären Situationen in einer für Patienten, Angehörige und Mitarbeiter ethisch akzeptablen Weise zu reduzieren.“[136]

Indikationen:
Die häufigsten therapierefraktären Symptome dabei sind:
- Delir oder agitierte Verwirrtheit
- Dyspnoe
- Schmerzen

Formen der Sedierung[137]:

Primär	Primäre Maßnahme um das Bewusstseinsniveau zu senken
Sekundär	Nebenwirkung von palliativ verabreichten Medikamenten, deren primäre Intention nicht die Beruhigung sondern z.B. Schmerzlinderung ist
Intermittierend	Verabreichung mit Unterbrechungen, um damit Phasen der Wachheit und Kommunikationsmöglichkeit zu ermöglichen
Kontinuierlich	Verabreichung ohne Unterbrechung bis zum Tod des Patienten
Oberflächlich	Bewusstseinserhaltende Sedierung bis zur optimalen Angst- und Symptomreduktion bei weitgehend erhaltener Kommunikation und z.B. Adaption an den Tag/Nacht-Rhythmus
Tief	Sedierung bis zur Bewusstlosigkeit

[136] Schnell, Schulz, Basiswissen Palliativmedizin, S. 130
[137] Nach Kayser, Kursbuch Palliative Care, S. 432

Allgemeine Voraussetzungen:

- Fachliches Wissen über Indikationen, Arten und die besonderen Voraussetzungen
- Hohe ethische Kompetenz
- Einfühlungsvermögen in die Bedürfnisse, Ängste und Leiden sterbenskranker Patienten

Besondere Voraussetzungen:

- Frühzeitige Gespräche mit dem Patienten, seinen An- und Zugehörigen und dem Behandlungsteam über die Möglichkeiten einer palliativen Sedierung mit Aufklärung und informierter Einwilligung des Patienten
- Dokumentation der Erfolglosigkeit konventioneller palliativer Maßnahmen
- Personeller Beistand für die An- und Zugehörigen
- Ausführliche Dokumentation während der gesamten Sedierungsphase

Ethische Aspekte:

Die Entscheidung für eine palliative Sedierung zur Linderung unerträglichen Leids in der letzten Lebensphase stellt kein spezielles ethisches Problem dar, solange damit keine Beschleunigung des Todes intendiert wird. Palliative Sedierung unterscheidet sich von der Euthanasie dadurch, dass

a) das Ziel eine Symptomlinderung und nicht die Herbeiführung des Todes ist,

b) zur Erreichung dieses Ziels eine differenzierte und angemessene Vorgehensweise erforderlich ist sowie

c) der Tod des Patienten kein Erfolgskriterium für die Effektivität dieser Therapiemaßnahme darstellt.

Die Sicht der An- und Zugehörigen:

An- und Zugehörige schwerkranker Patienten befinden sich in einer Doppelrolle: Einerseits sind sie mitbetroffen und mitleidend, anderseits verstehen sie sich als Anwalt und Vertreter des geschwächten Erkrankten. Allerdings besteht oft eine allgemeine Unsicherheit und ein großer Erfahrungsmangel im Umgang mit Sterbenden. Symptome wie Angst und Unruhe erzeugen ähnliche belastende Gefühle bei den Familienmitgliedern (und vice versa). Genau diese Beschwerden haben eine starke appellative Funktion und rühren verborgene Schuldgefühle an. Solche Zusammenhänge müssen bei der Entscheidungsfindung für die weitere Behandlung berücksichtigt werden, um nicht Sterbende „stellvertretend“ für unruhige Angehörige zu sedieren![138]

Therapierefraktäre Symptome:
Refraktäre Symptome sind solche, bei denen alle Behandlungsmöglichkeiten unter Einsatz kompetenter multiprofessioneller palliativmedizinischer Maßnahmen versagt haben oder bei denen gezielte palliative Maßnahmen nicht innerhalb eines annehmbaren Zeitrahmens zum Einsatz kommen können bzw. die unter Berücksichtigung der Lebenssituation und des Erkrankungszustandes nur unter nicht zumutbaren Belastungen behandelt werden können.

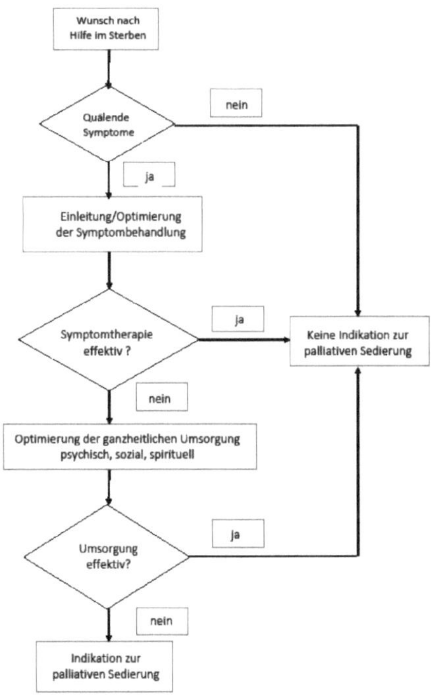

Aus: Zeitschrift für Ethik in der Medizin, 4/2004, S. 340

Unerträgliches Leid:
Unerträgliches Leid ist die individuell und subjektiv empfundene Intensität von Symptomen oder Situationen, deren andauerndes Emp-

[138] Prönnecke, R. Sedierung am Lebensende – Sedierung bei Sterbenden oder „Schlaf auf Verlangen“ - Hospiz-Zeitschrift Nr. 30, 2006, S.21

finden bzw. Erleben so belastend ist, dass sie von einem Patienten nicht akzeptiert werden können. Bei nicht verbal kommunikationsfähigen Patienten kann die Einschätzung von Angehörigen und/oder Begleitern zur Beurteilung der Leidensakzeptanz herangezogen werden

Wichtig:

- Die palliative Sedierung ist kein Mittel zur Pflegeerleichterung.
- Die palliative Sedierung ist kein Mittel, um die Unruhe des Patienten zu therapieren, um dadurch die Unruhe der An- und Zugehörigen zu behandeln.

Entscheidungskaskade zur Sedierung am Lebensende von Palliativpatienten[139]:

Wer wünscht Sedierung?		Patient
		Arzt / anderer Behandler
		An- oder Zugehöriger
Warum Sedierung?		Körperliche Symptome
		Leiden/psychologische Belastung
		Andere Gründe
Was ist das Ziel?		Symptombehandlung Delir (Sedierung = kausale Therapie)
		Symptombehandlung Schmerz/Luftnot (S. = Nebenwirkung)
		Linderung von unerträglichem Leid (Sedierung = Reduktion des Bewusstseinsniveaus
Welches Vorgehen?		Intermittierend (Bolus bei Bedarf)
		Kontinuierlich (Dauermedikation)
		Oberflächlich (Somnolenz)
		Tief (Stupor/Koma)
		Reversibel (zeitweilig)
		Irreversibel (terminal, end-of-live)
Was will der Patient?		Patient ansprechbar (Einwilligung nach Aufklärung)
		Patient bewusstlos/delirant (Entscheidung d. Stellvertreter)
		Kultureller Hintergrund bekannt und berücksichtig?
		Sozialer Hintergrund bekannt und berücksichtig?

[139] Lukas Radbruch/ Friedemann Nauck (2007) Terminale Sedierung. In Aulbert, Nauck, Radbruch Lehrbuch der Palliativmedizin, S. 1033

Fragen- und Handlungskatalog bei Nachfrage nach und Durchführung von palliativer Sedierung im Hospiz am Evangelischen Krankenhaus Düsseldorf[140]

1. Einleitung

1.1 Definition

Unter palliativer Sedierung verstehen wir die zeitweise oder kontinuierliche Gabe von Midazolam oder Diazepam bzw. deren Abkömmlingen an Patienten mit dem Ziel, diese – nach Ausschöpfung aller sonstigen symptomkontrollierenden Maßnahmen – von subjektiv immer noch als unerträglich empfundenem Leid abzuschirmen. Dies können z.B. unstillbare Blutungen, unerträgliche Schmerzen, unerträgliche Destruktion des Körpers, Luftnot, Angst, schwere Agitation/Aggression mit Selbst- od. Fremdgefährdung bei Bewusstseinsminderung oder psychotischem Zustand sein. Diese Behandlung zielt nicht auf eine Herbeiführung des Todes oder Verkürzung der Lebenszeit. Da diese Behandlungsform für Patienten, Angehörige und das Behandlungsteam emotional sehr belastend sein kann, ist eine sorgfältige und intensive Kommunikation aller Beteiligten im Blick auf die komplexen medizinischen, ethischen, juristischen und emotionalen Zusammenhänge unabdingbar.

Der folgende Katalog soll einer fachgerechten Entscheidungsfindung und Durchführung einer palliativen Sedierung dienen.

1.2 Prozessqualität

1.2.1 Die interdisziplinäre „Helferrunde“ (Leitung, Pflegende, Ärzte und Seelsorge) zur ergebnisoffenen Diskussion über eine palliative Sedierung kann von jedem Mitglied des Teams angeregt werden. Es sollen mindestens 1 (besser 2) Pflegende außer der PDL beteiligt sein.

1.2.2 Ziel ist es, eine konsensuale Entscheidung zu treffen. Da aber Konfliktsituationen nicht auszuschließen sind, sind die wesentlichen Entscheidungsgründe zu dokumentieren und die Nachvollziehbarkeit der Entscheidungsfindung zu gewährleisten.

1.2.3 Die getroffenen Entscheidungen müssen für alle Mitarbeitenden und ggf. auch für Außenstehende transparent sein.

2. Abklärung des Wunsches zur palliativen Sedierung

2.1 Wer möchte die palliative Sedierung? Patient? Angehörige? Oder hauptamtliche Mitarbeitende?

[140] Zeitschrift für Palliativmedizin, Heft 2/2008, S. 56-57

2.2 Perspektive des Patienten

2.2.1 Warum möchte er die palliative Sedierung? Handelt es sich um einen dauerhaften Wunsch? Ist der Patient sich der Tragweite seines Begehrens im Rahmen seiner Möglichkeiten bewusst? In welchen Situationen (z.B. medizinisch/pflegerisch anders nicht beherrschbarer Zustand – schwere Agitation/Aggression, Selbst- od. Fremdgefährdung bei Bewusstseinsminderung oder psychotischem Zustand, Angst, Luftnot, unstillbare Blutung, unerträglicher Schmerz, unerträgliche Destruktion des Körpers) wünscht der Patient die palliative Sedierung?

2.2.2 Was ist für den Anfragenden am schwersten oder gar nicht auszuhalten?

2.2.3 Hat er Strategien zur Krisenbewältigung, die sich in früheren Krisensituationen bewährt haben?

2.2.4 Gibt es Menschen, Dinge oder Begleitumstände, die Freude machen, die ihm gut tun?

2.3 Perspektive der Angehörigen

2.3.1 Was ist für die Angehörigen am schwersten oder gar nicht auszuhalten?

2.3.2 Kennen/haben sie Strategien zur Krisenbewältigung, die sich in früheren Krisensituationen bewährt haben?

2.3.3 Gibt es ihrer Meinung nach Menschen, Dinge, die Freude machen, die dem Patient gut tun?

2.4 Perspektive des behandelnden Teams

2.4.1 Ist die laufende Therapie überdacht worden? (Cave: nicht Sedierung statt Analgesie)

2.4.2 Sind alle palliativen Maßnahmen zur Symptomkontrolle bzw. zu den Problemen/Symptomen, die den Wunsch ausgelöst haben, ausgeschöpft?

2.4.3 Können wir alternative Strategien zur Krisenbewältigung anbieten (Gespräche, Therapien)?

3. Aufklärung des Patienten und der Angehörigen

3.1 Ist der Patient über die Konsequenzen der Sedierung genau informiert:

- Dauer / Endgültigkeit der Entscheidung
- Aufgabe von eigener Entscheidungsmöglichkeit für Folgeentscheidungen
- Einbeziehung der Folgen der Entscheidung für die Angehörigen (Last der Verantwortung für sie)

- Patient kann nicht sprechen aber evtl. hören (fehlende Kommunikationsmöglichkeit)
- Patient kann nicht aufstehen aber evtl. Berührung spüren
- Zugang für die Applikation von Medikamenten
- Minimierung der Medikamente
- Dauerkatheter oder Schutzhose
- Flüssigkeitssubstitution / keine Ernährung

4. Konkrete Vorstellungen und Wünsche des Patienten in Bezug auf die Palliative Sedierung

4.1 Wie tief soll die Sedierung sein?
4.2 Wie lange soll die Sedierung andauern (nur zu bestimmten Zeiten oder dauerhaft)?
4.3 Gibt es bestimmte Menschen, deren Nähe er während der Sedierung wünscht oder explizit ausschließt?
4.4 Gibt es Umstände (z.B. Atmosphäre, Musik, Gerüche, pflegerische Handlungen), die er wünscht oder nicht wünscht?

5. Umsetzung und Qualitätskontrolle

5.1 Im Falle der palliativen Sedierung wird für die Angehörigen je ein fester Ansprechpartner aus dem Bereich Pflege, Seelsorge und Ärztlicher Dienst fest gelegt. Die Angehörigen werden darin unterstützt, im Falle der Entscheidung des Patienten gegen ihren Willen, diese Entscheidung zu akzeptieren bzw. falls die Angehörigen für den nicht entscheidungsfähigen Patienten entschieden haben, diese Verantwortung zu tragen. Dabei ist zu prüfen, ob die Wünsche der Angehörigen dem mutmaßlichen Willen des Patienten und seinem wohlverstandenen Interesse entsprechen.
5.2 Es soll ein Zeitpunkt (nach 12 bis max. 36 Stunden) abgesprochen werden, nach dem spätestens ein Nachfragen des aktuellen Willens (Wachwerden lassen des Patienten) erfolgt.
5.3 Bei Dauersedierung ist diese in regelmäßigen Abständen auf ihre Sinnhaftigkeit hin zu überprüfen und die Behandlung ggf. zu ändern.
5.4 Die palliative Sedierung ist in dem entsprechenden Dokumentationsbogen zu protokollieren.

Arbeitsblatt Kasuistik[141]

Die 40-jährige Mammakarzinom-Patientin Frau K. ist verheiratet und hat zwei Kinder. Vier Jahre zuvor war eine Brustamputation durchgeführt worden, vor einem Jahr die Entfernung eines Lokalrezidivs. Vor Monaten entwickelten sich Lungen- und Knochenmetastasen, die hormonell und chemotherapeutisch behandelt wurden. Wegen stärkster bewegungsabhängiger Schmerzen erfolgte die Aufnahme auf der Palliativstation.
Noch in der Titrationsphase der Analgetika verschob sich das Beschwerdebild in Richtung einer starken Dyspnoe, der eine Lymphangiosis carcinomatosa beider Lungen zu Grunde lag. Da weder hormonelle noch chemotherapeutische Therapieoptionen bestanden und auch Kortikosteroide keine Linderung brachten, wurde bei Luftnotanfällen bedarfsweise ein schnell und kurz wirkendes orales Opioid zusätzlich zur analgetischen Dauerbehandlung eingesetzt. Als weitere Bedarfsmedikation wurde Lorazepam, ein schnell und kurz wirksames Benzodiazepin mit anxiolytischer Wirkung, gegeben. Mit diesem Therapiekonzept wurde das Ziel verfolgt, sowohl den Atemantrieb als auch die Angst zu lindern und eine Ökonomisierung der Atmung zu erreichen.
Bei weiter zunehmenden Beschwerden wurde eine kontinuierliche Sauerstoffbehandlung mit 2 l/min über Nasenbrille zur Behandlung der Hypoxie begonnen. Der Kontakt zwischen allen Berufsgruppen des Behandlungsteams (Medizin, Pflege, Psychologe, Physiotherapie) mit der Patientin und ihrer Familie war offen und intensiv. Frau K. verstand ihre Diagnosen und hatte eine Vorstellung über die kurze, ihr verbleibende Lebenszeit. Obwohl ihr bewusst war, dass sie bis zu ihrem Tod auf der Palliativstation bleiben würde und dort ihre Behandlungswünsche bekannt waren, fertigte sie eine schriftliche Patientenverfügung an, in der sie medizinische Maßnahmen zur Verlängerung ihres Sterbeprozesses zugunsten palliativmedizinischer Behandlungen zur Leidensverminderung ablehnte. In den folgenden Tagen exazerbierten die Dyspnoeanfälle und erforderten höhere Morphin- und Lorazepamdosen. Dies war insofern problematisch, als die zunehmenden medikamentenbedingten Bewusstseinstrübungen den von der Patientin gewünschten intensiven Kontakt mit ihren Angehörigen beeinträchtigten. Die Behandlung stellte sich als eine Gratwanderung zwischen den Phasen schwerster Luftnot- und Panikattacken einerseits und unerwünschter Somnolenz nach Medikamentengabe andererseits dar. Die Zeiten, in denen Frau K.

[141] Beck, D.: Ist terminale Sedierung sinnvoll oder ersetzbar? Ethik Med 2004, 16:334-341

eine effektive Symptomenkontrolle bei ausreichender Vigilanz erlebte, wurden immer kürzer. Auch die Steigerung der Sauerstoffmenge auf 10 l/Min. brachte keine merkliche Verbesserung. Sie bewirkte allerdings, dass die Patientin eine starke Abhängigkeit von der ständigen Sauerstoffgabe verspürte. Dies ging so weit, dass bereits kurzzeitige Pausen der Sauerstoffgabe Panikattacken auslösten.

Als das fortschreitende Krankheitsbild immer schlechter behandelbar wurde, fragte die Patientin ihren Stationsarzt, ob und wie diese von ihr als unwürdig empfundene Verlängerung ihres Sterbens beendet werden könnte. Als besonders unerträglich empfand sie die häufig auftretende Erstickungsangst, die ihr kaum noch Raum für das Leben mit ihrer Familie ließ. Sie wünschte, dass zur Vermeidung von Erstickungsgefühlen der Sauerstoff in einem medizinisch induzierten Tiefschlaf abgestellt werden solle, damit ihr Sterben seinen Lauf nehmen könne.

Der Stationsarzt bot ihr an, unter einer Sedierungsbehandlung den Sauerstoff abzusetzen. Frau K. besprach das Behandlungsangebot mit ihrem Ehemann, der Hausärztin, Freunden und Familienangehörigen und nahm es an.

Zusammen mit dem Stationsarzt entwarf sie ein Szenario des medizinischen Ablaufs, in dem sie den Beginn der Sedierung festlegte und dem Arzt auftrug, bei ausreichender Bewusstseinsreduktion den Sauerstoff abzustellen. Ihr war bewusst, dass der Todeseintritt möglicherweise früher erfolgen würde als unter einer fortgesetzten Sauerstoffbehandlung.

Zum geplanten Zeitpunkt begann der Stationsarzt eine Analgosedierung als intravenöse Kombinationsbehandlung von Diazepam und Morphin. Entsprechend der Medikamentenwirkung wurden die Pharmaka titrierend dosiert. Am 2. Tag der Sedierung wurde bei eingetretener Bewusstlosigkeit die Sauerstoffgabe sukzessive auf Null reduziert. Die Patientin entwickelte eine periphere und zentrale Zyanose, sie litt weder an Schmerzen noch an Atemnot. Am 5. Tag der Sedierung verstarb Frau K. ruhig im Beisein ihrer Familie und Freunde. Nachzutragen ist der Umstand, dass Frau K. mit Beginn der schweren Luftnot nahezu vollständig inappetent geworden war und kaum noch feste Nahrung und nur geringe Flüssigkeitsmengen zu sich genommen hatte. Während der Sedierung wurde sie mit 500 ml isotonischer Flüssigkeit zur Sicherung der Medikamentenzufuhr behandelt.

Aufgaben:

Lesen Sie bitte den vorliegenden Fall und beantworten Sie folgende Fragen in Einzelarbeit:

1. Welche Gefühle löst die Fallbeschreibung bei Ihnen aus?

2. Hätten Sie als verantwortlicher Arzt ebenso entschieden und gehandelt? Begründen Sie Ihre Antwort.

3. Bei welchen Symptomkonstellationen halten Sie eine Sedierung am Lebensende für ethisch gerechtfertigt?

4. In welchen Situationen würden Sie eine palliative Sedierung für sich selbst wünschen?

Literatur

- Wernstedt, Thela: Leitlinien und Empfehlungen im Klinikalltag am Beispiel der Palliativen Sedierung. In: Frewer, Andreas; Bruns, Florian (Hrsg.): Klinische Ethik. Konzepte und Fallstudien. Freiburg 2013
- EAPC (European Association for Palliative Care) Recommended Framework for the use of sedation in Palliative Care (2010) Z Palliativmedizin 11:112-122
- Kayser, H./ Kieseritzky, K.; Sittig, H.-B. (Hrsg.): Kursbuch Palliative Care, Bremen 2009
- Kloke, M./ Piribauer, M.: „Palliative Sedierung“ in Kloke, M./ Reckinger, K./ Kloke, O.: „Grundwissen Palliativmedizin“ Kap. 3.5 S.158-161, Ärzteverlag 2009
- Müller-Busch, H.-C: „Palliative Sedierung am Lebensende“ in „Kurzgefasste interdisziplinäre Leitlinien 2008, Diagnose und Therapie maligner Erkrankungen“ Deutsche Krebsgesellschaft (Hrsg.), Kap. N5, S. 340-343, 6. Auflage 2008
- Müller-Busch, H.-C.: Im Schlaf sterben – Möglichkeiten und Grenzen der palliativen Sedierung. 3. Palliativkongress Unna April 2008
- Simon, Alfred: „Sedierung am Lebensende - eine ethische Herausforderung“ Vortrag beim Forum Palliativmedizin, Berlin, 23.11.2007
- Radbruch, L./ Nauck, F.: „Terminale Sedierung“ in Aulbert, E./ Nauck, F./ Radbruch, L.: „Lehrbuch der Palliativmedizin“, Kap. 5.2, S. 1029-1035, 2. Aufl. 2007, Schattauer http://www.schattauer.de/fileadmin/assets/buecher/Musterseiten/978-3-7945-2361-0_kap5.pdf (geprüft 1.10.2013)
- Müller-Busch, H.-C./ Radbruch, L./ Strasser, F./ Voltz, R.: „Empfehlungen zur palliativen Sedierung“. Dtsch Med Wochenschr 2006; 131: 2733-6
- Beck, D.: „Ist terminale Sedierung medizinisch sinnvoll oder ersetzbar?“ Ethik Med 2004, 16:334-341
- Rothärmel, S.: Terminale Sedierung aus juristischer Sicht. Gebotener palliativmedizinischer Standard oder heimliche aktive Sterbehilfe? Ethik Med 2004, 16:349-357

Patientenverfügung –Vorsorgevollmacht - Betreuungsverfügung

Thomas Otten, Ruth Hermanns, Michael Begerow-Fischer

Problemaufriss

Einführung in das Thema

In Deutschland darf niemand gegen seinen Willen behandelt werden (einzige Ausnahme: die Behandlungsverweigerung ist Folge einer psychischen Erkrankung). Dieser - sich aus Artikel 2 des Grundgesetzes herleitende und auch strafrechtlich schon lange geklärte - Sachverhalt (sog.“Körperverletzungsdoktrin“)[142] ist vielen Menschen in unserem Land nicht deutlich. Dies zu wissen und sich zu vergegenwärtigen ist aber eine wichtige Grundvoraussetzung dafür, die Bedeutung des Themas Patientenverfügung richtig einordnen zu können. Die Patientenverfügung trifft Festlegungen für möglicherweise einmal in der Zukunft eintretende Situationen, in der ihr Verfasser dann nicht in der Lage ist, aktuell einer Behandlung zuzustimmen oder diese abzulehnen. Der Patientenwille bleibt auch beim Eintreten einer solchen Situation die Voraussetzung für einen medizinischen Eingriff (sowohl für die Aufnahme einer Behandlung, als auch für die Fortführung einer bereits begonnenen Behandlungsmaßnahme).

Allein auf dem Hintergrund dieses Sachverhalts, ergab sich auch vor dem Jahr 2009 schon die Verpflichtung des behandelnden Arztes, Patientenverfügungen bei anstehenden Behandlungsentscheidungen zu beachten.

Zum 1.9.2009 wurde dies jedoch im Kontext des Betreuungsrechts in das BGB aufgenommen (Drittes Gesetz zur Änderung des Betreuungsrechts, vereinfacht häufig auch als Patientenverfügungsgesetz bezeichnet).

Auch wenn dieses verabschiedete Gesetz in seinen wesentlichen Grundzügen die Regelungen festschreibt, die bereits vorher durch höchstrichterliche Rechtsprechung klargestellt waren, ist der Gewinn dieser Regelung sicher der, dass diese Klarheit nun leichter zu kommunizieren und zu verbreiten ist.

Die Bundesärztekammer hat ein halbes Jahr nach Inkrafttreten der gesetzlichen Regelung im April 2010 in ihren „Empfehlungen zum Umgang mit Vorsorgevollmacht und Patientenverfügung in der ärzt-

142 sh. dazu z.B. Baltz, Petra, Lebenserhaltung als Haftungsgrund, Berlin-Heidelberg 2010, 30

lichen Praxis"[143] zu einer bis dahin zu diesem Thema nie gegebenen Klarheit gefunden.

Nach Schätzungen des Bundesjustizministeriums im Jahre 2009 haben mehr als acht Millionen Bürger Deutschlands[144] eine Patientenverfügung verfasst. In den allermeisten Fällen wird der Hintergrund der sein, dass sich diese Menschen hinsichtlich der an ihrem Lebensende zu treffenden Entscheidungen nicht sicher sind, ob - im Falle der eigenen aktuellen Entscheidungsunfähigkeit - dann auch tatsächlich in ihrem Sinne gehandelt würde. Das darin oft sicher auch den Ärzten gegenüber zu Tage tretende Misstrauen scheint eine gewisse Berechtigung zu haben. Zwar sehr zugespitzt, aber von der Tendenz her nicht untypisch formulierte das der wohl renommierteste deutsche Herzchirurg Bruno Reichart 2007 in einem „Zeit"-Interview: „Wenn Patienten oder Angehörige von Patienten kommen und sagen, Herr Doktor, hier ist die Patientenverfügung, dann sage ich: Die können Sie ruhig in Ihrem Nachtkästchen lassen. Sie interessiert mich nicht." [145] Eine solche Meinung lässt sich nach der gesetzlichen Regelung nicht mehr vertreten.

Zwei Dinge werden an dieser ärztlichen Haltung deutlich: es bestand viel Unwissenheit und Unsicherheit bezüglich der Rechtslage zum Thema Patientenautonomie auf Seiten von medizinischem und auch pflegerischem Personal. Umfragen haben darüber hinaus ergeben, dass selbst bei den zuständigen Amtsrichtern große Unsicherheit hinsichtlich von Fragen der Erlaubtheit (und mehr noch: der Erforderlichkeit) von Behandlungsabbrüchen bestand, wenn die informierte (mutmaßliche) Zustimmung des Patienten nicht gegeben war.[146]

Auch nach der nun erfolgten gesetzlichen Regelung müssen gesamtgesellschaftlich erst noch Konzepte und Strukturen entwickelt werden, die es der Bevölkerung erleichtern und ermöglichen, sich die Vorsorgeinstrumente Patientenverfügung und Vorsorgevollmacht zu eigen zu machen. Diese Konzepte müssten darüber hinaus dazu führen, bei den Erbringern medizinisch-pflegerischer Leistung ein wertschätzendes Klima für diese Themen zu schaffen, so dass das Erfragen des Vorhandenseins einer Patientenverfügung und dann

---

143 Deutsches Ärzteblatt, Jg. 107, Heft 18, 7. Mai 2010, A877-A882

144 Pressemitteilung des Bundesministeriums der Justiz vom 18.06.2009

145 DIE ZEIT, 07.06.2007 Nr. 24

146 Schmitt, Eliu, Sterbehilfe –auf der Suche nach dem Kernproblem, in Forum Recht – Online-Ausgabe, 1/2007, http://www.forum-recht-online.de/hp/0701_schmitt.html, Zugriff: 31.10.2011

ggf. auch deren Berücksichtigung mehr und mehr zur Selbstverständlichkeit werden.

B Inhalt des Gesetzes

Wie sieht das Gesetz zur Patientenverfügung nun aus und was beinhaltet es?

Durch das zum 01.09.2009 in Kraft getretene (am 18.06.2009 vom Deutschen Bundestag verabschiedete) „Dritte Gesetz zur Änderung des Betreuungsrechts“ wurden die §§ 1901 a-c geändert bzw. neu in das BGB aufgenommen, § 1904 BGB wurde geändert. Zur Einordnung: das Ganze findet sich dort im Buch 4 (Familienrecht), Abschnitt 3 (Vormundschaft, Rechtliche Betreuung, Pflegschaft) Titel 2 (Rechtliche Betreuung). Der genaue Wortlaut der entsprechenden Paragraphen im Betreuungsrecht findet sich im Anhang.

Folgende substantielle Festlegungen finden sich dort:

Schriftlichkeit, Volljährigkeit

Um eine Patientenverfügung erstellen zu können, muss der Verfasser zum Zeitpunkt der Abfassung volljährig und „einwilligungsfähig“ (nicht zu verwechseln mit „geschäftsfähig“)[147] sein. Die Verfügung muss schriftlich vorliegen und muss Aussagen über bestimmte Untersuchungen des Gesundheitszustands, über Heilbehandlungen oder ärztliche Eingriffe treffen (§ 1901a Abs. 1 BGB). Weitere formale Kriterien (wie etwa Handschriftlichkeit oder notarielle Beglaubigung) sind nicht zu erfüllen. Eine PV kann sowohl aus einem ausgefüllten Vordruck („Formular-Verfügung“) als auch aus einem individuell erstellten Text bestehen. Wegen der möglichst differenziert vorzunehmenden Festlegungen ist jedoch bei Vordrucken sehr auf deren Qualität zu achten. Selbstverständlich sollte jede PV mit Unterschrift, Datum und Ort versehen sein.

Verbindlichkeit bei Zutreffen

Sofern die schriftlichen Festlegungen auf die aktuelle Lebens- und Behandlungssituation zutreffen, ist die Patientenverfügung absolut bindend.[148]

---

147 Geschäftsfähig ist derjenige, der rechtlich gültig Rechtsgeschäfte abwickeln kann. Einwilligungsfähig ist derjenige, der Art, Bedeutung und Tragweite einer ärztlichen Maßnahme erfassen kann. Fehlende Geschäftsfähigkeit bedeutet nicht notwendig auch fehlende Einwilligungsfähigkeit! So kann etwa auch eine unter gesetzlicher Betreuung stehende Person einwilligungsfähig sein.

148 Verschiedentlich wird die Auffassung vertreten, die Feststellung der gegebenen Anwendbarkeit einer vorliegenden Verfügung auf die aktuelle Situation könne nur der gesetzliche Vertreter (Bevollmächtigter oder Betreuer) des Nicht-Entscheidungsfähigen

Bedeutung der Rolle des gesetzlichen Vertreters

Sofern eine volljährige Person nicht in der Lage ist, ihre Dinge selber zu regeln, sieht das Betreuungsrecht zwei Formen der gesetzlichen Stellvertreterschaft vor.[149] Dabei handelt es sich entweder um den durch das Betreuungsgericht (bis August 2009: Vormundschaftsgericht) bestellten Betreuer oder um einen Bevollmächtigten. Dieser wird durch ein privatschriftliches Dokument ernannt.

Das neue Gesetz stellt in § 1901a Abs. 5, § 1901b Abs. 3 und § 1904 Abs. 5 BGB den Bevollmächtigten in seinen Kompetenzen ausdrücklich dem gerichtlich bestellten Betreuer gleich (einzige Ausnahme: die Nicht Einwilligung in eine lebenserhaltende Maßnahme bzw. die Einwilligung in den Abbruch einer solchen Maßnahme darf der Bevollmächtigte nur dann treffen, wenn ihn die Vollmacht ausdrücklich auch schriftlich dazu ermächtigt). Aus § 1896 (2) folgt sogar ein Vorrang des Bevollmächtigten: das Be-

---

treffen. Dies würde bedeuten, dass die Umsetzung des in einer PV niedergelegten Patientenwillens nie ohne einen gesetzlichen Vertreter erfolgen könnte.
Zum gegenwärtigen Zeitpunkt ist diese Fragestellung nicht abschließend beantwortet. In folgenden führen wir vier gewichtige Belege für die Position an, dass eine auf eine Situation evident anwendbare Patientenverfügung auch ohne gesetzlichen Vertreter umzusetzen ist.
1.) In der Gesetzesbegründung zu dem „Patientenverfügungsgesetz" („Drittes Gesetz zur Änderung des Betreuungsrechts") heißt es unter „e) Bindungswirkung der Patientenverfügung": „Enthält die schriftliche Patientenverfügung eine Entscheidung über die Einwilligung oder Nichteinwilligung in bestimmte Untersuchungen des Gesundheitszustandes, Heilbehandlungen oder ärztliche Eingriffe, die auf die konkret eingetretene Lebens- und Behandlungssituation zutrifft, ist eine Einwilligung des Betreuers in die anstehende ärztliche Behandlung nicht erforderlich, da der Betreute diese Entscheidung bereits selbst getroffen hat und diese für den Betreuer bindend ist. Diese gesetzliche Klarstellung ist erforderlich, weil zum Teil Rechtslehre und Rechtsprechung auch Patientenverfügungen, welche die konkrete Behandlungssituation betreffen, nur als ein Indiz für den Patientenwillen ansehen. Das wird dem das Betreuungsrecht prägenden Grundsatz der Erforderlichkeit nicht gerecht."
2.) Ebenso äußert sich die Bundesjustizministerin in ihrer Publikation „Patientenverfügung" (Berlin, Januar 2010) auf Seite 12. Eine einschlägige PV müsse unmittelbar vom Arzt beachtet werden.
3.) In den „Empfehlungen der Bundesärztekammer und der Zentralen Ethikkommission bei der Bundesärztekammer zum Umgang mit Vorsorgevollmacht und Patientenverfügung in der ärztlichen Praxis, in: Deutsches Ärzteblatt 107;2010, A877-882", wird auf Seite A 879 die Meinung vertreten, eine eindeutige PV binde den Arzt direkt.
4.) Auch der „Palandt", der Standardkommentar zum Bürgerlichen Gesetzbuch, stützt diese Auffassung (Palandt, Bürgerliches Gesetzbuch, Kurzkommentar, 69. Auflage, München 2010, unter Rdn. 24 zu Paragraph 1901 a).

149 In diesem Zusammenhang muss man wissen, dass es in Deutschland kein sog „Angehörigenvertretungsrecht" gibt, durch welches die Entscheidungsgewalt eines einwilligungsunfähigen Menschen, gewissermaßen automatisch auf dessen nächsten Angehörigen überginge. Schon gar nicht kann der Arzt stellvertretende Entscheidungen treffen.

treuungsgericht darf erst gar keinen Betreuer bestellen, wenn bereits eine wirksame Bevollmächtigung erfolgt ist.

Die Bedeutung und Kompetenz des Bevollmächtigten/Betreuers[150] wird sehr hervorgehoben. Er (und nicht etwa der Arzt) ist es, der zu prüfen hat, ob eine vorliegende PV auf die aktuelle Lebens- und Behandlungssituation zutrifft. Ist das der Fall, verpflichtet das Gesetz ihn geradezu dazu, „ dem Willen des Betreuten Ausdruck und Geltung zu verschaffen." (§ 1901a Abs. 1 BGB)

Vorgaben bei fehlender oder bei nicht unmittelbarer Anwendbarkeit

Sofern entweder keine Patientenverfügung vorliegt oder die in einer Verfügung getroffenen Feststellungen nicht die konkret vorliegende Situation abdecken, „hat der Betreuer (/Bevollmächtigte) die Behandlungswünsche oder den mutmaßlichen Willen des Betreuten festzustellen und auf dieser Grundlage zu entscheiden, ob er in eine ärztliche Maßnahme nach Absatz 1 einwilligt oder sie untersagt." (§ 1901a (2) BGB) Auch hier ist wieder der gesetzliche Vertreter und nicht der Arzt maßgeblich für die Behandlungsentscheidung!

Zwei Dinge sind dabei für den Bevollmächtigten/Betreuer von Bedeutung:

Behandlungswünsche des Betroffenen

Dabei handelt es sich um frühere mündliche oder schriftliche (jedoch nicht in einer Patientenverfügung fixierte) Äußerungen zu konkreten Behandlungsfragen. Mündlichen Aussagen haftet dabei jedoch in der Praxis häufig die Schwierigkeit an, diese auch glaubhaft zu machen.[151]

Mutmaßlicher Wille

Für die dafür geforderten konkreten Anhaltspunkte verweist das Gesetz auf „frühere mündliche oder schriftliche Äußerungen, ethische oder religiöse Überzeugungen und sonstige persönliche Wertvorstellungen des Betreuten". (§ 1901a Abs. 2 BGB)

---

150 wegen der gerade erwähnten vom Gesetz vorgenommenen ausdrücklichen Gleichstellung der Kompetenzen des Bevollmächtigten mit denen des Betreuers, wird im Folgenden i.d. Regel die Wortkombination: „Bevollmächtigter/Betreuer" verwendet.

151 In dem vielbeachteten Urteil des 2. Strafsenats des Bundesgerichtshofs vom 25.6.2010 (2 StR 454/09) zum Abbruch lebenserhaltender Behandlungen auf der Grundlage des Patientenwillens, wurde es von diesem als ausreichend angesehen, dass die Angehörigen der betroffenen Patientin sich „nur" auf deren früher mündlich geäußerten Behandlungswunsch berufen konnten.

Wie vorher dargelegt wurde, legt der Gesetzgeber zwar fest, dass eine Patientenverfügung konkret sein soll. An dieser Stelle wird auf der anderen Seite aber klar, dass auch mündliche oder insbesondere auch schriftliche Äußerungen in einer Patientenverfügung, die diese „strengen" Kriterien nicht erfüllen, durchaus eine sehr hohe und absolut behandlungsentscheidende und bindende Wirkung haben können.

Keine Reichweitenbeschränkung

Das Gesetz betont ausdrücklich die Möglichkeit einer ablehnenden Behandlungsentscheidung auch für Situationen (§ 1901a (3)), in denen der Tod nicht unmittelbar bevorsteht (das ist bedeutsam v.a. im Hinblick auf Menschen mit sog. „apallischem Syndrom" und im Zustand einer Demenz).[152]

Keine Verpflichtung zum Erstellen einer Verfügung

Die vorher teilweise geübte Praxis, die Errichtung einer Patientenverfügung zur Bedingung - etwa für eine Heimaufnahme - zu machen, wird im Gesetz ausdrücklich untersagt. (§ 1901a (4)).

Bedeutung der Indikationsstellung

Fast ein wenig versteckt, aber dennoch sehr bedeutsam, stellt das neue Gesetz im § 1901b (1) eine wichtige Reihenfolge der Entscheidungen dar, in dem es die vorgängige Bedeutung der ärztlichen Indikation hervorhebt. Es weist darauf hin, dass der Arzt zunächst zu prüfen hat, welche medizinisch-pflegerischen Maßnahmen im Hinblick auf den Gesamtzustand und die Prognose des Patienten überhaupt indiziert sind. Damit wird eine teilweise vorzufindende ärztliche Haltung unmöglich, die davon ausgeht, der Arzt handle immer dann richtig, wenn er alle zur Verfügung stehenden medizinischen Möglichkeiten ausschöpft. Der Hinweis auf die Indikation im Hinblick auf den „Gesamtzustand" und die „Prognose" macht dagegen deutlich, dass mit Blick auf das Patientenwohl immer auch die realistische Zielsetzung, der mögliche Erfolg und die Sinnhaftigkeit (aus Sicht des Patienten) einer Maßnahme in den Blick zu nehmen sind. „Allein die physiologische Wirkung einer bestimmten Maßnahme ist kein hinreichender Grund für deren Einsatz. Sie ist

152 Während der der Gesetzgebung vorangegangenen Diskussion war die Frage der sog. „Reichweitenbeschränkung" eines der heftig umstrittenen Themen. So lag dem Bundestag bei seiner Abstimmung im Juni dann auch ein konkurrierender Gesetzentwurf vor, der eine Reichweitenbeschränkung vorsah.

nur dann gerechtfertigt, wenn dadurch für den Patienten ein erstrebenswertes Behandlungsziel erreicht werden kann."[153]

Ohne dieses erstrebenswerte Behandlungsziel gibt es auch keine Indikation für eine Maßnahme. Dann aber gibt es für den gesetzlichen Vertreter des Patienten auch nichts zu entscheiden. Eine nicht sinnvolle Maßnahme entbehrt in der Regel jeder Rechtfertigung!

Die dieser Prüfung standgehaltenen Maßnahmen müssen dann vom Arzt mit dem Bevollmächtigter/Betreuer besprochen werden und auf dem Hintergrund des Patientenwillens erörtert werden. Dann erst kann (und muss) der gesetzliche Vertreter seine stellvertretende Entscheidung treffen.

Einbeziehung von Angehörigen

Sofern dies „ohne erhebliche Verzögerung" geht, sollen auch nahe Angehörige und Vertrauenspersonen angehört werden. (§ 1901b (2)

Rolle des Betreuungsgerichtes

Nur dann, wenn zwischen Bevollmächtigtem/Betreuer und Arzt kein Einvernehmen über die Entscheidung des Bevollmächtigten/Betreuers zu erzielen ist, muss das Betreuungsgericht den Abbruch oder die Nichtaufnahme einer lebensverlängernden Maßnahme genehmigen[154]. (§ 1904 (1))

Entscheidungen über Maßnahmen (riskante Behandlungen, Behandlungsabbruch) die das Leben des Patienten gefährden könnten, dürfen vom Bevollmächtigen nur dann getroffen werden, wenn ihn die Vollmacht ausdrücklich dazu berechtigt. (§ 1904 (5)). Hier ist die einzige Stelle im Gesetz, an der es ausdrücklich zwischen Betreuer und Bevollmächtigten unterscheidet.

Bedeutung von Vorsorgevollmacht und Wertvorstellungen

Das neue Gesetz stärkt in besonderer Weise die Rolle des „Bevollmächtigten". Jede erwachsene und geschäftsfähige[155] Person kann durch ein Schriftstück, für den Fall der eigenen Einwilligungsunfähigkeit eine andere Person als Stellvertreter benennen.

---

153 Vetter P. und Marckmann G., Gesetzliche Regelung der Patientenverfügung: Was ändert sich für die Praxis?, in Ärzteblatt Baden-Württemberg 09/2009, S.371

154 „Der Arzt ist [...] an die Vertreterentscheidung nur dann nicht gebunden, wenn dieser sich in offensichtlichen Widerspruch zum Patientenwillen setzt." Verrel, Torsten, Die Rolle des Rechts bei Behandlungsentscheidungen am Lebensende, in Praxisbuch Ethik in der Intensivmedizin, Berlin 2009, 84. Nur dann muss er das Betreuungsgericht einschalten.

155 s. dazu oben, Anm. 6

Das Gesetz stellt die bevollmächtigte Person ausdrücklich dem gerichtlich bestellten „Betreuer“ gleich. Das heißt: durch eine Vorsorgevollmacht kann der bürokratische und oft zeitverzögernde Aufwand einer gerichtlichen „Betreuer-Bestellung“ vermieden werden.

Der Bevollmächtigte ist immer gehalten, aus der Perspektive des Betroffenen zu entscheiden.

Eine Vorsorgevollmacht für den Gesundheitsbereich muss nicht notariell beurkundet sein. Man kann sie aber beim „Zentralen Vorsorgeregister“[156], das bei der Bundesnotarkammer geführt wird, registrieren lassen. Dadurch wird diese nicht verbindlicher oder „gültiger“, damit lässt sich aber - vor allem für alleinstehende Personen“ wichtig - sicherstellen, dass eine bevollmächtigte Person auch gefunden und eingeschaltet wird, da die Betreuungsgerichte - bevor sie tätig werden - erst beim Vorsorgeregister prüfen, ob die anstehenden Dinge nicht schon dadurch geregelt sind, dass eine Person bevollmächtigt wurde.

Von der Vorsorgevollmacht zu unterscheiden ist die sog. Betreuungsverfügung. Während man durch eine Vorsorgevollmacht unmittelbar eine konkrete Person ermächtigt, stellvertretende Entscheidungen zu treffen (in unserem Kontext für den Regelungsbereich: Gesundheitssorge / Pflegebedürftigkeit“, eventuell auch für die Bereiche: „Aufenthalt- und Wohnungsangelegenheiten“ und „Behördenangelegenheiten), ist eine Betreuungsverfügung ein im Vorhinein schriftlich fixierter Wunsch an das Betreuungsgericht, wen es - im Bedarfsfalle - zum gesetzlichen Vertreter (Betreuer) bestellen soll. Das Gericht ist an diesen Wunsch nicht absolut gebunden, wird in der Regel aber diese Person auch benennen. Der Ausschluss einer bestimmten Person, die also gerade nicht zum Betreuer bestellt werden soll, ist ebenfalls durch eine Betreuungsverfügung möglich.

Das Erstellen einer Vorsorgevollmacht macht eine Betreuungsverfügung überflüssig!

Der Vorteil der Vorsorgevollmacht gegenüber der Betreuungsverfügung wurde schon benannt: sie wirkt unmittelbar. Damit wird der (zum Teil mit wochenlangen Wartezeiten verbundene) „bürokratische Umweg“ über das Amtsgericht vermieden. Ein möglicher Nachteil ist jedoch: die mit einer Betreuung regelmäßig gegebene gerichtliche Überprüfung des Stellvertreterhandelns findet nicht statt. Das Gericht wird einen Bevollmächtigten nur dann überprüfen, wenn es bezüglich der Notwendigkeit der Kontrolle eines Bevollmächtigten durch eine dritte Person darauf hingewiesen würde. Das Instrument

156 www.vorsorgeregister.de

der Vorsorgevollmacht sollte also nur dann genutzt werden, wenn man sich der Vertrauenswürdigkeit der bevollmächtigten Person auch wirklich sicher ist.

Die gleichzeitige Bevollmächtigung mehrerer Personen für die Gesundheitssorge ist möglich. Dabei müsste aber bedacht werden, dass diese Beiden (oder Drei, ...) sich, bei einer evtl. Uneinigkeit, ggf. gegenseitig blockieren könnten. Die Bevollmächtigung wäre in diesem Falle wirkungslos!

Es ist jedoch möglich, eine Reihenfolge der Bevollmächtigten festzulegen. Diese sollte aber immer (eine Vollmachtsurkunde selber sollte i.d.R. keine Bedingung enthalten, da der Bevollmächtigte sonst u.U. erst das Erfüllen der Bedingung nachweisen müsste) in einem separaten Schreiben vorgenommen werden, von welchem der erste Bevollmächtigte dann nur bei Bedarf Gebrauch machen müsste.

Sich im Zusammenhang der Erstellung einer Patientenverfügung seiner eigenen Wertvorstellungen zu vergewissern und diese zu Papier zu bringen, hat sich - neben der Ernennung eines Bevollmächtigten - als zweite „flankierende Maßnahme" zur qualitativen Absicherung einer Patientenverfügung bewährt. Damit hat der gesetzliche Vertreter in den Situationen eine Orientierung für seine Entscheidungen, die in der Verfügung nicht genau beschrieben sind. Darüber hinaus kann er seine Überlegungen im Hinblick auf den Behandlungsfortgang den Ärzten gegenüber auch nochmals plausibler darlegen. Es wurde schon gesagt, dass das neue Gesetz, wenn der mutmaßliche Patientenwille ermittelt werden muss, dafür die persönlichen Wertvorstellungen des Betroffenen zum Maßstab macht. (§ 1901a Abs. 2 BGB)

C Auseinandersetzung mit Vorsorgevollmacht und Patientenverfügungen im Kontext des PJ

Beim Aufgreifen dieses Themenkomplexes mit PJ-Studenten ist davon auszugehen, dass auch bei ihnen die nach wie vor verbreitete Unsicherheit im Hinblick auf die Verbindlichkeit von Patientenverfügungen eine Rolle spielen wird. In der Regel werden die Studenten aus ihrem Krankenhausalltag wenig positive Erfahrungen mit diesem Instrument mitbringen. Erfahrungsgemäß erfährt das Thema deshalb aber auch eine große Aufmerksamkeit. Verstärkt wird diese teilweise noch durch ein persönliches (familiäres) Interesse, Informationen zu dieser Thematik zu sammeln. Deshalb kann es sinnvoll sein, auch Aspekte der konkreten Erstellung der Vorsorgeinstrumente in das Seminar einzubauen.

Konkrete Hinweise im Hinblick auf die Erstellung von VV und PV

Für die unmittelbare Umsetzung einer PV fordert das Gesetz die Übereinstimmung der schriftlich fixierten Festlegungen mit der aktuellen Lebens- und Behandlungssituation. Pauschale Formulierungen wie: „Ich möchte nicht an Schläuchen hängen", oder sogar nur die Worte: „Keine Beatmung", sind deshalb untauglich.[157] Zu empfehlen ist immer eine möglichst konkrete und differenzierte Beschreibung einer möglicherweise eintreffenden Situation und die dann dafür gewünschte oder abgelehnte Behandlungsmaßnahme (z.B.: „Angesichts meiner weit fortgeschrittenen ALS-Erkrankung weiß ich, wenn ich beatmungspflichtig würde, dass das unumkehrbare Endstadium meiner Krankheit erreicht wäre. Deshalb lehne ich eine Beatmung ab. Das gilt angesichts des eindeutigen Verlaufs dieser Krankheit auch für eine anders - etwa durch einen Infekt - verursachte Atemnot. Auch dann wünsche ich ausdrücklich keine Beatmung, sondern nur noch palliative Behandlungsmaßnahmen, die mir das Sterben erleichtern.").

Selbstverständlich sind auch positive Formulierungen möglich, z.B.: „Angesichts der Tatsache, dass meine Tochter und mein Sohn noch so jung sind, und dass ich so gerne noch für Sie als Vater da sein möchte, möchte ich alle indizierten und sinnvollen Therapien erhalten, solange eine (auch nur geringe) Aussicht auf Besserung und Heilung besteht."

Dass auch nicht unmittelbar anwendbare Patientenverfügungen wertvoll und zu beachten sind, und ihnen im Hinblick auf die Ermittlung von Behandlungswünschen und des mutmaßlichen Patientenwillens eine wichtige Bedeutung zukommt, wurde weiter oben unter B (siehe: „Vorgaben bei fehlender oder bei nicht unmittelbarer Anwendbarkeit") schon ausgeführt. Umso wichtiger ist beim Erstellen einer Patientenverfügung die Kombination mit einer Vorsorgevollmacht und das Aufschreiben der eigenen Wertvorstellungen. Die „Wertvorstellungen" können der Patientenverfügung in einer Art Prolog vorangestellt werden, oder sie werden als erklärender Bestandteil als Anlage beigefügt.

Entgegen einem weit verbreiteten Irrtum ist die regelmäßige Bekräftigung einer Patientenverfügung keineswegs eine Voraussetzung für deren Gültigkeit.

Sinnvoll ist es aber dennoch, sich regelmäßig - z.B. jährlich - nochmals mit der verfassten Verfügung zu beschäftigen und diese dann auch schriftlich zu bekräftigen, etwa in dem man den Satz unter die

Verfügung schreibt: Ich bestätige den Inhalt dieser PV ausdrücklich erneut! Datum, Unterschrift.

Praktische Tipps im Hinblick auf die Erstellung von Patientenverfügung und Vorsorgevollmacht finden sich in der Anlage: <Hinweisblatt Konkrete Empfehlungen Okt 10>

Lernziele

- Patientenverfügungen, Vorsorgevollmachten und Betreuungsverfügungen werden in ihrer unterschiedlichen Zielsetzung verstanden, bindende Aussagen für die Behandlung zu machen. Sie dienen der Wahrung der Autonomie der Patienten für den Fall, dass sie nicht mehr selbst einwilligungsfähig sein sollten.
- Die PJ-Student(-inn)en werden dennoch dazu ermutigt, solange wie möglich das direkte Gespräch mit dem Patienten zu suchen.
- Die angehenden Ärzte kennen die aktuelle Rechtslage.
- Es werden die Kriterien für die Validität von Patientenverfügungen verdeutlicht.
- Die PJ-Student(-inn)en sind sich über ihre eigene Einstellung gegenüber Patientenverfügungen und Vorsorgevollmachten bewusst und verstehen, welche Auswirkungen diese auf ihren Umgang mit Patientenverfügungen und Vorsorgevollmachten haben.
- Die PJ-Student(-inn)en werden angeregt, Modelle in verschiedenen Krankenhäusern zu erkunden und sie zu reflektieren bzw. gegebenenfalls nach Orientierungshilfen in den eigenen Häusern zu fragen.

Methodisch-Didaktische Umsetzungen

1. Einstieg ins Thema über Fallbeispiele

Gegebenenfalls sollten Kleingruppen gebildet werden. Jede Kleingruppe erhält einen Fall aus dem Materialteil zur Diskussion.

Fragen für die Bearbeitung:

1. Versuchen Sie, den (mutmaßlichen) Patientenwillen zu ermitteln?
2. Welche Personen bzw. Informationen brauchen Sie, um zu einer Entscheidung zu kommen?
3. Welche Therapieentscheidung entspricht Ihrer Fachkenntnis und dem Patientenwillen?

Veranschlagte Bearbeitungszeit in der Kleingruppe: ca. 20‘- 30‘
Anschließend: Vorstellung der Ergebnisse und Austausch im Plenum.
Ziel: Bei den PJ-Student(-inn)en soll ein Gespür für die Komplexität der Fragestellung und ein Interesse an der vertieften Beschäftigung mit den ethischen Fragen geweckt werden. Gegebenenfalls kann auch ein Widerspruch zwischen Patientenwillen und dem eigenen Wertbewusstsein thematisiert werden.

2. Vortrag über Patientenverfügung, Vorsorgevollmacht und Betreuungsverfügung

Information zur aktuellen rechtlichen Bedeutung von Patientenverfügungen im Rahmen des Betreuungsrechts, entsprechend der im Problemaufriss genannten Grundlagen. Möglichkeit für Rückfragen von Studenten.

3. Diskussion zur Frage: „Was verstehe ich unter Einwilligungsfähigkeit?“

Fallbeispiel: Eine über 8o-jährige Dame, die ihr Leben lang eine schlanke, fast dürre Statur hatte, ist schwerhörig und hat aufgrund einer Sehbehinderung dicke Brillengläser, die leicht einen einfältigen Eindruck vermitteln können. Nach einer akuten Einweisung in ein Krankenhaus wird sie von einem Arzt mit dem sog. „Uhrentest“ untersucht und aufgrund des von ihrer Sehbehinderung beeinträchtigten Ergebnisses und des Eindrucks, dass sich der Arzt nicht mit ihr verständigen kann, als dement eingestuft. Demzufolge lässt dieser Arzt ihr einen Betreuer bestellen. Der Betreuer besucht die Dame im Krankenhaus und ordnet aufgrund des nach seiner Ansicht schlechten Ernährungszustands eine künstliche Ernährung an, nachdem sich die Dame mehrfach weigert, mehr zu essen. Ins Pflegeheim zurückverlegt begegnet ihr wieder der Hausarzt. Ihm gegenüber erklärt sie deutlich vernehmbar und orientiert, dass sie diese Behandlung eigentlich ablehnt und nicht versteht, warum sie entmündigt worden sei. Sie habe einfach genug vom Leben und wolle nicht künstlich ernährt werden.

Aufgabenstellungen:

Wie beurteilen Sie das Vorgehen des KH-Arztes in diesem Fall? Diskutieren Sie anhand dieses Falles die Frage, wo für Sie selbst Kriterien für die Festlegung einer Einwilligungsunfähigkeit liegen. Dabei können Sie sich auf die unten angebotenen Definitionen der Einwilligungsfähigkeit stützen.

> Einwilligungsfähig ist, wer Art, Bedeutung und Tragweite (Risiken) der ärztlichen Maßnahme erfassen kann. (BGH NJW 1972, 335; OLG Hamm FGPrax 1997, 64)
>
> Einwilligungsfähigkeit für ärztliche Leistungen liegt vor, wenn der Patient über die Fähigkeit verfügt, das Wesen und die Tragweite des ärztlichen Eingriffs für Körper, Beruf, und Lebensglück zu ermessen und danach selbstverantwortlich Entschlüsse zu fassen.

Aus: www.charite.de/psychiatrie/lehre/rechtsgr.pdf, ein Positionspapier der pychiatrischen Abteilung der Charité

Wie ist ein Wunsch nach Behandlungsabbruch bei einer beginnenden Demenz zu bewerten?

4. Vorstellung und Diskussion des Films – „Schalt mich ab“

In der Reihe „Gott und die Welt“ produzierte der WDR 2009 eine halbstündige Fernsehsendung in Kooperation mit dem Marienkrankenhaus in Köln Mitte zu Facetten des Umgangs mit Patientenverfügungen in der Praxis. Der Film ist anschaulich und kann zur Diskussion anregen, stellt aber manche Sachverhalte nicht ganz korrekt dar. Er sollte deshalb beim Verwenden entsprechend kommentiert werden.

Die Aussprache über den Film könnte sich an folgenden Fragen orientieren.

Wie bewerten Sie die Gesprächsbeiträge im Rahmen der in dem Film gezeigten ethischen Fallbesprechung im Hinblick auf die dort behandelte ethische Fragestellung? (z.B.: Handelt es sich bei dem Wunsch der Patientin um eine Frage nach aktiver Sterbehilfe, wie der eine Arzt es umschreibt?)

In der Szene, in der an den Leitlinien zum Umgang mit Patientenverfügungen gearbeitet wird, werden verschiedene Haltungen zum Verfassen einer eigenen Patientenverfügung deutlich. Wie stehen Sie selbst dazu? Welche Argumente sprechen für sie dafür, welche dagegen?

Wie wird mit Patientenverfügungen in der eigenen Klinik umgegangen?

5. Auswertung und Aussprache zu einer statistischen Erhebung von Dr. Stephan Sahm zur Frage, von wem die Initiative zum Ansprechen des Themas erwartet wird.

Die Nachfrage, ob ein Patient bereits eine Patientenverfügung verfasst hat oder ob er eine verfassen möchte, wird in der Regel als sensible Frage wahrgenommen, wenn nicht sogar als Tabubruch. Dann besteht die Gefahr, dass der Patient zwar vage Vorstellungen von seinen Wünschen hat, diese aber keinem der Mitmenschen in seinem Umfeld bekannt sind. Sinn dieser Aufgabe ist es, eigenes Rollenverständnis und Rollenerwartungen miteinander ins Gespräch zu bringen.

6. Einheit „Patientenverfügung, Vorsorgevollmacht, Betreuungsverfügung" für PJ-Ethik-Seminar (3 Zeitstd.)

Es empfiehlt sich, das Thema in Zusammenhang mit den Themenblöcken „Begrenzung von Behandlung am Lebensende, Unterscheidung: „aktive, indirekte, passive Sterbehilfe" und „Ethische Fallbesprechung" als Instrumentarium zur Klärung komplexer ethischer Situationen zu behandeln.

Patientenverfügung, Vorsorgevollmacht, Betreuungsverfügung: Sammeln unter 3 Rubriken, was dazu bekannt ist (15 min.)

Gruppenarbeit 4-5 TN, 20 Min.:

- Vergleich von 2 Formularsätzen z.B. Malteser Trägergesellschaft, Ärztekammer Nordrhein
- Beschreiben von Kärtchen zu wesentlichen Unterscheidungsmerkmalen.

Plenum (20-30 Min.):

- Sammeln der unterscheidenden Merkmale im Plenum an Pinwänden
- Unklarheiten klären
- Input zu wichtigen Merkmalen von Patientenverfügung, Vorsorgevollmacht und Betreuungsverfügung

Einzelarbeit: (15 Min.):

- Ausfüllen einer Verfügung für sich selbst (wird nicht veröffentlicht!)

Plenum(15-20 Min.):

- Austausch,
- Diskussion: Was ging leicht, was war schwierig beim Ausfüllen?
- Welche Fragen, Gedanken sind bei der Beschäftigung aufgetaucht.
- Was vermuten Sie, bewegt Menschen, sich dieser Beschäftigung/dem Ausfüllen zu stellen?

Plenum:

Input und Diskussion Vorstellen einer Verfahrensanweisung „Umgang mit Patientenverfügungen“: Was finden Sie an einer solchen Verfahrensanweisung nützlich, was problematisch für Ihren Umgang mit Patientenverfügung, Vorsorgevollmacht und Betreuungsverfügung?

Arbeitsmaterialien

Fallbeispiele für den Einstieg ins Thema

Fall 1:
Seit drei Jahren befand sich die damals 70-jährige Frau F. in der Pflegeabteilung eines Heimes. Zum Betreuer für den Bereich Gesundheitsfürsorge war ihr Sohn S. bestellt. Frau F. wurde im Heim ärztlich von dem Arzt Dr. A. betreut. Frau F. litt an einem ausgeprägten hirnorganischen Psychosyndrom im Rahmen einer präsenilen Demenz mit Verdacht auf Alzheimer-Krankheit. Bei einem vor zweieinhalb Jahren erlittenen Herzstillstand wurde aus Vorsicht ein Notarzt gerufen. Nach der anschließenden Reanimation war sie schwerst cerebral geschädigt. Da die Irreversibilität der Schädigung zum damaligen Zeitpunkt nicht zweifelsfrei feststellbar war, willigte der Sohn zunächst in eine künstliche Ernährung ein (zunächst Nasensonde, dann PEG), auf die sie aufgrund der aufgetretenen Schluckunfähigkeit angewiesen war. Frau F. war seit dem Ende des ersten Jahres im Heim nicht mehr ansprechbar, geh- und stehunfähig und reagierte auf optische, akustische und Druckreize lediglich mit Gesichtszuckungen oder Knurren. Kürzlich wandte sich der Sohn an Dr. A. und schlug ihm vor, den Zustand der Patientin, bei dem keine Besserung zu erwarten sei, dadurch zu beenden, dass die Sondenernährung eingestellt und lediglich Tee verabreicht werden sollte. Er habe sich mit Freunden und Verwandten beraten und bei seiner Entscheidung spiele auch eine Rolle, dass seine Mutter ihm gegenüber vor 8-10 Jahren, nachdem sie in einer Fernsehsendung einen Pflegefall mit Gliederversteifung und Wundliegen gesehen hatte, geäußert habe, so wolle sie nicht enden.

Fragen für die Bearbeitung:

1. Versuchen Sie den (mutmaßlichen) Patientenwillen zu ermitteln?
2. Welche Personen bzw. Informationen brauche ich, um zu einer Entscheidung zu kommen?
3. Welche Therapieentscheidung (Berücksichtigung von Indikation und Prognose) entspricht meiner Fachkenntnis und dem Patientenwillen?

Fall 2:
Die 57 Jahre alte Rosa F. leidet seit drei Jahren an einer amyotrophen Lateralsklerose. Es handelt sich um eine Systemerkrankung des Rückenmarks, die unheilbar ist; sie trotzt jeglicher ärztlichen Behandlung und endet im Durchschnitt nach etwa 3 Jahren mit dem Tode in Folge von Atemlähmung. Seit einem Jahr weiß die Erkrankte, wie es um sie steht. Sie weiß auch, dass das unaus-

weichliche Ende der Krankheit die Atemlähmung ist. In vielen Gesprächen mit dem Ehemann und dem Sohn hat sie geäußert, bei Eintritt der Atemlähmung wolle sie auf keinen Fall künstlich beatmet werden; sie wolle dann sterben. Im Laufe des heutigen Tages setzte die Atmung zeitweise ganz aus. Die Erkrankte röchelte und verlor das Bewusstsein, weshalb sie mit dem Rettungswagen ins Kreiskrankenhaus gefahren wurde. Die Erkrankte wurde sofort auf die Überwachungsstation gebracht.

Fragen für die Bearbeitung:

1. Versuchen Sie den (mutmaßlichen) Patientenwillen zu ermitteln?
2. Welche Personen bzw. Informationen brauche ich, um zu einer Entscheidung zukommen?
3. Welche Therapieentscheidung (Berücksichtigung von Indikation und Prognose) entspricht meiner Fachkenntnis und dem Patientenwillen?

Fall 3:
Herr P., 69 Jahre alt, unverheiratet, keine Kinder, alleinlebend, wird mit dem RTW in die Notfallambulanz eines großen Krankenhauses eingeliefert. Er ist bewusstlos. Ein CT des Schädels zeigt eine in der linken Hirnhälfte lokalisierte ausgedehnte Blutung. Die kurze Zeit nach dem RTW im Krankenhaus eintreffende Frau K. (s.u.) kann aufgrund verschiedener Indizien ziemlich sicher rekonstruieren, dass Herr P. am Vortag morgens im Bad zusammengebrochen sein muss und dort mehr als 24 Stunden alleine und unversorgt gelegen hat. Wegen des langen Zurückliegens des Ereignisses, und aufgrund der Tatsache, dass die linke Hirnhälfte betroffen ist, kommt eine Operation nicht in Frage, da eine weitere Schädigung des Sprach- und Sehzentrums zu befürchten wäre. Es wird lediglich eine Drainage zur Druckentlastung in den Schädel gelegt. Herr P. wird sodann beatmet auf die neurochirurgische Intensivstation der Klinik gelegt.

Zur Stabilisierung der Herzfunktion erhält er ein Digitalispräparat sowie einen Betablocker. Zu Anfang in niedriger Dosierung gegebene Katecholamine können nach wenigen Tagen ganz abgesetzt werden. Aufgrund einer fraglichen Lungenentzündung wird Herr P. antibiotisch behandelt. Außer einer Augenoperation, 4 Jahre zuvor, sind keine größeren Vorerkrankungen oder -schädigungen bekannt.

Herr P. ist katholischer Priester und lebt seit seiner Pensionierung vor ca. 3 Jahren ziemlich zurückgezogen in einer kleinen Dienstwohnung der Kirchengemeinde, in die er nach seinem Ruhestandseintritt gezogen ist. Er steht in dieser Gemeinde gelegentlich dem

Gottesdienst vor. Ansonsten führt er bewusst ein sehr zurückgezogenes Leben. Persönlichen Kontakten in die Gemeinde steht er eher zurückhaltend gegenüber. Einladungen lehnt er eher ab. Gelegentlich nimmt er jedoch an regionalen nachmittäglichen Priestertreffen teil. Er unterhält eine freundschaftliche Beziehung zu einem früheren Kollegen (Herr T.) mit dem er sich alle 4-6 Wochen zum Essen verabredet. Außerdem gibt es eine Freundschaft mit einem Ehepaar (Eheleute K.) seines Alters, ebenfalls aus einem früheren Kontext. Diese halten von sich aus sehr regelmäßig Kontakt zu ihm (tägliche Telefonate), mit diesen verbringt er schon seit Jahren auch seinen Jahresurlaub. An Verwandtschaft gibt es lediglich eine ca. 10 Jahre jüngere Cousine. Die monatlichen Besuchstreffen mit ihr sollen nicht sehr tiefgehend persönlich sein. Herr P. ist insgesamt sehr zufrieden, wenn er seine Ruhe hat und man ihm seine Privatsphäre lässt. Er liest dann sehr viel, vor allem philosophische und theologische Fachliteratur. Er galt immer als ein „sprachgewaltiger" Mensch. Seit ungefähr zwei Jahren hat Herr P. sich des Öfteren mit der Erkrankung eines deutlich jüngeren Kollegen beschäftigt, der seit einer Hirnblutung und anschließender Therapie und Reha in einer Pflegeeinrichtung für Wachkomapatienten liegt. Vor allem Frau K. gegenüber äußert er seine Betroffenheit über die Situation des jüngeren Kollegen. Sowohl zu ihr, aber auch zu Herrn K. und Herrn T. sagt er mehrmals, dass er in einem vergleichbaren Fall nicht künstlich im Leben gehalten werden wolle. Sie unterhalten sich auch darüber, dass am besten eine schriftliche Patientenverfügung anzufertigen sei. Er fasst zwar den Vorsatz – zur Umsetzung dieses Planes kommt es aber nicht. Die Beschreibungen seiner Einstellung zu dieser Krankheitsproblematik durch seine Freunde und seine Cousine gegenüber den Ärzten (und weiteren beteiligten Personen der Intensivstation) werden als sehr glaubwürdig erlebt. Obwohl alle sedierenden Medikamente längst abgesetzt sind, ist überhaupt keine Entwicklung im Hinblick auf Reaktionen von Herrn P auf Außenreize zu erkennen. Es scheint, als würde sein Zustand auf den eines Wachkomas zulaufen.

Alle Beteiligten erleben das angesichts der Kenntnis seiner Einstellung zu diesem Krankheitsbild als sehr bedrückend. Man entschließt sich, eine ethische Fallbesprechung einzuberufen um das weitere Vorgehen abzusprechen. Diese wird am 13. Tag seines Klinikaufenthaltes durchgeführt.

Zu diesem Zeitpunkt ist er noch voll von der Maschine beatmet, die Drainage liegt noch, die Antibiotika stehen kurz vor der Absetzung, da die Infektionsthematik keine Rolle mehr spielt.

Fragen für die Bearbeitung:

1. Versuchen Sie den (mutmaßlichen) Patientenwillen zu ermitteln?
2. Welche Personen bzw. Informationen brauche ich, um zu einer Entscheidung zu kommen?
3. Welche Therapieentscheidung (Berücksichtigung von Indikation und Prognose) entspricht meiner Fachkenntnis und dem Patientenwillen?

Arbeitsblatt zum Thema „Wer spricht das Stichwort Patientenverfügung an"

Schaubild zur Präferenz für Personen, von denen die Initiative für das Abfassen einer Patientenverfügung ausgehen sollte
Aus: Sahm, Stephan: Sterbebegleitung und Patientenverfügung.

	Patienten	gesunde Kontroll-personen	Pflegen-de	Ärzte	*p*
nur von den Betroffenen	18.3/81.6 (n=98)	11.1/88.8 (n=99)	24.0/76.0 (n=100)	14.0/86.0 (n=100)	*n.s.*
Ärzte, wenn die es für richtig erachten	60.2/39.8 (n=98)	61.6/38.3 (n=99)	58.0/42.0 (n=100)	78.7/21.2 (n=99)	< *0.001*
Ärzte, routine-mäßig	27.0/72.9 (n=96)	46.4/53.5 (n=99)	27.0/73.0 (n=100)	17.0/83.0 (n=100)	< *0.01*
Angehörige	44.2/55.7 (n=95)	46.4/53.5 (n=99)	54.0/46.0 (n=100)	64.0/36.0 (n=100)	<*0.05*
Seelsorger	11.5/88.4 (n=95)	15.1/84.8 (n=99)	31.0/69.0 (n=100)	39.0/61.0 (n=100)	< *0.001*
Laien	4.2/95.7 (n=95)	5.0/94.9 (n=99)	11.0/89.0 (n=100)	18.0/82.0 (n=100)	< *0.005*

Die vordere Zahl bezieht sich auf die Zustimmungen (Antwort: ja), die hintere Zahl auf die Ablehnungen (Antwort: nein).

Die Tabelle lässt sich folgendermaßen lesen:
Jeweils einer Gruppe von Patienten, gesunden Kontrollpersonen, Pflegenden und Ärzten wurde die Frage gestellt, ob sie von den in der Tabelle links aufgeführten Personen auf das Verfassen oder Vorliegen einer eigenen Patientenverfügung angesprochen werden wollen oder nicht. Von den 100 befragten Pflegenden äußerten beispielsweise 54, sie würden von ihren Angehörigen auf eine Patientenverfügung angesprochen werden wollen, die anderen 46 wollten nicht von ihren Angehörigen angesprochen werden. Ein zweites Beispiel: Aus der Gruppe der 95 befragten Patienten wollten 11.5 % der Befragten von einem Seelsorger darauf angesprochen werden, während sich dies unter den befragten Ärzten 39% vorstellen können.

1. Werten Sie die Tabelle nach folgenden Fragen aus:

- Von wem erwarten Patienten in der Regel am ehesten, auf die Möglichkeit einer Abfassung einer Patientenverfügung angesprochen zu werden?

- Von wem erwarten das die Patienten eher nicht?
- Vergleichen Sie die Antworten von Seiten der Ärzte mit Antworten von Seiten der Patienten. Wo liegen Unterschiede, wo Gemeinsamkeiten?
- Was hätten Sie so erwartet, was überrascht Sie?

2. Welche Konsequenzen ergeben sich für Sie für Ihre eigene Praxis?

Bedenken Sie dabei auch die institutionellen Konsequenzen, die es hätte, wenn institutionell vorgesehen wird, dass die Ärzte von sich aus die Initiative nehmen sollen, das Thema Patientenverfügung anzusprechen.

Material 1: Verfahrensanweisung zum Umgang mit Vorsorgevollmacht, Patientenverfügung, Betreuungsverfügung des St. Elisabeth-Krankenhauses in Köln Lindenthal

Verfahrensanweisung
Umgang mit Vorsorgevollmacht, Patientenverfügung; Betreuungsverfügung - Gesamtgesetzestext BGB 1901a/b, 1904, 1906

3. Entwurf der Unter-AG KEK: Ute Ganz, Wolfgang Jacobs, Ruth Hermanns, Nils Kosse; gez. Ruth Hermanns am 09.06. 2010

Der Gesetzgeber hat der Autonomie des Patienten oberste Priorität eingeräumt. Jede gültige Patientenverfügung ist bindend für die Behandlung des Patienten. Der Bezug zur aktuellen Situation muss gegeben sein. Aktuelle Willensbekundungen des Patienten sind in jedem Falle ebenfalls zu berücksichtigen, soweit sie nicht den Tatbestand der aktiven Sterbehilfe erfüllen.*(Link zu § 1901a und zu Orientierungshilfe „Aktive-passive-indirekte Sterbehilfe")

1. Definitionen:
Patientenverfügung
Darunter versteht man eine schriftliche Willensäußerung, mit der jemand festlegt, in welcher Weise er medizinisch behandelt werden möchte, falls er aus gesundheitlichen Gründen nicht mehr selbst zustimmungsfähig sein sollte. (Kommission „Ethik und Recht in der modernen Medizin" des Deutschen Bundestages)

Vorsorgevollmacht:
Mit der Vorsorgevollmacht wird ein Dritter ermächtigt, an der Stelle des einwilligungsunfähigen Patienten in dessen Sinne und nach dessen Willen zu entscheiden und diesen (z.B. in der Patientenverfügung verfügtem) Willen gegenüber Ärzten und Pflegepersonal durchzusetzen. (Franziska-Schervier-Altenpflegeheim 2008)

Betreuungsverfügung:
Mit einer Betreuungsverfügung spricht ein Patient nur einen namentlichen Vorschlag aus als Empfehlung für das Amtsgericht, für den Fall, dass er einwilligungsunfähig ist und eine amtliche Betreuung braucht.

2. Kriterien für die Gültigkeit
Patientenverfügung, Vorsorgevollmacht und Betreuungsverfügung unterliegen nicht der Formpflicht: daher gibt es ganz unterschiedliche Formulare oder auch formlose Schreiben, d.h. jede schriftliche Form ist somit gültig.

- Eine ausdrückliche Formulierung der eigenen Einwilligungsfähigkeit („im Vollbesitz meiner geistigen Kräfte", „nach reiflicher Überlegung" o.ä.) sollte enthalten sein, es kann (muss aber nicht) auch ein Zeuge diese Aussage schriftlich abgeben. Für eine Patientenverfügung muss die Einwilligungsfähigkeit bei Abfassung gegeben sein. (Einwilligungsfähig ist, wer Art, Bedeutung und Tragweite der ärztlichen Maßnahmen (Risiken) erfassen kann.) Für die Vorsorgevollmacht/ Betreuungsverfügung muss die Geschäftsfähigkeit bei Abfassung gegeben sein. (Geschäftsfähig ist, wer seine Willenserklärungen oder rechtsgeschäftlichen Handlungen selbst beurteilen und verstehen und damit Geschäfte wirksam abschließend kann.)
- Eigenhändige Unterschrift und Datum (einmalig, muss nicht aktualisiert sein!)
- Alter bei Abfassung im Zustand der Einwilligungsfähigkeit: ab 18 Jahre
- Benennung konkreter Situationen und Wünsche
- PV/VV/BV müssen nicht notariell beglaubigt sein (VV nur bei Verfügung über Immobilienbesitz)
- Es können auch mehrere Personen benannt sein
- Voraussetzung für die Gültigkeit einer Patientenverfügung ist die eingetretene Einwilligungsunfähigkeit, bis dahin sind die aktuellen Wünsche mit dem Patienten zu besprechen

3. Ziel und Zweck

In einer Patientenverfügung festgehaltene Patientenwünsche bzgl. der Behandlung werden vor Behandlung in Erfahrung gebracht und bei der Behandlung respektiert.

Die in der Patientenverfügung benannten Wünsche können jederzeit vom Patienten durch mündliche Äußerungen verändert bzw. widerrufen werden.

Ethisch ist geboten, der individuellen Würde des Patienten Rechnung zu tragen und dem Patienten alle verfügbaren Möglichkeiten der Linderung von Leiden anzubieten.

4. Anwendungsbereich

Notfallambulanz, alle Stationen und Funktionsbereiche bzgl. aller stationären Patienten

5. Beschreibung des Ablaufs

- Legt ein Patient eine Patientenverfügung /Vorsorgevollmacht vor, wird vom Arzt oder Pflegenden die entsprechende Rubrik im Pflegeanamnesebogen angekreuzt.

- Eine Kopie wird vom Mitarbeiter der Pflege in die Akte eingelegt.
- Vor therapeutisch wichtigen Entscheidungen (spätestens im Aufklärungsgespräch vor OP) nimmt der Arzt einen Abgleich mit dem in der Patientenverfügung beschriebenen Willen und dem aktuellen mündlich bekundeten Willen des Patienten vor. Der Abgleich wird vom Arzt in der Kurve dokumentiert.
- Bei unklaren Situationen bzw. Unklarheiten über den Willen des Patienten für die betreffende Situation erfolgt ein Gespräch Arzt mit Patient und ggf. Angehörigen zur Ermittlung des Patientenwillens für diese Situation, bei Bedarf mit Beteiligung der Pflege. Beim nicht einwilligungsfähigen Patienten ist dieses Gespräch mit dem Bevollmächtigten/Betreuer zu führen.
- Die Ergebnisse dieser Gespräche werden in der Patientenakte dokumentiert.
- Bei Verlegung auf Intensivstation wird der in der Patientenverfügung beschriebene Wille vom dort behandelnden Arzt erneut mit Patient und/oder Bevollmächtigtem abgeglichen. (Zuständigkeit für operative Patienten geht an Anästhesie über; Patienten der Inneren Medizin bleiben in dieser Zuständigkeit)
- Zur Berücksichtigung aller erforderlichen Aspekte sollte bei diesem Gespräch ein Vertreter des Pflegeteams anwesend sein. Die Ergebnisse werden in der Patientenakte dokumentiert.
- Zu jedem Zeitpunkt des Behandlungsverlaufs kann bei unklaren oder unterschiedlich eingeschätzten Situationen (von jedem unmittelbar an der Behandlung beteiligten Mitarbeiter) eine ethische Fallbesprechung einberufen werden. *(Link Organisation Ethische Fallbesprechung)
- Legt ein Patient eine Betreuungsverfügung vor, ist bei Einwilligungsunfähigkeit des Patienten ein Betreuungsantrag beim Amtsgericht zu stellen und die Kopie der Betreuungsverfügung mit einzureichen. Das Amtsgericht erteilt nach Prüfung schriftlich den namentlichen Auftrag für die Betreuung. Eine gesetzliche Betreuung braucht nicht beantragt zu werden für die Lebensbereiche, für die eine Vorsorgevollmacht ausgestellt wurde.

6. Dokumentation
Vermerk des Vorhandenseins Patientenverfügung/ Vorsorgevollmacht im Pflegeanamnesebogen durch Arzt oder Pflegenden (Ankreuzen der entsprechenden Rubrik)

Einlegen der Kopie in Patientenakte durch Pflegepersonal

Dokumentation der Ergebnisse des Gesprächs über den Patientenwillen in Patientenakte mit Arztsignatur

7. Hinweise und Anmerkungen
s. auch Empfehlungen der Bundesärztekammer und der Zentralen Ethikkommission bei der Bundesärztekammer zum Umgang mit Vorsorgevollmacht und Patientenverfügung in der ärztlichen Praxis www.bundesaerztekammer.de/page.asp?his=0.7...

9. weitere Unterlagen
- Malteser Trägergesellschaft (MTG): www.malteser.de/1.14.../1.14.08.../patientenverfuegung_web.pdf
- Bundesministerium der Justiz: www.**bmj.bund.de**/.../**Patientenverfuegung**_oe.html
- Christliche Patientenverfügung (liegt noch nicht in Neufassung vor) www.**dbk**.de/schriften/data/3625
- Sammlung aller aktuellen Patientenverfügungs- und Vorsorgevollmachtsformulare unter www.medizinethik.de

10. Anlagen
Schriftliche Orientierungshilfe für den Umgang mit Patientenverfügung, Vorsorgevollmacht, Betreuungsverfügung

Material 2: Erläuterungen zur christlichen Patientenvorsorge

Sie ist das der neuen Gesetzeslage angepasste Nachfolgemodell der früheren „Christlichen Patientenverfügung" und wurde erstellt von der Deutschen Bischofskonferenz, dem Rat der ev. Kirche Deutschlands und der Arbeitsgemeinschaft christlicher Kirchen in Deutschland.

Sie unterscheidet sich in der Titulatur und der Gestaltung von anderen Patientenverfügungs- und Vorsorgevollmachtsformularen in folgenden Punkten:

- Vorsorgevollmacht und Betreuungsverfügung sind der Patientenverfügung vorangestellt. Dies geschieht aus der Absicht, dass deutlich wird, es braucht einen Menschen, der die Inhalte der Patientenverfügung kennt, Gespräche mit dem Patienten über seine Motive und Wünsche geführt hat und diesen damit auch in der gegebenen Situation zur Umsetzung verhelfen kann.
- Die Vorsorgevollmacht ist auf die Bereiche Gesundheitssorge und Unterbringungsrecht („Gesundheits- und Aufenthaltsangelegenheiten") begrenzt, die zur Umsetzung der Patientenverfügung als ausreichend betrachtet werden.
- Daher ist eine Betreuungsverfügung angehängt, auf der ein Vorschlag einer Person gemacht werden kann, die dann vom Amtsgericht mit der Betreuung bzgl. der anderen Rechtsbereiche (Finanzen etc.) beauftragt werden kann im Falle der Geschäftsunfähigkeit des Patienten.
- Die Patientenverfügung begrenzt im Formular die Reichweite der Patientenverfügung auf das Endstadium einer unheilbar tödlich verlaufenden Erkrankung und des unmittelbaren Sterbeprozesses. Andere Situationen (schwere Hirnschädigung, Wachkoma, Demenz) werden als Textbausteine in der Broschüre vorgehalten, müssen aber, wenn gewünscht, handschriftlich eingefügt werden in das Formular unter Punkt 4 „Raum für ergänzende Verfügungen".

Damit möchten die Herausgeber die Reflexion der gravierenden Konsequenzen und des Ausmaßes der Verfügbarkeit über menschliches Leben und Sterben anregen – da es sich in diesen Fällen nicht um Erkrankungen handelt, die nicht absehbar zum Sterben führen.

Literatur

Holch, Christiane, Hältst du Schmerzen aus? Willst Du Schläuche?, in Chrismon 11,2010, S. 12-19.

Mieth, Dietmar: Grenzenlose Selbstbestimmung? Der Wille und die Würde Sterbender, Düsseldorf 2008.

Sahm, Stephan: Sterbebegleitung und Patientenverfügung – Ärztliches Handeln an den Grenzen von Ethik und Recht, Frankfurt a.M., 2006.

Schockenhoff, Eberhard,´(Hg.), Zeitschrift für medizinische Ethik:
Heft 2/2008 – Entscheidungen am Lebensende
Heft 4/2009 – Selbstbestimmung am Ende des Lebens

Verrel, Torsten, Die Rolle des Rechts bei Behandlungsentscheidungen am Lebensende, in Salomon, Fred (Hrsg.), Praxisbuch Ethik in der Intensivmedizin, Berlin 2009, 75-88.

Vetter, Petra/ Marckmann, Georg, Gesetzliche Regelung der Patientenverfügung: Was ändert sich für die Praxis? in Ärzteblatt Baden-Württemberg 09/2009, S. 370-374

zur christlichen Patientenverfügung:

Christliche Patientenvorsorge durch Vorsorgevollmacht ... Hannover-Bonn-Frankfurt/M. 2010

kritische Stellungnahme:
Stellungnahme der Patientenschutzorganisation Deutsche Hospiz Stiftung zur Christlichen Patientenvorsorge durch Patientenvollmacht, Betreuungsverfügung, Behandlungswünsche und Patientenverfügung, von Dr. iur. Steffen Augsberg/ Prof. Dr. iur. Wolfram Höfling, M.A.

Patienten im „persistierenden vegetativen status" („PVS")

Ulrich Fink, Hans-Bernd Hagedorn, Ruth Hermanns,

Problemaufriss

Der umgangssprachliche Begriff „Wachkoma" umschreibt sehr unzureichend die im Einzelfall sehr differenzierten Bewusstseinszustände, die jeweils Diagnostik, Behandlung und Prognose beeinflussen. Zudem birgt diese Bezeichnung einen Widerspruch in sich: wach" – „Koma". Berichte von Patienten, die nach bis zu 19 Jahren „aus dem Wachkoma erwachen" erregen große öffentliche Aufmerksamkeit. In den letzten Jahren wurde an notwendigen Differenzierungen gearbeitet, Diagnostikverfahren verfeinert, Krankheitsverläufe miteinander verglichen und an klarer abgrenzbaren Diagnosen gearbeitet. Die Fragen nach dem, was Bewusstsein ist, wie es sich äußert und wie es bemessen werden kann, und wie sehr Bewusstsein abhängig oder unabhängig von Materie existieren kann, ist wesentlich für die Annahmen, welche Empfindungen, Wahrnehmungen und ihm noch verbliebenen Kommunikationsmöglichkeiten ein Betroffener haben mag. Dazu gibt es unterschiedliche Positionen aus medizinischer philosophischer oder theologischer Perspektive (vgl. Arbeitsmaterialien 6 und 7).

Folgende Fragen sind ebenso ethisch von Relevanz:

- Wer entscheidet, wie umfänglich diagnostiziert wird, welche therapeutischen Maßnahmen angesetzt werden, wie lange eine auch teure technische und medizinische Behandlung aufrechterhalten werden soll/darf?
- Wie viel nimmt ein Mensch in diesem Zustand wahr, auch wenn er sich nicht mitteilen kann?
- Welche Kriterien können/müssen im Entscheidungszusammenhang einer Behandlungsveränderung oder eines Behandlungsabbruchs zugrunde gelegt werden?
- Wie werden Willenskundgebungen Betroffener beispielsweise in Form einer Patientenverfügung in diese Entscheidungen einbezogen?
- Wie werden Regungen des Patienten in diesem Zusammenhang gedeutet?

Das „Apallische Syndrom" [157]

Das „Apallische Syndrom" ist ein zurzeit verwendeter Begriff für ein Krankheitsbild in der Neurologie, das durch schwerste Schädigung des Gehirns hervorgerufen wird. Dabei kommt es zu einem funktionellen Ausfall der gesamten Großhirnfunktion oder größerer Teile,

---

[157] In großem Maße orientiert an: http://de.wikipedia.org/wiki/Apallisches_Syndrom

während Funktionen von Zwischenhirn, Hirnstamm und Rückenmark erhalten bleiben. Dadurch wirken die Betroffenen wach, haben aber aller Wahrscheinlichkeit nach kein Bewusstsein und nur sehr begrenzte Möglichkeiten der Kommunikation (z. B. durch Konzepte wie die Basale Stimulation) mit ihrer Umwelt. In Deutschland wird von wenigstens 10.000 Betroffenen ausgegangen.

„Apallisches Syndrom" - Begriffsentwicklung

Das Wort leitet sich vom lateinischen Wort „pallium" (Mantel) ab und bezeichnet den Zustand ohne Hirnmantel (a-pallisch).

Die Bezeichnung „Apallisches Syndrom" wurde erstmals 1940 vom Psychiater Ernst Kretschmer verwendet. Er beschrieb 1940 einen Patienten im Apallischen Syndrom (Wachkoma) folgendermaßen:

„Der Patient liegt wach da mit offenen Augen. Der Blick starrt gerade oder gleitet ohne Fixationspunkt verständnislos hin und her. Auch der Versuch, die Aufmerksamkeit hinzulenken, gelingt nicht oder höchstens spurweise, reflektorische Flucht- und Abwehrbewegungen können fehlen ..."[158]

1959 wurde es von Calbet und Coll als **„Coma Vigile"** bezeichnet. 1972 führten Jennet und Plum den zurzeit international akzeptierten Begriff des **persistent vegetative state** ein.

Durch die Multi-Society-Task-Force on PVS wurde dann 1994 die Unterscheidung zwischen:

a) **„persistent vegetative state"** (andauernder vegetativer Zustand) für einen zumindest teilweise rückbildungsfähigen Zustand und
b) **„permanent vegetative state"** (ständiger vegetativer Zustand) für einen dauerhaften Schaden eingeführt. Der Begriff „vegetative state" bezieht sich darauf, dass das autonome (vegetative) Nervensystem die basalen Lebensfunktionen wie Atmung, Kreislauf, Verdauung etc. aufrechterhält.

Im Deutschen Ärzteblatt vom 27. Januar 2012 fordern Prof. K. von Wild, St. Laureys und G. Dolce anstelle der Bezeichnungen „Apallisches Syndrom" (AS) / permanent vegetative state (PVS) und Wachkoma die von ihnen entwickelte Bezeichnung „Syndrom reaktionsloser Wachheit" zu verwenden (Unresponsive Wakefulness Syndrome).

Diese neue Bezeichnung ist bisher noch nicht rezipiert. Im Weiteren wird daher der gängige Begriff PVS für den oben beschriebenen Zustand verwendet.

[158] http://de.wikipedia.org/wiki/Apallisches_Syndrom

Durch die Multi-Society-Task-Force on PVS wurde ebenfalls 1994 diagnostische Kriterien für das PVS definiert:

- vollständiger Verlust von Bewusstsein über sich selbst oder die Umwelt und die Fähigkeit zu kommunizieren,
- Verlust der Fähigkeit zu willkürlichen oder sinnvollen Verhaltensänderungen infolge externer Stimulation,
- Verlust von Sprachverständnis und der Sprachproduktion (Aphasie),
- Harnblasen- bzw. Darminkontinenz,
- Schlaf-/Wachrhythmus gestört,
- weitgehend erhaltene Hirnstamm-, spinale, hypothalamische und autonome Reflexe.

Ursachen des „PVS"

Ein „PVS" ist immer Folge einer schweren Schädigung des Gehirns. Diese wird am häufigsten durch ein Schädel-Hirn-Trauma oder Sauerstoffmangel (Hypoxie) als Folge eines Kreislaufstillstandes hervorgerufen. Weiterhin können Schlaganfall, Meningitis/Enzephalitis, Hirntumore oder neurodegenerative Erkrankungen (z. B. Parkinson-Syndrome) zu einem apallischen Syndrom führen. Auch massive anhaltende Unterzuckerung, z. B. nach einem Suizidversuch mit Insulin, kann das Syndrom verursachen.

Letztlich kommt es zu einer überwiegenden Schädigung des Großhirns, wobei hier neben dem Untergang der Hirnrinde auch z. B. eine beidseitige Schädigung des Thalamus oder der Formatio reticularis zu einem apallischen Syndrom führen können. Zumeist liegen jedoch Mischformen mit Schädigung mehrerer wichtiger Hirnregionen vor.

Symptome (die als medizinisch typisch gelten)

Das PVS ist meist Folge einer akuten schweren Erkrankung (Ausnahme: neurodegenerative Erkrankungen). Die Patienten werden daher überwiegend zunächst auf einer Intensivstation behandelt. In dieser Zeit sind sie oft komatös, müssen künstlich beatmet und ernährt werden. Nach Sauerstoffmangel treten oft starke Muskelzuckungen (Myoklonien) auf.

Danach kommt es zu einer Stabilisierung der körperlichen Funktionen. In dieser Übergangszeit von einigen Wochen bestehen oft massiv erhöhter Blutdruck, Schwitzen, Herzrasen usw. als Zeichen einer Störung des vegetativen Nervensystems. Die entsprechenden Symptome werden zumeist mit entsprechenden Medikamenten behandelt.

Demgegenüber wird meist die Unabhängigkeit von der künstlichen Beatmung als Zeichen einer Stabilisierung der Hirnstammfunktionen

betrachtet. Danach kann der Patient die Intensivstation verlassen. Auch die Wachheit etabliert sich meist in diesem Zeitraum.
Schließlich kann es entweder zu einer mehr oder weniger guten Erholung der Hirnfunktionen kommen oder sich das Bild eines permanent vegetative state entwickeln. Dabei sind die Betroffenen tagsüber oft wach, öffnen die Augen ohne etwas anzusehen, haben teilweise bestimmte Bewegungsmuster (z. B. schablonenhafte Bewegungen von Gesicht oder Mund). Folgende Erscheinungen gelten als typisch:

- Schlaf-/Wachrhythmus erhalten
- keine bewusste Wahrnehmung (nach med. Einschätzung)
- keine Kommunikation[159]
- gesteuerte Reflexe in Rückenmark, Hirnstamm oder durch das Vegetativum
- Automatismen
- schwimmende oder hin und her gehende Augenbewegungen
- Tetraspastik

Diagnose
Die Feststellung eines PVS erfolgt in erster Linie klinisch, also durch persönliche Untersuchung und Beobachtung des Betroffenen. Voraussetzung ist eine ausreichende Erfahrung der untersuchenden Person in der Beurteilung schwerer neurologischer Defektsyndrome. Der Beobachtungszeitraum erstreckt sich über Wochen bis Monate.

Unterstützend ist eine apparative Diagnostik sinnvoll.

- Kernspintomographie (MRT),
- Elektroenzephalogramm (EEG) und
- Evozierte Potentiale (Somatische (SEP),
- eventuell auch akustische (AEP) und ereigniskorrelierte Potentiale).

Diese ermöglichen teilweise schon in der Frühphase eine Abschätzung der Prognose (s. u.). Keine dieser Untersuchungen ist allein geeignet, eine eindeutige Diagnose zu stellen.
Wichtig sind in erster Linie die Abgrenzung gegen äußerlich ähnliche Krankheitsbilder wie Koma oder Locked-in-Syndrom.
Bei entsprechender Erfahrung fällt lediglich die Abgrenzung gegen einen sogenannten „minimal conscious state“ schwer, da hier ein

[159] Dies wird durch neuere Forschungen allerdings in Frage gestellt: Zieger 2001 berichtet über kommunikative Zugänge, Herkenrath, Owen 2006 zeigen Anzeichen der Existenz von Bewusstseinsmerkmalen auf, Birbaumer 2005 Hinweise auf Lebensqualität: Hier ist offen, wie viel Eindrucksfähigkeit bei nahezu fehlender Ausdrucksfähigkeit vorhanden sein kann.

fließender Übergang besteht. Es handelt sich ebenfalls um eine schwere Hirnschädigung, bei der jedoch einfache bewusste Reaktionen (z. B. Erkennen von Angehörigen) funktionieren.

Therapie

Die Behandlung orientiert sich an den Phasen der Neurologischen Frührehabilitation. Dabei steht zunächst die Akutbehandlung – Phase A- im Mittelpunkt. In dieser Zeit werden zumeist ein Luftröhrenschnitt (Tracheotomie), eine Ernährungssonde durch die Bauchwand (PEG) und oft auch eine Urinableitung durch die Bauchwand (SPDK) angelegt, um die Lebensfunktionen zu sichern und eine optimale pflegerische Versorgung zu ermöglichen (einschließlich Ernährung).

Bereits während dieser Zeit sollten allerdings rehabilitativ orientierte Angebote durch vor allem Physiotherapie und Logopädie gemacht werden. Dadurch lassen sich Kontrakturen oder Lungenentzündungen vermeiden sowie die Schluckfunktion verbessern. Die Funktion des Schluckens ist nach Beendigung der maschinellen Beatmung entscheidend dafür, ob die Trachealkanüle entfernt werden kann.

Nach Abschluss der Akutbehandlung schließt sich die Frührehabilitation der Phase B an. Das Therapieangebot wird dabei um Ergotherapie und Neuropsychologie erweitert. Zusätzlich kann Musiktherapie eingesetzt werden. Ziel ist die Verbesserung motorischer, geistiger und psychischer Funktionen. Die Behandlung muss im Team unter ärztlicher Leitung erfolgen, dies wird auch von den Kostenträgern gefordert und nachgeprüft. Weitgehend durchgesetzt hat sich das Konzept der Basalen Stimulation, welches in einem integrierten pädagogischen und pflegerischen Konzept eine dem Schädigungsmuster angepasste Wahrnehmung der Umwelt und Unterstützung einfacher Körperfunktionen (z. B. Bewegungen) vermitteln soll.

Außer medizinischen, pflegerischen, physiotherapeutischen Maßnahmen sind von großer rehabilitativer Bedeutung die Ressourcen des familiären Umfeldes. Denn die vertrauten Stimmen, Berührungen, das Wissen um Gewohnheiten, Erinnerungen und entsprechende Materialien (Musik, Fotos, zu denen erzählt wird...) können die entsprechenden Hirnareale aktivieren und so dem Patienten ermöglichen, Verknüpfungen wiederherzustellen.

In dieser Phase, die zwischen einem Monat und einem Jahr dauert, entscheidet sich die Prognose des Betroffenen.

Kommt es zu einer merklichen Verbesserung physischer und psychischer Leistungen, so können weitere Phasen der Rehabilitation angeschlossen werden (Phasen C/D/E).

Bleibt er jedoch ohne deutliche Veränderungen, muss zur Phase F (dauerhafte „Aktivierende Behandlungspflege") übergegangen werden.

Therapiezieländerung (von curativ zu palliativ)
Grundsätzlich hat jeder Mensch das Recht, eine solche Therapie ganz oder teilweise abzulehnen und in einem solchen Fall sterben zu wollen. Da der Betroffene aber seinen Willen nicht vertreten kann (genau genommen zu keiner Willensäußerung fähig ist), ist in gesunden Zeiten die Festlegung des Willens in einer entsprechenden Verfügung (Patientenverfügung) sinnvoll. Hier verweisen wir auf den Artikel Patientenverfügung, Vorsorgevollmacht, Betreuungsverfügung in diesem Werkbuchband. In einer solchen Patientenverfügung darf auch eine bestmögliche Therapie festgelegt werden. Findet sich keine vorhergehende Verfügung, muss für den Betroffenen eine rechtliche Betreuung eingerichtet werden. Die Aufgabe des Betreuers besteht darin, den mutmaßlichen Willen des Betroffenen z. B. in Gesprächen mit nahen Angehörigen und Freunden oder bisher behandelnden Therapeuten zu eruieren, um ihn danach den aktuell behandelnden Ärzten vorzutragen. Bei Übereinstimmung von mutmaßlichem Willen des Betreuten mit dem Arzturteil, kann dem mutmaßlichen Willen nach Behandlung oder Abbruch der Behandlung entsprochen werden.

Prognose (siehe auch Arbeitsblatt 4)
Zurzeit wird davon ausgegangen, dass eine Besserung bei nichttraumatischer Hirnschädigung nach drei Monaten, bei traumatischer Hirnschädigung nach zwölf Monaten mit an Sicherheit grenzender Wahrscheinlichkeit ausgeschlossen ist.
Bei 60% der Patienten handelt es sich um ein Durchgangsstadium!

- Dauer von bis zu 2 Wochen: Vollremission des prätraumatischen Zustandes möglich
- Dauer 3-6 Wochen: Neurologische Residualsymptome sind zu erwarten
- Dauer > 6 Wochen: je länger, desto schwergradiger die verbleibenden neurologischen Defizite
- Dauer > 12 Monate: irreversibler Zustand (?)

Insgesamt liegt die Chance auf Erholung aus dem apallischen Syndrom weit unter 50 %. Die Statistiken sind problematisch, weil oft die Diagnosen am Anfang nicht ausreichend sicher fundiert waren. Als günstiger gilt die Prognose bei:

- jungen Menschen
- traumatischer Hirnschädigung (im Gegensatz zu Hypoxie oder Ischämie)

- kurzer Dauer des Koma am Anfang (<24 Stunden)

Demgegenüber gibt es mehrere Befunde, die für höchstwahrscheinlich fehlende Besserung sprechen:
- fehlende Hirnstammreflexe nach mehr als 24 Stunden
- fehlende Pupillenreaktion ab dem dritten Tag
- Ausfall der Somatisch evozierten Potentiale (SEP) des Nervus medianus nach mehr als 24 Stunden
- schwerste EEG-Veränderungen (areaktiv, burst suppression, isoelektrisch)
- massives Hirnödem im CT
- beidseitige Hirnstammläsion im MRT (belegt für Schädel-Hirn-Traumata)

Im Zweifelsfall sollte zunächst behandelt werden (s.o.).

Auch bei Besserung des Zustandes bleibt die Mehrzahl der Betroffenen ein Leben lang auf fremde Hilfe angewiesen.

Grundsätzlich wird immer wieder darauf hingewiesen, dass von einer hohen Fehldiagnosen-Quote ausgegangen werden kann, die auf noch vorliegende mangelnde Erfahrung und noch nicht hinreichende Erforschung des Krankheitsbildes zurückzuführen ist (Dt. Ärzteblatt 27.1.2012).

Soziales, Angehörige

Bis zu 70% der Wachkomapatienten werden zu Hause in der Familie gepflegt. Dies scheint umso mehr wünschenswert, da die Grenze zum minimal consciousness state nicht mit letzter Sicherheit zu ziehen ist und emotionale Reaktionen am ehesten in vertrauter häuslicher Umgebung zu erwarten wären. Mit entsprechender professioneller Unterstützung (ambulante Pflegedienste) ist dies oft für die Familien physisch und psychisch zu bewältigen.
Hierfür spielen allerdings auch die zur Verfügung stehenden finanziellen Ressourcen der Familie eine wichtige Rolle.

Lernziele

- Differenziertes Bewusstsein für die Komplexität des Phänomens „Wachkoma"
- Reflexion der eigenen persönlichen Einstellung zum PVS
- Auseinandersetzung mit unterschiedlichen ethischen Bewertungsaspekten

- Sensibilisieren für die unterschiedlichen Kriterien einer Behandlungsentscheidung
- Einüben in ärztliche Kommunikation mit „PVS-Patienten“ als Teil der medizinischen Behandlung.

Methodisch-didaktische Umsetzung

Die einzelnen Module sind ein Vorschlag für ein Halb-Tages-Seminar.

Einstimmung
Hinweis für den Seminarleiter:
Ob Patienten im sog. „Wachkoma" über Bewusstsein verfügen, wird in der Diskussion und je nach Sichtweise einzelner Fachrichtungen unterschiedlich bewertet. Verschiedene Auffassungen von „Bewusstsein" werden in der Übung zur Einstimmung zur Disposition gestellt und regen zum Austausch an.

- Übung mit dem AB „Meine Vorstellung von Bewusstsein"
  Plenum **oder**
- Übung Begriffscluster und Plenumsgespräch (30 Min.)

Informationsteil
Darstellung der Fakten aus Problemaufriss, unterschiedliche Begrifflichkeiten und ethische Bewertungsaspekte durch Powerpoint-Präsentation und Rückfragen bzw. Gespräch (60 Min.)

Videosequenz[160]:
Hinweis für den Seminarleiter:
Inhalt der Videosequenz (Minute 19:30 – 24:30):

- „Versteht ein Wachkomapatient, wenn seine Angehörigen mit ihm sprechen? Fühlt er mit, wenn sie weinen? Spürt er, wenn sie ihn streicheln? Der Neuropsychologe Boris Kotchubey ist überzeugt: Bei manchen Wachkomapatienten haben sich Reste von Bewusstsein erhalten, auch wenn Angehörige und Ärzte dies von außen nicht sehen. Boris Kotchubey schaut den Patienten deshalb ins Gehirn. Im Kernspintomographen sucht er nach einer Antwort auf die Frage: Was fühlen und denken Menschen, die im Wachkoma leben?"[161]
- Tests zur Wahrnehmungsfähigkeit bei sog. Wachkomapatienten aus der Sendung „Quarks und Co" vom 18.Okt. 2011 (10 Min.)

Übung (Arbeitsblatt 8)
Hinweis für den Seminarleiter:
Für Teil 1 der Übung sollen die TN sich eine konkrete medizinische Handlung (Blutabnahme etc.) vorstellen.
Teil 2 ist eher geeignet für TN, die in einem intensiven, längeren Kontakt mit Patienten im sog. „Wachkoma" arbeiten; etwa auf neuro-

160 Erhältlich beim WDR oder siehe: http://www.youtube.com/watch?v=3-PySyl11XU
161 http://www.wdr.de/tv/quarks/sendungsbeitraege/2011/1018/005_sterbehilfe.jsp

logische Reha-Stationen oder in entsprechenden Einrichtungen bzw. im Rahmen der hausärztlichen Versorgung

- „Wahrnehmen-Kontaktaufnehmen-Berühren“
  Teil 1 (30 Min.)
  Teil 1und 2 (60 Min.)

Falldiskussion (Arbeitsblatt 9)
Behandlungsentscheidungen im Verlauf eines 17 Jahre andauernden „Wachkomas“ (60 Min.)

Arbeitsmaterialien

Arbeitsblatt 1

Aspekte ethischer Bewertung

Bundesärztekammer, Grundsätze zur Sterbebegleitung 2011
Die Bundesärztekammer gibt in ihren Grundsätzen zur ärztlichen Sterbebegleitung für die Behandlung von Patienten im sog. Wachkoma folgende Empfehlung:
„Behandlung bei schwerster zerebraler Schädigung: Patienten mit schwersten zerebralen Schädigungen und kognitiven Funktionsstörungen haben, wie alle Patienten, ein Recht auf Behandlung, Pflege und Zuwendung. Art und Ausmaß ihrer Behandlung sind gemäß der medizinischen Indikation vom Arzt zu verantworten; eine anhaltende Bewusstseinsbeeinträchtigung allein rechtfertigt nicht den Verzicht auf lebenserhaltende Maßnahmen. Soweit bei diesen Patienten eine Situation eintritt, wie unter I. und II. beschrieben (Sterbende und infauste Prognose; Anm. des Verfassers), gelten die dort dargelegten Grundsätze.
Zudem sind in Bezug auf eine Änderung des Behandlungsziels zwei Gruppen von Patienten zu unterscheiden: von Lebensbeginn an nichteinwilligungsfähige Menschen sowie Menschen, die im Laufe des Lebens die Fähigkeit, ihren Willen zu bilden oder zu äußern, verloren haben. Eine Änderung des Behandlungsziels ist mit dem Patientenvertreter zu besprechen. Dabei ist bei der ersten Gruppe das Wohl des Patienten, bei der zweiten Gruppe der zuvor geäußerte oder der mutmaßliche Wille zu achten.“[162]

Juristische Urteile und Beurteilung
Für Aufsehen hatte schon ein Urteil des BGH, (Zivilsenat) mit Beschluss vom 08. Juni 2005 (XII ZR 177/03) gesorgt. Das Beginnen oder Fortführen einer künstlichen Ernährung gegen den Willen des Patienten wird in diesem Urteil als rechtswidrig dargestellt und u.U. als eine strafbare Körperverletzung gewertet.
Mit den Regelungen von Patientenverfügungen im Betreuungsrecht vom 01.09.2009[163] wurde darüber hinaus gesetzlich geregelt, dass die Einstellung von Ernährung und Flüssigkeit bei Patienten mit anhaltender zerebraler Schädigung rechtens ist sofern diese durch den schriftlichen vorausverfügten Willen oder durch den Beteuer/ Bevollmächtigten vermittelten mutmaßlichen Willen gedeckt ist.

---

[162] Deutsches Ärzteblatt Jg. 108 Heft 7 18. Februar 2011 S.347
[163] BGB §§1901a-c, 1904 ,3. Gesetz zur Änderung des Betreuungsgesetzes

Positionen der christlichen Kirchen

Für Diskussion vor allem im Bereich der katholischen Institutionen des Gesundheitswesens sorgte die Ansprache von Johannes Paul II. an die Teilnehmer des internationalen Fachkongresses zum Thema "Lebenserhaltende Behandlungen und vegetativer Zustand. Wissenschaftliche Fortschritte und ethische Dilemmata" vom 20.03.2004[164]

Mit Hinweis auf die hohe Zahl der diagnostischen Irrtümer und Verweis darauf, dass Patienten, die sich im klinischen vegetativen Zustand befinden, ihre volle menschliche Würde bewahren, leitet der Papst das „Recht auf eine grundlegende ärztliche Betreuung (Versorgung mit Nahrung und Flüssigkeit, Hygiene, Wärme usw.) und auf die Vorsorge gegen Komplikationen, die mit der Bettlägerigkeit verbunden sind, ab. Er hat auch das Recht auf einen gezielten rehabilitativen Eingriff und auf die Überwachung der klinischen Zeichen einer eventuellen Besserung".

Im Hinblick auf die Diskussion um Beendigung von Ernährung und Flüssigkeitsgabe betont er ausdrücklich:„Insbesondere möchte ich unterstreichen, dass die Verabreichung von Wasser und Nahrung, auch wenn sie auf künstlichen Wegen geschieht, immer ein natürliches Mittel der Lebenserhaltung und keine medizinische Handlung ist. Ihre Anwendung ist deshalb prinzipiell als normal und angemessen und damit als moralisch verpflichtend zu betrachten, in dem Maß, in dem und bis zu dem sie ihre eigene Zielsetzung erreicht, die im vorliegenden Fall darin besteht, dem Patienten Ernährung und Linderung der Leiden zu verschaffen."

Hiermit bewertet der Papst im Unterschied zur gängigen ärztlichen Einschätzung die Ernährung und Flüssigkeitsgabe etwa über eine PEG-Sonde als Maßnahme der Basisbetreuung, die einem Patienten immer geschuldet ist.

Der Moraltheologe Eberhard Schockenhoff[165] weist zu Recht darauf hin, dass „eine päpstliche Gelegenheitsansprache vor einem Ärztekongress,(...) nicht den Rang und die Autorität eines kirchlichen Lehrdokumentes besitze. Außerdem führt er aus, dass die grundsätzliche Pflicht zur Ernährung/Flüssigkeitsgabe als „außerordentli-

---

164 www.vatican.va/holy_father/john_paul_ii/speeches/2004/march/documents/hf_jp-ii_spe_20040320_congress-fiamc_ge.html

165 Schockenhoff, Eberhard, Bestandteil der Basispflege oder eigenständige Maßnahme? Moraltheologische Überlegungen zur künstlichen Ernährung und Hydrierung, in ZME 56(2010) S. 139

ches Mittel“ der Behandlung möglicherweise im Widerspruch zur kirchlichen Lehrtradition steht.
Ein weiterer Hinweis gegen eine grundsätzliche Verpflichtung ohne Ausnahme kann auch darin gesehen werden, der Begriff „subministratio“ Bereithaltung in einem Dokument der Glaubenskongregation[166] verwendet wird, wobei die deutsche Übersetzung wieder das missverständliche „Verabreichung“ gebraucht.

Broschüre „Christliche Patientenvorsorge“ von 2011[167]
Eindeutiger sind in dieser Hinsicht die Erläuterungen in der Borschüre „Christliche Patientenvorsorge“. Hier wird zwar der Zustand des sog. Wachkomas im Formular selbst nicht aufgeführt. Aber der Text stellt zwei alternative Textbausteine als Möglichkeit für eine vorausverfügte Willenskundgabe für diese Situation zur Verfügung.
Von der katholischen Kirche dringend angeraten wird die Alternative:[168]
„..wenn infolge einer Gehirnschädigung meine Fähigkeit, Einsichten zu gewinnen und Entscheidungen zu treffen, nach Einschätzung zweier erfahrener Ärzte aller Wahrscheinlichkeit nach unwiederbringlich erloschen ist und eine akute Zweiterkrankung hinzukommt, an der ich sterben könnte. Dies gilt für direkte Gehirnschädigung z.B. durch Unfall, Schlaganfall oder Entzündung ebenso wie für indirekte Gehirnschädigung z.B. nach Wiederbelebung, Schock oder Lungenversagen.“

Aber ebenso wird die Textalternative angeboten, dass
„...wenn infolge einer Gehirnschädigung..... unwiederbringlich erloschen ist und dieser Zustand seit einem Zeitraum von ......(z.B. einem Jahr) besteht oder eine akute Zweiterkrankung hinzukommt...“

Bezüglich der Diskussion um Ernährung/ Flüssigkeitsgabe spricht die Broschüre davon, dass ihre Bereithaltung ethisch geboten sei, wie sie sich als medizinisch angezeigt und wirksam erweist, um das Leben zu erhalten oder die Gesundheit wiederherzustellen[169].

[166] Kongregation für die Glaubenslehre Antworten auf Fragen der Bischofskonferenz der Vereinigten Staaten bezüglich der künstlichen Ernährung und Wasserversorgung vom 01. 08.2007:“.. obligatio subministrandi cibum et potum – sive naturali sive artificiosa ratione..“
[167] Herausgegeben vom Kirchenamt der Evangelischen Kirche in Deutschland, Herrenhäuser Straße 12, 30419 Hannover, www.ekd.de und vom Sekretariat der Deutschen Bischofskonferenz, Kaiserstraße 161, 53113 Bonn, www.dbk.de
[168] Ebd. S. 22
[169] Ebd. S 26

Arbeitsblatt 2

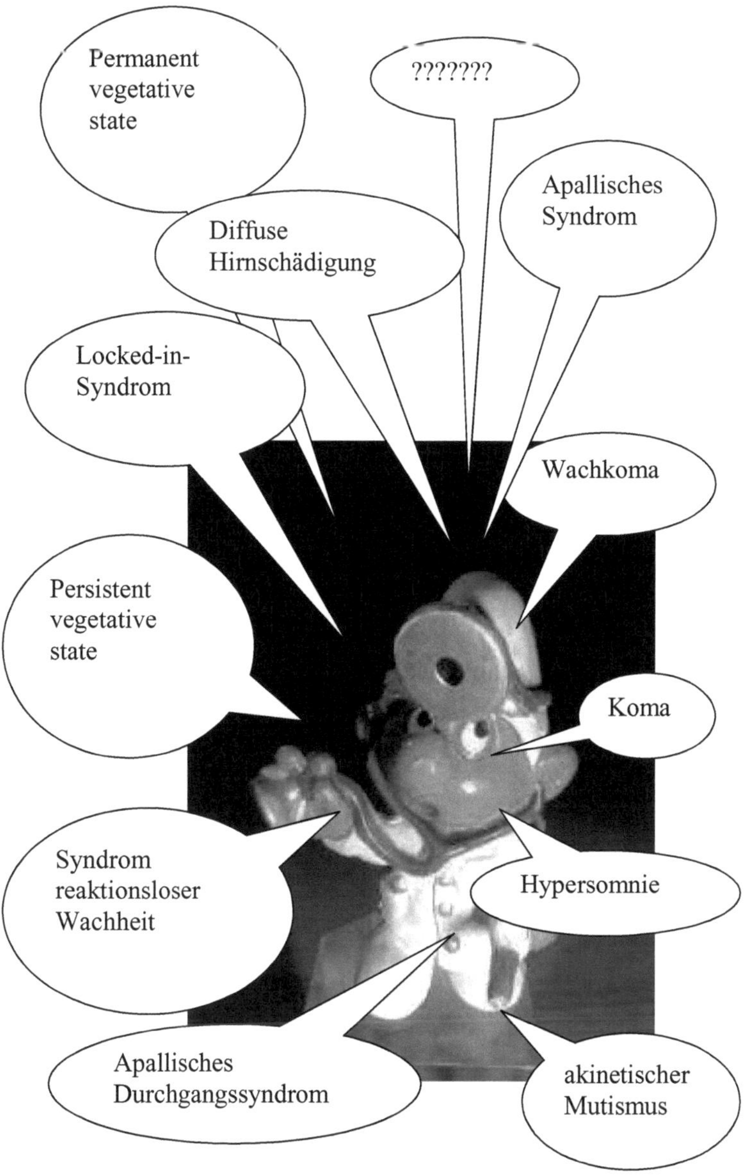

Arbeitsblatt 3

Benachbarte Begrifflichkeiten und ihre Abgrenzung zum „apallischen Syndrom“

A: akinetischer Mutismus
B: Hypersomnie
C: Koma
D: Locked-in-Syndrom

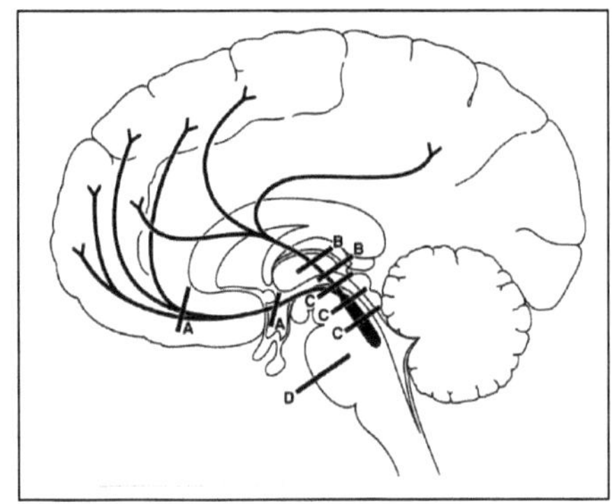

Schematische Zeichnung mit Andeutung der Lokalisation der Schädigung, die zu komaähnlichen Syndromen oder Komaformen führen kann.[170]

1. Akinetischer Mutismus (A)

- Ursache: Läsion des zentralen Höhlengraus, Substantia reticularis des kaudalen Zwischenhirns, Substantia reticularis des kranialen Mittelhirns durch DAI (diffuse axonal injury), Hypoxie, Encephalitis, Subarachnoidalblutung
- Auswirkung: wach, keine Kommunikation, keine Körperbewegung, Blick folgt Gegenständen, aber nicht abrufbar, vegetative Reaktion auf Stress

Der **Akinetische Mutismus** ist ein neurologisches Syndrom, das durch eine schwere Störung des Antriebes gekennzeichnet ist. Dabei ist der Betroffene wach und hat keine Lähmungen. Er bewegt sich aber selbst nicht (Akinese), spricht nicht (Mutismus) und zeigt auch keine Emotionen, da hierzu jeglicher Antrieb fehlt. Wahrnehmung und Gedächtnis sind meist nicht beeinträchtigt.
Ursachen:

- Schädigungen des Frontalhirns oder Gyrus cinguli, zum Beispiel durch einen beidseitigen Verschluss der vorderen Großhirnarterie (Schlaganfall) oder ein Schädel-Hirn-Trauma,
- Druckwirkung auf das Zwischenhirn, vor allem durch Tumoren (zum Beispiel Plexuspapillom) oder einen Hydrozephalus,

[170] aus: Mummenthaler: Neurologische Differenzialdiagnostik; 2005

- späteres Stadium spongiformer Enzephalopathien wie zum Beispiel der Creutzfeldt-Jakob-Krankheit.

2. Hypersomnie (vermehrtes Schlafbedürfnis am Tag) (B)

- Ursache: Thalamus-Läsionen, Schlaf-Apnoe-Syndrom, Verkürzung / Fragmentierung des Schlafes durch z.B. Restless legs-syndrom, psychiatrische Ursachen
- Auswirkung: verminderte Wachheit über Tag, mangelnde Mitarbeitsfähigkeit

3. Locked-in-Syndrom (D)

- Ursache: Läsion vordere Brücke (Pons), vorderes Mittelhirn beidseits Einklemmungssyndrom, Kleinhirninfarkt, Hirnstamminfarkt
- Auswirkung: Tetraplegie, horizontale Blickparese daher augenscheinlich komatös aber
  bewusstseinsklar!

Das so genannte Locked-in-Syndrom (engl.;dt. Eingeschlossensein- bzw. Gefangensein-Syndrom) bezeichnet einen Zustand, in dem ein Mensch zwar bei Bewusstsein, jedoch körperlich fast vollständig gelähmt und unfähig ist, sich sprachlich oder durch Bewegungen verständlich zu machen.

Kommunikationsmöglichkeiten nach außen ergeben sich meist nur durch die erhaltene vertikale Augenbeweglichkeit. Wenn auch diese verloren gegangen ist, ist die Verwendung eines Brain-Computer-Interfaces die letzte verbleibende Möglichkeit, dem Betroffenen die Kommunikation mit der Außenwelt zu ermöglichen. Der Hörsinn ist völlig intakt. "Ja"-"Nein"-Fragen sowie "und"-"oder"-Fragen kann also jeder Patient (mit einem Augenzwinkern) beantworten.

Zu den neurologischen Ursachen des Locked-In-Syndroms zählen unter anderem Läsionen im Pons, selten auch im Mittelhirn oder auf beiden Seiten der Capsula interna. Den Läsionen liegt im Allgemeinen eine Gefäßstörung nach einer Thrombose der Arteria basilaris zugrunde. Es ist schwierig, diese Form des Locked-in-Syndroms von anderen Formen der Querschnittlähmung mit Bewusstseinsverlust zu unterscheiden. Aufgrund der Schädigung im Bereich des Pons sind vertikale Blickbewegungen möglich, da die motorischen Bereiche, im Gegensatz zu den horizontalen Bewegungen, oberhalb des Pons liegen. Mithilfe dieser Augenbewegungen ist eine Verständigung möglich.

Die Betreuung macht besondere Pflegemaßnahmen erforderlich. Eine Behandlung der Ursachen, Psycho- und Physiotherapie sowie Ergotherapie zur Förderung der Selbstständigkeit sind notwendig. Gewöhnlich muss der Patient wegen der Schluckstörung (Dysphagie) künstlich ernährt werden. Die expressiven sprachlichen

Fähigkeiten und die Schluckfähigkeit werden mittels der Logopädie teilweise oder manchmal auch komplett wieder hergestellt. Die Krankheit ist schwerwiegend und weist eine erhebliche Mortalitätsrate auf. Eine teilweise erfolgende Besserung ist aber möglich.
Ein Betroffener berichtete[171]:
„Ich glaube, dass die unendliche Geduld, welche die Behandlung meiner Krankheit braucht, in unserer Gesellschaft nicht sehr verbreitet ist und dass meine Krankheit und diese schnelllebige Gesellschaft nichts gemeinsam haben. Sicherlich ist die Ungeduld das, was ich am meisten fürchte. Es scheint, als hätten die Menschen vergessen, dass sie selbst ungefähr ein Jahr benötigt haben, um laufen und sprechen zu lernen... Ich werde sicherlich unter erschwerten Bedingungen mindestens ähnlich lange brauchen."

Das Locked-in-Syndrom ist vom Wachkoma abzugrenzen, da das Bewusstsein des Patienten größtenteils erhalten bleibt. Er ist meist genauso aufnahmefähig wie ein Gesunder. Er kann alles in seiner Umgebung hören und verstehen, kann sich aber nicht auf herkömmliche Weise mitteilen.

4. Katatoner Stupor

- Ursache: psychiatrisches Störungsbild (Schizophrenie)
- Auswirkung: regloser Zustand ohne Reaktion auf Außenreize, Vitalfunktionen und Reflexantworten sind normal (Stupor). Zusätzlich Tonuserhöhung mit wächserner Beugemöglichkeit der Extremität und anschließendem Verharren in der Haltung (Flexibilitas cerea) sowie krankhaftem Zwang Sätze/Phrasen oder Bewegungen zu wiederholen (Echolalie/Echopraxie).

5. Hirntod

- Ursache: Trauma, Entzündung, Infarkt, Hypoxie
- Auswirkung: Todesfeststellung durch differenzierte Untersuchung der unwiederbringlich ausgefallenen Hirnfunktionen

[171] Karl-Heinz Pantke, August 1996: dradio.de Deutschlandfunk, Das Feature, 27. Mai 2011, Manuskript, S. 5 (25. Juli 2011)

Arbeitsblatt 4

„Wachkoma“ - Medizinische Begriffe und Definitionen

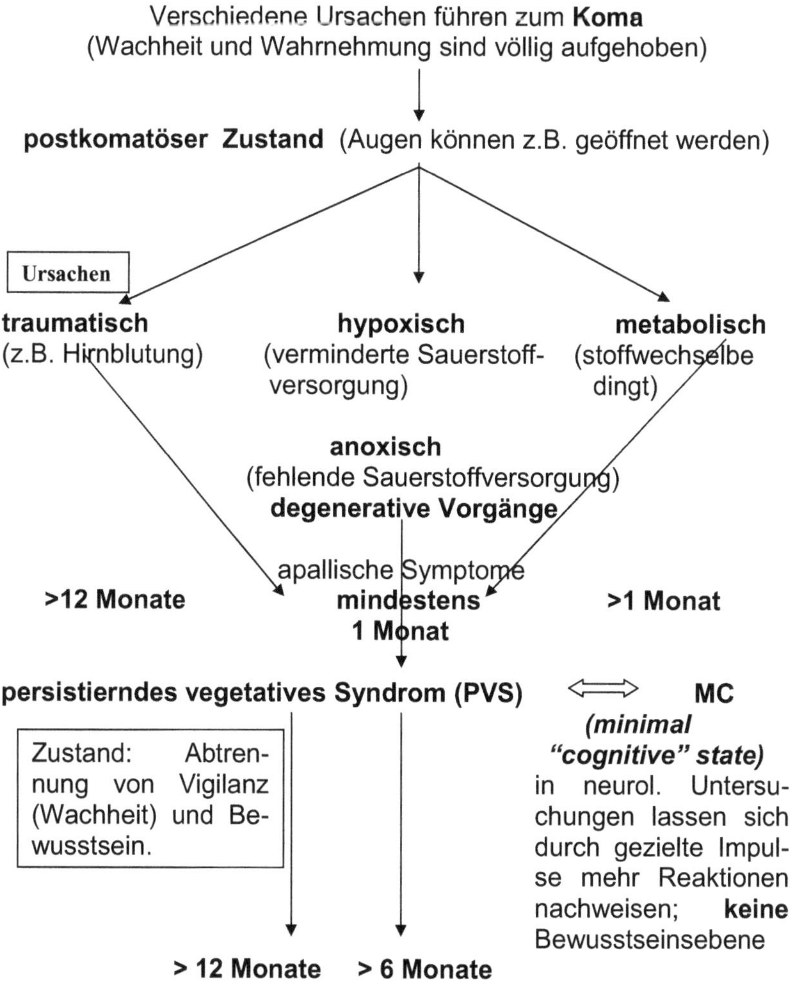

Dennoch auftretende spätere verbesserte Zustände deuten auf eine zuvor getroffene „Fehl“diagnose hin (i. S., dass es neuere Untersuchungsmöglichkeiten gibt, in denen neuronale Reize/Impulse gezielter oder in andere Tiefenschichten reichend ausgeführt werden können). Weite Bereiche des Erlebens lassen sich nicht messen.

Arbeitsblatt 5

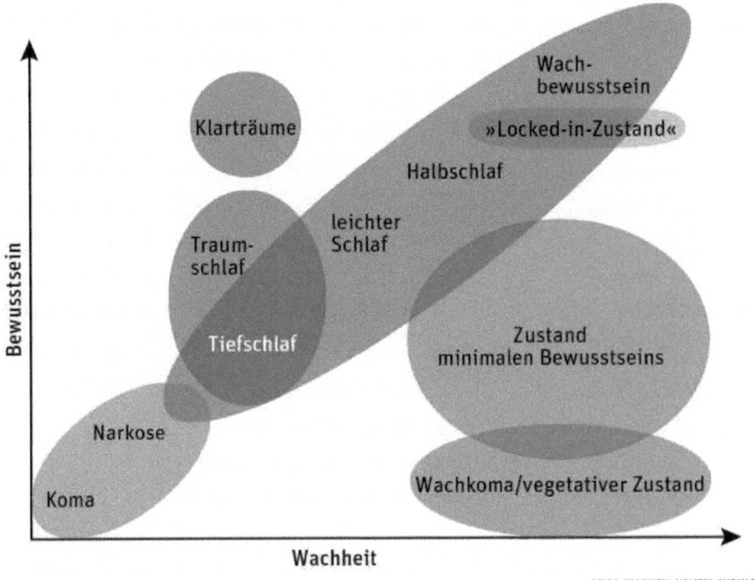

Aus: SPEKTRUM DER WISSENSCHAFT · März 2008; Wach und doch bewusstlos, Steven Laureys

Erläuterung zur Grafik
„Charakteristisch ist für Wachkomapatienten, dass sie zwar einen hohen Wachheitsgrad erreichen, aber keinerlei Bewusstsein.
Dagegen können Menschen mit einem so genannten Locked-in-Syndrom – die gewissermaßen in ihrem Körper eingeschlossen sind, weil sie sich willentlich nicht regen können –
voll wach und bei vollem Bewusstsein sein.“

Arbeitsblatt 6

Meine Vorstellung von Bewusstsein

Welche der folgenden Aussagen entspricht am ehesten Ihren Vorstellungen von Bewusstsein? Nehmen Sie ein Einschätzung von 1-6 vor (1= volle Übereinstimmung; 6= gar keine Übereinstimmung)!

„Das Bewusstsein hört nach dem Tod nicht auf zu existieren. Auch nach neuesten Erkenntnissen der Hirnforschung ist es im Körper nicht lokalisierbar. Das Gehirn fungiert nur als Empfänger - ähnlich einem Fernsehgerät, das elektromagnetische Wellen in Bild und Ton verwandelt." Pim van Lommel, niederländischer Kardiologe

„Mit dem Tod des Gehirns ist das Bewusstsein verloren gegangen. Bewusstsein ist ein Produkt des Gehirns"
Majid Samii, Neurochirurg Hannover

„Bewusstsein ist eine Kraft, die das Leben und das Überleben des Individuums steuert und antreibt. Drei Bewusstseinsebenen sind verknüpft und bauen hierarchisch aufeinander auf: ohne Wachheit gibt es keine Erfahrung des Selbst. Ohne Erfahrung des Selbst gibt es keine Kenntnis des anderen; ohne Kenntnis des anderen keine Kenntnis der Umwelt"
George Prigatano, Neuropsychologe Phoenix, USA

„Bewusstsein - das Denken und die Fähigkeit, das Denken für sinnvolle Tätigkeiten zu nutzen, beinhaltet - das Attribut, das den Menschen vom Tier und von der Maschine unterscheidet und auszeichnet." Rene Descartes, Philosoph 16. Jh.

„Das Bewusstsein ist neben Raum, Zeit, Materie und Energie eines der Grundelemente der Welt"
Jeremy Hayward, Molekularbiologe, Cambridge

„Bewusstsein heißt Wahrnehmung der eigenen Person und der Umgebung. Bewusstsein ist persönlich und individuell, ähnelt einem immerwährenden Fluss-ist also nicht statisch"
William James, amerikanischer Psychologe und Philosoph1890

„Bewusstsein beinhaltet die Fähigkeit, äußere Reize wahrnehmen und auf sie reagieren zu können" Adam Zeman, Neurologe, Oxford

Bewusstsein (meine Überlegungen):

Arbeitsblatt 7

Übung: Begriffscluster zu „Bewusstsein“

Teilnehmer: auch für Großgruppen geeignet

Material: für jeden Teilnehmer 8 Papierstreifen, Stifte

Zeitaufwand: ca. 20-30 Minuten

Ablauf:
- JedeR erhält 8 Papierstreifen
- Auf jeden Papierstreifen notiert jedeR Teilnehmer einen Begriff zum Thema „Bewusstsein“
- Jeweils zwei Teilnehmer bilden ein Paar und einigen sich auf vier gemeinsame Begriffe, die anderen werden weggelegt bzw. eingesammelt.
- Jeweils zwei Paare bilden eine Vierergruppe und einigen sich nun auf zwei Begriffe.
- Jeweils zwei Vierergruppen bilden eine Achtergruppe und einigen sich nun auf einen Begriff.
- Diese werden in die Mitte/ auf Pinnwand zu dem Begriff „Bewusstsein“ gelegt/ geheftet.

Hinweis:
- Fordern Sie als ÜL die Teilnehmer dazu auf, über die jeweiligen Begriffe und deren Auswahl bzw. Aussortieren zu diskutieren und Argumente auszutauschen.
- Je nach Gruppengröße kann man für die letzte Gruppenbildung, wenn eine ungerade Gruppenzahl entstanden ist, Gruppen teilen und neu zusammenstellen (lassen).

Auswertung im Plenum:
- Was fällt nun bei den übriggebliebenen Begriffen auf?
- Wie war der Prozess der Entscheidung?
- Was ist warum auf der Strecke geblieben bzw. wieder aufgetaucht?
- Was ist neu entdeckt worden, was bestätigt worden.

Arbeitsblatt 8

Übung „Wahrnehmen – Kontakt aufnehmen – Berühren“[172]

Zeitaufwand: ca. 1 Stunde
Gruppengröße: beliebig; Paar-Übung mit Reflexion
Material: Meditationsmusik
Entscheiden Sie, wer von Ihnen zuerst Position A (nehmend) und B (gebend) übernimmt.
A setzt sich auf einen Stuhl, auf Decke liegend ebenfalls möglich.
A bequeme Sitzposition einnehmen: Füße beide mit Bodenkontakt, Arme auf den Armlehnen oder locker auf den Oberschenkel liegend.

Teil 1 „Kontakt aufnehmen“
A wenn Sie möchten, schließen Sie die Augen
B stellt sich vor A
B: Sehen Sie A mit aller Aufmerksamkeit an.
B: Verändern Sie Ihre Position
B: Nehmen Sie A von allen Seiten wahr; herumgehen um Stuhl.
B: Gehen Sie weiter weg und achten Sie auf eine Veränderung.
B: Finden Sie eine Position (Nähe-Distanz), die Ihnen angenehm ist und vor der Sie meinen, dass sie auch für A stimmig ist.
B: Achten Sie auf den Atemrhythmus von A
B: Übernehmen Sie den Atemrhythmus von A für eine Minute.
B: Kehren Sie zu Ihrem eigenen Atemrhythmus zu rück.
B: Überlegen und entscheiden Sie, an welcher Körperstelle Sie gleich A berühren werden.
B: Suchen Sie eine Position (evtl. Stuhl herbeiholen) von der aus Sie diese Berührung für Sie bequem ausführen können.
B: Achten Sie wieder auf den Atemrhythmus von A.
B: Teilen Sie nun A beim seinem/ihrem Ausatmen mit, wo Sie ihn/ sie berühren werden.
Beim Ausatmen des Patienten → sprechen
(evtl. jeweils nur Satzteile bei einem Ausatmungsvorgang):
B: Begrüßen Sie A, indem Sie bei seinem/Ihrem Ausatmen sprechen: „Guten Tag, ich bin…., ich bin jetzt bei Ihnen.“
B: „Hallo, ich werde Dich/ Sie jetzt ….. berühren, um…..(zu tun..)“
Wiederholen Sie dieses drei Mal – beim Ausatmen von A sprechen!
Beim Einatmen des Patienten → berühren
B: **Berühren** Sie nun A **beim Einatmen** an der mitgeteilten Stelle und **Lösen** Sie die Berührung **beim Ausatmen**
Wiederholen Sie dieses drei Mal, dann **halten Sie die Berührung**

---

[172] Nach Mindell, Arnold, Schlüssel zum Erwachen. Sterbeerlebnisse und Beistand im Koma (2003) sowie mündlich nach Weiss, Angelika

B: Wenn es für Sie stimmig ist, lösen Sie Berührung und tun dies bei einem Ausatmen von A
B: Lösen Sie sich nun von A, indem Sie einen Schritt zurückgehen.
A: Öffnen Sie evtl. die Augen, wenn es für Sie ok ist und nehmen Sie mit einer kurzen „Dankesgeste“ Kontakt mit B auf.

- ***Tauschen Sie sich zu zweit kurz aus – wechseln Sie die Rollen***
- ***Austausch im Plenum: Lerngewinn, Fragen?***

Teil 2: „Berühren/Loslassen“
beim Einatmen: berühren
ganz leicht am Arm, den oberen Brustkorb, Unterschenkel oder den Kopf im Scheitelbereich. Achten Sie auf den Rhythmus und die Intensität des Ein- und Ausatmens.
beim Ausatmen: lösen der Berührung und **sprechen**

Beobachten von winzigen Reaktionen:
Änderung der Atemfrequenz, Augen- Mundbewegungen
„Den Weg finden“
Mitteilen der eigenen Absicht: „Ich folge Ihrer Atmung, und möchte allem folgen, was in Ihnen geschieht. Alles was äußerlich und innerlich geschieht ist wichtig, weil es zeigt, wie es weitergehen soll. Es zeigt uns den Weg.“
Helfen, dass der Patient bestimmten Zeichen folgen kann
„Sie müssen auf alles achten was geschieht. Schauen Sie hin, was Sie sehen, wenn Sie etwas sehen. Fühlen Sie alles... Hören Sie alles... Nehmen Sie sich Zeit für alles, was Sie schauen, hören fühlen.“
„Zeichen aufgreifen“ - Änderungen wahrnehmen
im akustischen Bereich: Atemfrequenz, -tiefe,
im Geräuschemotorischen Bereich: Krämpfe, Zuckungen, Gesicht, Augen, Mundwinkel, Lippen Augenbrauen,
im visuellen Bereich: Öffnen der Augen, Konzentration auf einen Punkt

Aktiv teilnehmen an diesen Änderungen
unmittelbarer Zugang durch ***Äußerungen***, die ***bestätigend*** und zugleich ***unbestimmt*** sind, im verbalen Bereich: „O, ja genau das“ auditiven Bereich: „Hören Sie sich das an. Im visuellen Bereich: “Sehen Sie sich das an.“ „Schauen Sie die weiße Wand an und malen ein Bild darauf.“ Im motorischen Bereich: „Oh, eine kleine Bewegung ihrer Augen ...“

Unterstützung:

Bewegungen fördern: Benutzen Sie Ihre Hände zum sanften Dehnen, Zusammenziehen, Lockern oder Fortführung der Bewegung in die bereits eingeschlagenen Richtung. ***Berührung am Muskelansatz***. Körperglied, in denen Bewegung spürbar wird leicht mit einem Finger ***in Knochennähe*** berühren.

Zugang über die Atmung:

Kontakt durch synchrones Atmen. Anpassung an den Patienten für 2-3 Atemzüge, dann verändern Sie die Frequenz oder fügen ein Geräusch hinzu.

Erfolgt keine Reaktion des Patienten auf einen der unmittelbaren Zugänge befinden Sie sich im falschen Kommunikationskanal. Probieren Sie weiter, bis Sie auf der gleichen Wellenlänge mit dem Patienten sind.

Arbeitsblatt 9

Fallbeispiel: Behandlungsentscheidungen im Verlauf eines 17 Jahre dauernden PVS

C., 47 J., hat vor 17 Jahren nach einem Motorradunfall infolge von Schädelverletzungen ein PVS erlitten. Da er ein junger Patient war und die Aussichten auf Verbesserung durch die Ursache Schädel-Hirn-Trauma günstig erschienen, wurde entschieden, ihn zur stationären Rehabilitation zu verlegen.

Anschließend wurde er in einer neu gegründeten Pflegeeinrichtung für junge Patienten dauerhaft versorgt. Er atmet eigenständig, sitzt stundenweise im Rollstuhl. Seine drei Geschwister, die ihn regelmäßig besuchen, haben über die Jahre den Eindruck von weiteren, winzigen Veränderungen gewonnen. Sie meinen, er reagiere auf von ihm geliebte Musik. Seine ältere Schwester betet mit ihm, wie sie es als Kinder am Abend mit der Mutter taten.

Sie spürt dabei Beruhigung seiner Atmung. Die Mutter lebt seit 10 Jahren nicht mehr.

Die Geschwister besuchen über all die Jahre sehr regelmäßig ihren Bruder, die eine wöchentlich, die anderen zweiwöchentlich bis viermal jährlich. Seit dem Tod der Mutter habe sich das Verhältnis noch verstärkt, auch weil sie kleine Veränderungen und Fortschritte sehen.

Ab und zu kam C. wegen Problemen mit der Atmung oder Dekubitus ins Krankenhaus, erholte sich nach einigen Tagen wieder.

Nun ist er auf Intensivstation aufgenommen, Wunden haben sich infiziert, er fiebert hoch, bekommt Antibiotika und wird beatmet.

Seine Schwester, die am nächsten zu ihm lebt, sucht die Seelsorgerin auf. Erstmals hat sie nach all den Jahren den Eindruck, dass die Kräfte ihres Bruders schwinden. Es stellt sich die Frage, ob er weiter hochtherapiert werden soll. In seinem Blick meint sie zu lesen, es sei nun eine Grenze erreicht, er kommt ihr apathisch vor.

Der ältere Bruder, der sein Betreuer ist, kommt nach Besuchen ebenfalls zu dieser Ansicht.

Er hat das Gefühl, sein Bruder gehe dem Sterben entgegen, das z.Z. noch aufgehalten werde. Gefragt, an welchen Symptomen er das erkenne, benennt er dessen Gesichtsausdruck, der ihm immer weniger lebendig vorkomme, er meint Gequältsein in den Augen zu lesen.

Die Werte bestätigen Verschlechterung bei voller Therapie.

Die Schwester spricht diese Eindrücke mit C. an, auch ihre Ratlosigkeit. Sie meint nachher, er hätte den Kopf die ganze Zeit in ihre Richtung gedreht, als habe er zugehört.

Und danach die Augen fest zugemacht, als wolle er nun schlafen.
Auch die jüngere Schwester, die am weitesten weg wohnt und ihn viermal im Jahr sieht, findet seinen Zustand gleich nach ihrer Ankunft anders als bei früheren Aufenthalten auf Intensivstation. Sie meint, seine Haut sei fahler, er komme ihr wie erstarrt vor, hätte meist die Augen fest geschlossen. Alle 3 Geschwister entschließen sich nach Gesprächen mit den Ärzten, die Intensivtherapie abzubrechen, die Ernährung einzustellen und nur noch Flüssigkeit geben zu lassen. Es wird ein Krankensalbungsritual mit dem Bruder vorbereitet:
1 Lied und Texte, die ihm früher gefielen. Am Tag darauf versammeln sich die Geschwister mit dem Pfarrer, eine Pflegende und ein Arzt kommen dazu. Die Geschwister sprechen Gedanken zum Abschiednehmen, wie es für sie selbst ist und wie sie vermuten, dass es für C. ist. Der Pfarrer spendet die Krankensalbung, die Geschwister streicheln ihren Bruder.
In der Nacht stirbt er.

- Diskutieren Sie die Kriterien, die zur Behandlung und dann später zum Behandlungsabbruch führten.
- Welche ethische Meinung haben Sie selbst zu diesen Entscheidungen?
- Welche weiteren Kriterien können für eine Behandlungsentscheidung wichtig sein?

Arbeitsblatt 10

Fallbeispiel Behandlungsentscheidung Frau S.

Frau S., 74 J. hat in ihrem Urlaub (im Haus der Tochter, die selbst Ärztin ist ebenso wie ihr Mann), beim Essen (sie verschluckte sich) einen Erstickungsanfall erlitten, wurde von ihrem Schwiegersohn reanimiert, auf Intensivstation eingeliefert und befindet sich seitdem im PVS.
Nach 2 Wochen wurde sie in eine Klinik an ihrem Heimatort verlegt. Dort lag sie eine weitere Woche auf der Intensivstation. Inzwischen hat sich ihr Zustand stabilisiert, sie atmet eigenständig mit Trachealkanüle und wurde nun auf die Normalstation verlegt.
Ihr Blick ist nicht gerichtet. Die andere Tochter, die in der Nähe wohnt und fast täglich kommt, meint, sie atme ruhiger, wenn sie mit ihr Kontakt aufnehme. Auf der anderen Seite sei dies eine Situation, die ihre Mutter sicher unwürdig fände, in dieser Hilflosigkeit anderen ausgesetzt zu sein. Es fällt ihr schwer, auszusprechen, dass es ihr selbst als Tochter ganz gut tue, die Mutter einmal so zu erleben und nicht nur wie sonst fordernd-aktiv und etwas gefühlskalt.
Ihre Schwester war am Wochenende gekommen und ist erschüttert, dass sie aus diesem Zustand nicht herauskommt.
Es stellt sich nun die Frage, wie sie weiterbehandelt werden soll.

Frau S. ist eine Frau, die viel Wert auf ein gepflegtes Äußeres legte. Sie hat drei erwachsene Kinder, engagierte sich ehrenamtlich in der Bahnhofsmission, ging regelmäßig mit ihrem Mann in die Kirche zum Gottesdienst. Sie war immerzu aktiv, forderte sich und ihre Umgebung zu großen Leistungen heraus. Schwächen konnte sie bei anderen und sich selbst schlecht ertragen, wirkte energisch auf Verbesserung hin.
Als sie sich vor einem Jahr immer mehr in ihr Haus zurückzog und manches nicht mehr funktionierte (sie vergaß, Rechnungen zu bezahlen etc.), wurde ihre Familie aufmerksam. Medizinische Untersuchungen ergaben, dass sie erste Symptome einer dementiellen Erkrankung zeigte. Daraufhin zog sie sich noch radikaler zurück, wollte sich in diesem Zustand nicht anderen zeigen.
Ihr Ehemann, 10 Jahre älter als sie, zeigt ebenfalls Anzeichen von Demenz. Er lebt noch im eigenen Haus, die Kinder sind besorgt, wie er das schaffen kann, und haben Hilfen organisiert. Eine Tochter wohnt in der gleichen Stadt, hat 3 jüngere Kinder, die beiden anderen Geschwister leben weit entfernt.
Finanziell ist das Ehepaar gut gestellt, lebt in einem großzügigen Haus.

Alle 3 Kinder sind von ihrer Mutter mit einer Generalvollmacht bevollmächtigt worden, über die sie nicht weiter mit ihnen sprechen wollte. Eine Patientenverfügung liegt nicht vor.
Die Geschwister sind verunsichert und unterschiedlicher Ansicht, wie nun weiter vorgegangen werden soll: Frühreha, Pflegeeinrichtung oder Behandlungsbegrenzung, Flüssigkeitsgabe oder über PEG volle Ernährung.

- Diskutieren Sie Kriterien der Behandlungsentscheidung.
- Was würden Sie als verantwortliche/r Arzt/Ärztin in dieser Situation vorschlagen und wie würden Sie vorgehen, um zu einer Entscheidung zu kommen?

Arbeitsblatt 11

Fallbeispiel Persistent vegetative state: Verdursten lassen oder sterben dürfen?[173]

Medizinische Hintergründe: 1990 erlitt Schiavo einen Herzstillstand, aller Wahrscheinlichkeit nach ausgelöst durch eine extreme Hypokaliämie, die sich im Rahmen einer Bulimie entwickelt hatte. Die globale ischämische Hypoxie des Gehirns führte zu irreversiblen Schäden in den kortikalen Integrationszentren. In den folgenden Monaten zeigte sie keinen Hinweis auf höhere, kortikale Gehirnfunktionen, die neurologischen Untersuchungen ließen auf einen persistent vegetative state schließen. Die Diagnose PVS ist dadurch definiert, dass Patienten ihre bewusste Wahrnehmungs- und Empfindungsfähigkeit irreversibel verloren haben, während der Schlaf-Wach-Rhythmus erhalten bleibt, ebenso wie viele hormonelle beziehungsweise autonome Funktionen des Hypothalamus und Gehirnstamms. Die Patienten sind „awake but unaware“, wach, aber ohne Bewusstsein. Im Deutschen spricht man deshalb auch von einem Wachkoma, ein Begriff, der terminologisch aber oft unscharf gebraucht wird.

Haben PVS-Patienten tatsächlich jegliche Fähigkeit zur bewussten Wahrnehmung verloren? Neuere funktionell-bildgebende Studien zeigen, dass bei PVS-Patienten – im Gegensatz zu Patienten im minimal conscious state – zwar noch einzelne, isolierte kortikale Areale durch kognitive Stimuli erregt werden können, die jedoch völlig diskonnektiert voneinander arbeiten, sodass ein bewusstes Erleben selbst von basalen sensorischen Ereignissen als sehr unwahrscheinlich gilt. Das Verhalten von PVS-Patienten, einschließlich Mimik und emotional anmutenden Äußerungen wie Schreien, Lächeln oder Weinen, die auch in den Filmaufnahmen von Terri Schiavo zu beobachten waren, ist demnach wohl kaum Ausdruck eines korrespondierenden subjektiven Erlebens, sondern vielmehr eine subkortikale, instinktive Reflexantwort auf eine externe Stimulation. Legt man diese Befunde zugrunde, hatte Terri Schiavo die Fähigkeit zu einer bewussten Wahrnehmung verloren.

Zwei Einwände sind allerdings denkbar: Erstens könnte die Diagnose PVS falsch gestellt worden sein und es sich um eine Patientin mit einem erhaltenen minimalen Bewusstsein gehandelt haben. Insofern es ein Kontinuum unterschiedlich stark ausgeprägter, über die Zeit variabler Bewusstseinseinschränkungen gibt, das von einer leichten Amnesie im Rahmen einer Gehirnerschütterung bis zum völligen

[173] Synofzik, Matthis Deutsches Ärzteblatt 102, Ausgabe 30 vom 29.07.2005, Seite A-2079 / B-1753 / C-1657

Bewusstseinsverlust im Hirntod reicht, kann die Diagnosestellung im Einzelfall schwierig sein. Insbesondere gegenüber dem minimal conscious state lässt sich der PVS zuweilen nicht leicht abgrenzen. Aus diesem Grund wird nach dem Urteil vieler Neurologen die Diagnose PVS oft falsch gestellt. Auch bei Terri Schiavo kann ein diagnostischer Irrtum nicht mit letzter Sicherheit ausgeschlossen werden. Bis auf die zwei von den Eltern bestellten Gutachter bestätigten jedoch alle mit dem Fall befassten Neurologen die Diagnose PVS, auch die angerufenen Gerichte hatten hieran offenbar keine Zweifel. Insofern kann man wohl mit relativ großer Sicherheit davon ausgehen, dass sich die Patientin tatsächlich in einem PVS befand. Zweitens könnte man skeptisch darauf verweisen, dass man aus prinzipiellen erkenntnistheoretischen Gründen nie mit letzter Sicherheit wissen kann, ob ein PVS-Patient noch zu einem bewussten Erleben fähig ist. Trotz erheblicher Fortschritte in der neuronalen Bildgebung wird der direkte Zugang zu den subjektiv wahrgenommenen Bewusstseinsinhalten wohl immer verschlossen bleiben. Die verfügbaren wissenschaftlichen Erkenntnisse geben keinen Anhalt dafür, dass Patienten im PVS noch über eine bewusste Wahrnehmungsfähigkeit verfügen. Dabei ist in ethischer Hinsicht nicht die diagnostische Kategorie per se (zum Beispiel PVS) relevant, sondern vielmehr die konkreten Hinweise auf eine noch erhaltene bewusste oder wieder erreichbare Wahrnehmung. Den Befunden zufolge verfügte Schiavo nicht einmal über die Bedingung der Möglichkeit bewussten Erlebens: Neben der ausgeprägten Atrophie beider Gehirnhälften im CT wies vor allem das „flache" EEG auf eine fehlende funktionale Aktivität der Großhirnrinde hin. Insofern bewusstes Erleben notwendig eine intakte kortikale Verarbeitung voraussetzt, muss davon ausgegangen werden, dass Terri Schiavo nicht mehr zu einer bewussten Wahrnehmung fähig war.

Eine weitere Frage ist für die ethische Bewertung relevant: War der Zustand von Schiavo irreversibel? Experimentelle Therapien mit hyperbarem Sauerstoff oder Vasodilatoren, wie sie von Schiavos Eltern gefordert wurden, blieben bislang einen wissenschaftlich überzeugenden Nachweis schuldig, dass sie den Zustand von PVS-Patienten verbessern können. Trotz einzelner Berichte in der Literatur und in den Medien ist selbst eine geringgradige Erholung von kognitiven und motorischen Funktionen nach einem Zeitraum von mehr als drei Monaten im hypoxisch-ischämischen PVS extrem selten. Aufgrund der ausgeprägten kortikalen Schädigung und dem seit 15 Jahren praktisch unveränderten Zustand erschienen bei Schiavo selbst Hoffnungen auf eine minimale Besserung unrealistisch.

Als normativer Ausgangspunkt für die ethische Bewertung des Abbruchs der Sondenernährung bei Terri Schiavo sollen die weithin akzeptierten Grundprinzipien ärztlichen Handelns dienen: Ärzte sollen den Patienten nutzen, ihnen keinen Schaden zufügen und ihren Willen respektieren. Demnach entfällt die ethische Verpflichtung zur Durchführung einer medizinischen Maßnahme, wenn diese dem Patienten keinen Nutzen oder mehr Schaden als Nutzen bietet und/oder wenn der Patient seine Einwilligung verweigert. Inzwischen setzt sich immer mehr die Auffassung durch, dass es sich bei der künstlichen Nahrungs- und Flüssigkeitszufuhr auch um eine medizinische Maßnahme handelt, die grundsätzlich legitimationsbedürftig ist. Wie die Grundsätze der Bundesärztekammer zur Sterbebegleitung betonen, gehört zwar das Stillen von Hunger und Durst zur jederzeit gebotenen Basisbetreuung, aber „nicht immer" die Nahrungs- und Flüssigkeitszufuhr. Es besteht folglich keine absolute Verpflichtung, das Leben eines Patienten mittels Nahrungs- und Flüssigkeitszufuhr unter allen Umständen aufrechtzuerhalten. (...)

Diskutieren Sie den Fall und bewerten die medizinischen Hintergründe mittels der medizinethischen Prinzipien:

- Wohltun/ Nutzen für die Patientin
- Schaden vermeiden
- Autonomie / Wille der Patientin
- Gerechtigkeit (im Blick auf die Beteiligten, andere Patienten, ökonomische Aufwendungen)

Literatur

Birbaumer, N.: Nur das Denken bleibt – Neuroethik des Eingeschlossenseins. In: Engels, E.-M., Hildt, E. (Hrsg.): Neurowissenschaften und Menschenbild. Mentis Verlag, Paderborn 2005

Bock, Wolfgang J.: Bewusstlos. Herausforderung für Angehörige, Pflegende und Ärzte. Verlag Selbstbestimmtes Leben (2000). ISBN 3-910095-20-8.

Geremek, Adam: Wachkoma. Medizinische, rechtliche und ethische Aspekte, Deutscher Ärzte-Verlag, Köln 2009, ISBN 978-3-7691-1243-6

Herkenrath, A: Musiktherapie mit Menschen in der Langzeitphase des Wachkomas – Aspekte zur Evaluation von Wahrnehmung und Bewusstsein. In: Neurologie & Rehabilitation 2006; 12(1): S. 22–32

Höfling, Wolfram (Hrsg.): Das sog. Wachkoma. Rechtliche, medizinische und ethische Aspekte., Lit-Verlag Münster; 2. unveränderte Auflage, Mai 2007; ISBN 3-8258-8894-0

Lipp, Axel: Klinische Kriterien zur Diagnose des Apallischen Syndroms (Dissertation)

Mittermayer, Claudia: Die Pflege des beatmeten Menschen. Brigitte Kunz Verlag, 2005. ISBN 3-89993-421-0

Nacimiento, Wilhelm: Das apallische Syndrom: Diagnose, Prognose und ethische Probleme. (Dt. Ärzteblatt, 1997); Diskussion zum Artikel

Nydahl, Peter: Wachkoma. Urban und Fischer (2005) ISBN 3-437-27080-X.

Owen, A. M. et al.: Detecting Awareness in the Vegetative State. Science 8 September 2006: Vol. 313. no. 5792, p. 1402

Student, J.-C./ Napiwotzky, A. (Hrsg.): Was braucht der Mensch am Lebensende? – Ethisches Handeln und medizinische Machbarkeit. Kreuz Verlag, Stuttgart 2007

Zieger, Andreas: Dialogaufbau und ästhetische Haltung – auf dem Wege zu einer neuen solidarischen Haltung durch Trialog-Entwicklung aus beziehungsmedizinischer Sicht. In: Doering, W., &

Doering, W. (Hrsg.): Von der Sensorischen Integration zur Entwicklungsbegleitung. Von Theorien und Methoden über den Dialog zu einer Haltung. Dortmund: Borgmann Publ. 2001, S. 258–328
Aufzeichnung eines Streitgesprächs:

Ulrich Schnabel/ Martin Spiewak im Gespräch mit Wolfgang Putz und Andreas Zieger: Der letzte Wille, in: Die Zeit v. 20.11.2003 Nr. 48

Filme

- Schlimmer als der Tod: ZDF - 30.03.2005 (zu beziehen über den Filmmitschnittservice des Senders)
- Quarks & Co. Sterbehilfe: WDR - 18. 10. 2011 (s.o.)

Pränataldiagnostik und ihre Folgen

Susanne Hirsmüller, Margit Schröer, Regina Bannert, Ruth Hermanns

Problemaufriss

1. Einführung

Die Pränataldiagnostik (PND) wurde entwickelt, um bei Frauen ab 35 Jahren, deren Schwangerschaft infolge ihres Alters als Risikoschwangerschaft eingeschätzt wurde, eine mögliche Erkrankung bzw. Behinderung des Kindes zu erkennen und ggf. medizinische Maßnahmen zur Behandlung einzuleiten bzw. für die Zeit nach der Geburt planen zu können. Inzwischen ist die PND zu einem Routineverfahren in der Schwangerschaftsvorsorge geworden und als solches in den Mutterschaftsrichtlinien verankert (3 Standarduntersuchungen – weitere Risikountersuchungen)[174]. Mit ihrer Hilfe können Fehlbildungen und schwere Erkrankungen des Ungeborenen erkannt werden. Diese sind in ihren Auswirkungen in Bezug auf das Kind unterschiedlich gravierend: von solchen, die nicht mit dem Leben vereinbar sind über intrauterin behandelbare bzw. jene, die eine speziellen Geburtsplanung erforderlich machen, solche bei denen sofortige perinatalmedizinische Maßnahmen ergriffen werden können, bis hin zu einigen, die lediglich eine genauere Schwangerschaftsüberwachung benötigen. Es gibt aber auch Krankheiten und Behinderungen, die die Mutter/Eltern vor die belastende Frage nach Fortsetzung der Schwangerschaft stellen.
Woopen unterscheidet aus ethischer Perspektive zwischen den therapiebezogenen und den existenzbezogenen Zielen der PND[175].
Häufig wird schwangeren Frauen PND als selbstverständliche Maßnahme nahegelegt, ohne dass die möglicherweise erheblichen Auswirkungen ausreichend oder überhaupt thematisiert werden.

2. Verändertes Erleben der Schwangerschaft

Die Pränataldiagnostik führt jedoch bei zahlreichen Frauen zu einem veränderten Erleben der Schwangerschaft, die gedanklich in zwei Phasen eingeteilt wird. Zunächst eine Schwangerschaft quasi „auf

---

[174] In einer Studie haben über 70 % der befragten Frauen außer den drei regulären Ultraschalluntersuchungen, die in den Mutterschaftsrichtlinien empfohlen werden, eine weitere explizit „zum Ausschluss von Fehlbildungen des Kindes" in Anspruch genommen. Über 40 % ließen die Transparenz der Nackenfalte messen, 34 % haben den Triple-Test und 29 % den Ersttrimester-Test durchführen lassen. Bei 11,5 % der Schwangeren wurde Fruchtwasser entnommen, bei 3,3 % Chorionzottengewebe. http://www.forschung.sexualaufklaerung.de/1881.html (geprüft 2.9.2013)

[175] Woopen, C., Rummer, A.: Pränatale Diagnostik und Schwangerschaftsabbruch: Kooperation zwischen Ärzten, Beratungsstellen und Verbänden, in: Dtsch Arztebl 2010; 107(3): A-68 - A-70

Vorbehalt“ bis die „Entwarnung“ durch die PND erfolgt, erst danach wird die Schwangerschaft voll akzeptiert

Viele Frauen lassen die Untersuchungen machen, um die Gesundheit ihres Kindes hierdurch bestätigt zu bekommen und blenden die andere Seite aus: Sie machen sich nicht klar, dass ein „positiver“ Befund sie vor die Entscheidung stellen kann, dieses Kind dennoch auszutragen und es mit seiner Behinderung anzunehmen oder die Schwangerschaft beenden zu lassen - weil es u. U. keine Therapie gibt, die die Behinderung beseitigen könnte. Nicht-invasive Untersuchungen wie die Nackenfaltentransparenzmessung, standardmäßig kombiniert mit Blutuntersuchungen, sind dabei ein zunächst wenig beunruhigender Einstieg in eine Spirale weiterer Diagnostik und Ängstigung, wenn das primäre Ergebnis nicht günstig ausfällt. Dann wird letztlich die Amniozentese als invasive Untersuchung notwendig, die selbst auch ein Risiko[176] für die Fortführung der Schwangerschaft darstellt.[177] Die Amniozentese kann häufig aufgrund der vorhergehenden nicht-invasiven Diagnostik erst zu einem späteren Zeitpunkt stattfinden, als wenn man sich primär dazu entschieden hätte. Auf der anderen Seite verhindern die vorhergehenden nicht-invasiven Untersuchungen viele Amniozentesen, wenn ein günstiger statistischer Befund als ausreichend beruhigend erlebt wird.

Bei manchen Frauen werden durch die pränataldiagnostischen Untersuchungen die Ängste vor einer möglichen Behinderung des Kindes verstärkt, so dass sie von vornherein innerlich Abstand zum werdenden Kind wahren, bis sich bestätigt, dass alles in Ordnung ist und sie sich erst dann auf das werdende Kind wirklich einlassen und es akzeptieren können.

Gesellschaftlich wird mittlerweile durch das selbstverständliche und immer umfangreichere Angebot pränataldiagnostischer Untersuchungen eine Art „Pflicht zur Feststellung von Krankheiten und Behinderungen“ suggeriert, ohne einen ausreichenden Ausblick auf die dadurch möglicherweise notwendig werdenden Entscheidungen zu gewähren.

Das bestehende Recht auf Nichtwissen wird in der Regel nicht thematisiert und auch nicht unterstützt.

3. Ärztliche Beratung

Die zunächst allein durch den Gynäkologen erfolgende Beratung macht es angesichts der Diskussion in der Gesellschaft über Chancen und Grenzen der vorgeburtlichen Diagnostik erforderlich, sich

[176] Das Risiko einer Fehlgeburt nach Amniozentese liegt bei 0,5-1,0%.

[177] Der seit 2012 auch in Deutschland angebotene Bluttest PraenaTest® testet bisher ausschließlich auf Trisomien und erfordert nach „positivem“ Befund dennoch die Bestätigung durch eine invasive Diagnostik (falls ein Schwangerschaftsabbruch durchgeführt werden soll).

über die Durchführung und den Umgang mit der PND Gedanken zu machen und sie ständig aufs Neue kritisch zu hinterfragen.
Dabei sind im Zusammenhang mit falsch negativen PND-Befunden auch haftungsrechtliche Aspekte ("Kind als Schaden") sowie die Problematik der späten Schwangerschaftsabbrüche zu bedenken.
Eine Beratung der Mutter/Eltern erfolgt zunächst und häufig immer noch ausschließlich und (obwohl z.B. Pädiater wegen der Sicherung der Diagnose/Prognose auf eine Beteiligung drängen) allein durch den betreuenden Gynäkologen.
Daher sind nicht nur die entsprechenden Fachgesellschaften, sondern alle in der Gynäkologie und Geburtshilfe tätigen Ärztinnen und Ärzte (ggf. auch die hinzu gezogenen Anästhesisten oder Pädiater) gehalten, sich mit den moralischen Fragestellungen im Zusammenhang mit pränataler Diagnostik auseinander zu setzen, die eigene Einstellung zu reflektieren und persönlich Stellung zu beziehen.

4. Schwangerschaftsabbruch nach PND

Durch die Neufassung des § 218 StGB 1995 entfiel die ehemals „embryopathische“ Indikation (die einen Schwangerschaftsabbruch bis maximal zur 22. SSW p.c. zuließ). Sie wurde unter die medizinische Indikation gefasst. Seither ist ein Schwangerschaftsabbruch zu jedem Zeitpunkt nach Feststellung der „Unzumutbarkeit“ einer Weiterführung der Schwangerschaft für die Mutter möglich[178].
2012 erfolgten von 106.815 Schwangerschaftsabbrüchen in Deutschland 3,1% (3.326) aus medizinischer Indikation (davon 447 nach der 22. SSW)[179].
Derzeit bildet die ca. 23. SSW den Zeitpunkt, ab dem das Kind extrauterin lebensfähig wäre und damit eine medizinische Behandlungspflicht nach der Geburt bestünde. Daher ist in Fällen, in denen das Kind höchstwahrscheinlich die Geburtseinleitung aufgrund seines Lebensalters überleben würde, ein sogenannter Fetozid, zulässig; hierbei wird dem Kind (Fötus) unter Ultraschallkontrolle eine Kaliumchloridlösung ins Herz injiziert. Durch den damit ausgelösten Herzstillstand verstirbt es intrauterin und kommt als Totgeburt zur Welt (in 2012 insgesamt 363 Mal erfolgt)[180]. Dieses Vorgehen ist für die Eltern eine hochbelastende Erfahrung ebenso wie für das beteiligte Personal. Solche Fetozide werden daher sogar in der Klinik häufig tabuisiert.

---

[178] Straflosigkeit des Schwangerschaftsabbruchs:
http://www.gesetze-im-internet.de/stgb/_218a.html (Geprüft 2.9.2013)
[179] Bundesamt für Statistik
https://www.destatis.de/DE/ZahlenFakten/GesellschaftStaat/Gesundheit/Schwangerschaftsabbrueche/Schwangerschaftsabbrueche.html
[180] ebd.

Für jeden Beteiligten stellt sich die Frage nach eigener Beteiligung an einem Schwangerschaftsabbruch nach medizinischer Indikation bzw. an einem Fetozid. In manchen Häusern wird eine Beratung durch ein Ethikkomitee zur Entscheidungsfindung gefordert.

Lernziele

- Die TN gewinnen einen Überblick über die verschiedenen Methoden der PND und wägen kritisch deren Vor- und Nachteile bzgl. therapiebezogener bzw. existenzbezogener Ziele ab.
- Die TN kennen die rechtlichen Voraussetzungen zu Pränataldiagnostik und Schwangerschaftsabbruch in Deutschland.
- Die TN reflektieren ihre eigene Einstellung zu PND und Schwangerschaftsabbruch und lernen, davon abweichende Entscheidungen der betroffenen Schwangeren bzw. des Paares zu respektieren.
- Die TN erkennen die Bedeutung einer umfassenden Aufklärung und Beratung als Entscheidungsgrundlage für die Mutter/Eltern.
- Die TN erkennen, dass bei einem Schwangerschaftsabbruch nach PND die „Beseitigung" des Föten nicht in jedem Fall die Lösung des Problems darstellt.
- Die TN beschäftigen sich mit dem Recht auf Nichtwissen, d.h. der Möglichkeit einer Ablehnung der PND.
- Die TN reflektieren psychische Auswirkungen der PND und ihrer Ergebnisse (bis hin zum Schwangerschaftsabbruch) und kennen mögliche Hilfsangebote.

Methodisch-didaktische Umsetzung

Informationsteil

Im Informationsteil werden den TN die notwendigen Materialien zur Verfügung gestellt (z.B. durch hinzugezogene Gynäkologin) um den jeweils gültigen medizinischen und rechtlichen Sachstand zu kennen. Dazu gehören:

- Techniken und Verfahren der PND (Welche Untersuchungsmethoden zeigen zu welchem Zeitpunkt der SS welche Erkrankungen wie sicher an?) (s. Faltblatt Pränataldiagnostik. Beratung, Methoden und Hilfen.[181])
- Relevante Auswirkungen der Ergebnisse von Pränataldiagnostik für intrauterine Behandlung, Behandlung unmittelbar nach der Geburt bzw. rein existenzbezogene Ergebnisse, bei denen es nur um die Entscheidung zu Weiterführung oder Abbruch der Schwangerschaft geht (vgl. Infoblatt „Behandlungsmöglichkeit").
- Rechtliche Regelungen zum § 218 StGB und zur ärztlichen Haftung[182]
- Unterstützungsmöglichkeiten beim Austragen der Schwangerschaft nach Feststellung einer Behinderung oder Erkrankung durch die PND (z.B. im Film „Mein kleines Kind")
- Vorgehensweisen beim Schwangerschaftsabbruch je nach Schwangerschaftsdauer

Amniozentese (ca. 30 Min.)

Die TN teilen sich in 3er- bzw. 4er-Gruppen auf. Die eine Hälfte der Kleingruppen bearbeitet Situation A, die andere Hälfte Situation B.

Situation A:

Stellen Sie sich vor, Sie sind die/ der verantwortliche Ärztin/ Arzt für die Pränataldiagnostik in einer Klinik. Eine 41jährige Schwangere wurde von der betreuenden Gynäkologin zur Amniozentese zu Ihnen überwiesen. Die Patientin ist der Untersuchung gegenüber extrem ängstlich und ablehnend.
Überlegen Sie (mindestens 5) Argumente, um der Schwangeren den Nutzen der Untersuchung zu erklären.

Situation B

Stellen Sie sich vor, Sie sind die/ der verantwortliche Ärztin/ Arzt für die Pränataldiagnostik in einer Klinik. Eine 24jährige Schwangere ohne familiäre Belastung und Vorerkrankungen fragt nach, ob sie

---

[181] http://www.bzga.de/pnd/index.php?id=891 (Geprüft 2.9.2013) Broschüre zu PND
[182] http://dejure.org/gesetze/StGB/218a.html (Geprüft 2.9.2013)

bei Ihnen eine Amniozentese zum Nachweis der Gesundheit ihres Kindes durchführen lassen kann.
Überlegen Sie (mindestens 5) Argumente, um die Schwangere auf Risiken bzw. mögliche "Nachteile" der Untersuchung aufmerksam zu machen.

Anschließend Auswertung beider Argumentationsreihen im Plenum

Frauengruppe und Männergruppe (30-45 Min)
Diese Übung dient dem Bewusstmachen der unterschiedlichen bzw. gleichen Erwartungen der schwangeren Frau und ihres Partners und sensibilisiert die TN für den Einfluss beider Seiten im ärztlichen Beratungsgespräch bzgl. der Entscheidungsfindung.
Die TN tauschen sich zu der Fragestellung aus:
Versetzen Sie sich in der Situation einer schwangeren Frau und ihres Partners.

- Frauengruppe: Welche Wünsche haben Sie als Frau an Ihren Mann/Partner bzgl. der Entscheidungsfindung im Rahmen der pränataldiagnostischen Untersuchungen?
- Männergruppe: Welche Wünsche haben Sie als Mann an Ihre Frau/Partnerin bzgl. der Entscheidungsfindung im Rahmen der pränataldiagnostischen Untersuchungen?

Notieren der jeweiligen Ergebnisse auf einer Flipchart.

Anschließend Austausch und Diskussion im Plenum, zusätzliche Fragestellung: Was bedeuten diese Ergebnisse für Ihr ärztliches Beratungsgespräch?

Fallbeispiel Selektiver Fetozid (45 – 60 Min., Fishpool)
Fallbeispiel (nach Christiane Woopen) Schwangerschaftsabbruch nach pathologischem pränatal-diagnostischem Befund:

Eine 32-jährige Frau und ein 36-jähriger Mann erwarten Zwillinge. Sie haben bereits ein gesundes Kind, das drei Jahre alt ist. Bislang verlief die Schwangerschaft komplikationslos. Bei der zweiten Ultraschall-Screening-Untersuchung in der 20. SSW fällt dem Gynäkologen auf, dass ein Zwilling in seiner Entwicklung verzögert ist und eine auffällige Lidspaltenstellung hat. Darüber hinaus weist das Herz dieses Zwillings Auffälligkeiten auf. Der andere Zwilling zeigt keinerlei Besonderheiten. Der Gynäkologe klärt die schwangere Frau über die Befunde auf und empfiehlt ihr eine Fruchtwasseruntersuchung, um eine mögliche genetische Ursache für die Auffälligkeiten zu diagnostizieren bzw. auszuschließen.

Im Rahmen der in der 21. SSW durchgeführten Amniozentese wird bei dem betreffenden Zwilling eine Trisomie 21 festgestellt. Der Befund liegt in der 24. SSW vor. Nach einer weiteren Ultraschalluntersuchung, bei der ein operabler Herzfehler festgestellt und weitere Fehlbildungen, die häufiger mit Trisomie 21 verbunden sind, ausgeschlossen werden, bittet das Paar den Gynäkologen in der 27.SSW um einen selektiven intrauterinen Fetozid des von der Trisomie 21 betroffenen Feten.

Anleitung zur Fallbearbeitung:
Bildung von fünf (sechs) Arbeitsgruppen:
Gruppe 1: Zwilling mit Trisomie 21, Gruppe 2: Zwilling ohne Trisomie 21, Gruppe 3: Eltern/Mutter, Gruppe 4: Ärztin/Arzt, Gruppe 5: Gesellschaft, (ggf. Gruppe 6: 3-jähriges Geschwisterkind).

Auftrag an die Gruppen:
1. Sammlung von Argumenten aus der Sicht des jeweiligen Familienmitglieds
2. Strategie für das Plenum festlegen
3. Vertreter/-in der Gruppe für das Plenum festlegen.

Plenumsdiskussion nach der Methode „Fishpool": Sechs (sieben) Stühle in der Mitte, fünf (sechs) für die Vertreter/innen der Gruppen und ein freier Stuhl für Zuschauer, die an der Diskussion teilnehmen möchten. Moderation durch die Leitung mit dem Ziel: Austausch der Argumente und wenn möglich Entscheidung des Falles.

Arbeitsblätter

Arbeitsblatt „Wann beginnt personales Leben?“

Wann beginnt personales (= individuelles) menschliches Leben?
(nach Prof. Dr. Johannes Reiter)[183]

Positionen:
1. Beginn im Augenblick der Verschmelzung der Keimzellen
2. Beginn um den 6-7. Tag mit der Einnistung in die Gebärmutter(Nidation)
3. Beginn um den 13. Tag, mit dem Ende der Mehrlingsbildung
4. Beginn im Verlauf des 3. Monats, mit der Entwicklung des Gehirns
5. Beginn gegen Ende der Schwangerschaft oder bei der Geburt, wenn das Leben des Kindes von der Gesellschaft angenommen wird
6. Beginn während der ersten Lebensjahre, wenn das Kind Selbstbewusstsein erlangt und die Fähigkeit zu freier Entscheidung

Arbeitsauftrag:
Diskutieren Sie die Positionen und klären Sie Ihre eigene Position. Überlegen Sie, was ein Schwangerschaftsabbruch für jede dieser Positionen bedeutet.

[183] Vgl. Prof. Dr. J. Reiter, Moraltheologe, Universität Mainz, Vorlesung WS 2002/3

Informationen für die Kursleitung zum Beginn personalen Lebens

1. Das menschliche Leben beginnt mit der Verschmelzung der Keimzellen
- nach der Verschmelzung entsteht eine völlig neue biologische Realität, ein eigenes Steuersystem, ein eigenes Lebensprinzip. Die Entwicklung dieses neuen Wesens ist durch die ihm eigenen Gene bestimmt; nach der Verschmelzung ist also bereits volles individuelles Leben gegeben
- es mag radikal sein, den Anfang des Lebens bei der Verschmelzung anzusetzen, doch gibt es in der weiteren Entwicklung keinen derart scharfen Einschnitt mehr. Auch wenn ein im Labor erzeugter Embryo einen Mutterleib zum Überleben braucht, so sind mit der Verschmelzung alle Voraussetzungen für einen selbstgesteuerten Lebensprozess enthalten.

2. Das Leben beginnt nach Abschluss der Einnistung (5.-9. Tag)
- erst mit dem Zeitpunkt der Einnistung stellt sich der mütterliche Organismus auf die Versorgung des Embryos ein. Dieser fließende Prozess beginnt allerdings schon vor der Nidation, worauf die Nobelpreisträgerin Nüsslein-Volhard hingewiesen hat
- dieses Position scheint die gesamtgesellschaftlich akzeptierte zu sein, denn sog. Nidationshemmer (wie die Spirale oder die „Pille danach“) sind bei uns nicht verboten.

3. Das Leben beginnt mit dem Ende der Möglichkeit der Mehrlingsbildung (ab dem 13. Tag)
- hinter dieser Position steht die Überlegung, dass ein Individuum nicht noch einmal in mehrere Personen getrennt werden kann
- dem lässt sich leicht entgegenhalten, dass Individualität (ungeteilt) nicht dasselbe ist wie Singularität (unteilbar). Außerdem kann eine Teilung schon vor dem 13. Tag unbemerkt stattfinden.

4. Das Leben beginnt im Verlauf des 3. Monats mit der Entwicklung des Gehirns
- Vertreter dieser Position bestehen auf die vermeintlichen Entsprechung von Anfang und Ende der Gehirntätigkeit als Anfang und Ende des Lebens (als Tod wird heute der Hirntod definiert)
- allerdings lassen sich Anfang und Ende der Hirntätigkeit nicht in völliger Parallelität betrachten: nach dem Ende der Hirntätigkeit ist ein Mensch zwar definitiv tot, doch ist ein Embryo schon vor Beginn der Hirntätigkeit lebendig.

5. Das Leben des Menschen beginnt erst mit dem Ende der Schwangerschaft, also mit der Geburt
- erst nach der Geburt erfährt das Kind die Annahme in der Gesellschaft, was vor dem Hintergrund, dass sich ein Mensch erst in Be-

ziehungen zu anderen verwirklich als Beginn des Lebens angesehen werden kann,

- gegen diese Position sprechen mehrere Einwände: Für Menschen sind Beziehungen zwar ein wichtiges Element des Lebensvollzugs, aber man kann davon nicht die Definition des Lebens ableiten. (Was wäre dann mit Menschen, denen es nicht möglich ist, Beziehungen zu führen, z.B. Caspar Hauser?)
- Philosophie und Theologie sind sich in dem Punkt einig, dass dem Menschen Leben von Natur aus zukommt und sich nicht erst über Beziehungen konstituiert.

6. Das Leben beginnt während der ersten Lebensjahre, wenn der Mensch Selbstbewusstsein und freien Entscheidungswillen hat

- diese von Peter Singer vertretene Position ist höchst umstritten, geht sie doch davon aus, dass weder beim Embryo noch beim Kleinkind Selbstbewusstsein vorhanden ist
- das Bild des Menschen wird hier auf den aktuellen Besitz von geistigen Fähigkeiten verkürzt. In der gegenwärtigen Philosophie und Theologie wird die Meinung vertreten, dass es allein auf die Potentialität ankommt, die einen Menschen zum Menschen macht. Ansonsten gäbe es keinen Unterschied zwischen Schlafenden, Bewusstlosen und Toten.

Infoblatt „Behandlungsmöglichkeiten nach PND-Befunden“

Behandlungsmöglichkeiten aufgrund PND

Analog zu den immer besseren Diagnosemöglichkeiten konnten auch die Behandlungsmöglichkeiten in den letzten Jahren sehr stark ausgeweitet werden. Dabei werden Erkrankungen nach den Therapieoptionen in vier Kategorien eingeteilt:

1. Behandelbare fetale Erkrankungen, die erst *nach* der Geburt einer kinderärztlichen und/oder kinderchirurgischen Behandlung zugeführt werden müssen
2. Fetale Erkrankungen, *die den Geburtsmodus bestimmen oder zumindest beeinflussen*
3. Fetale Erkrankungen, die *vor* der Geburt (intrauterin) medikamentös und/oder operativ (meist minimal-invasiv) behandelt werden können
4. Erkrankungen, die *nicht revidier- bzw. therapierbar* sind und in der Neugeborenen- oder Säuglingsperiode zu bleibender schwerer Behinderung oder zum Tode führen bzw. die post partum therapierbar (jedoch nicht heilbar) sind. Diese verlangen von den Eltern eine Entscheidung für die Weiterführung der Schwangerschaft oder für einen Schwangerschaftsabbruch.

Gerade die Möglichkeiten der minimal-invasiv Fetalchirugie werden stetig ausgeweitet, diese Eingriffe können allerdings nur in wenigen dafür spezialisierten Zentren durchgeführt werden. Beispiele hierfür sind die Laserkoagulation der verbindenden Blutgefäße beim feto-fetalen Transfusionssyndrom (Überlebensrate beider Zwillinge bei bis zu 80% im Gegensatz zur fast 100%igen Sterblichkeit ohne Eingriff) oder die Operation bei spina bifida in der 20. SSW, die in vielen Fällen den Erhalt der Blasen- und Mastdarmfunktion ermöglicht und die mentalen Beeinträchtigungen durch den Hydrocephalus deutlich verringern kann (im Gegensatz zur postpartalen Chirurgie).

Arbeitsblatt „Entscheidungsdilemma“
Entscheidungsdilemma nach unterschiedlichen Prognosen bei Diagnose Kleinwüchsigkeit

Der Gynäkologe eines Zentrums für Pränataldiagnostik klärt nach verschiedenen Untersuchungen und 3D-Ultraschalluntersuchung die Eltern (Mutter 36 Jahre, Vater 40 Jahre) in der 21. Schwangerschaftswoche darüber auf, dass eine schwere Kleinwüchsigkeit vorliege. Seines Erachtens sei sie so schwer, dass bald nach der Geburt, wenn nicht schon im Mutterleib das Herz des Kindes durch sein Wachstum die Rippen sprengen werde und dabei mit Sicherheit tödliche Verletzungen die Folge seien. Er legt ihnen den Abbruch der Schwangerschaft nahe. Die Frau sucht aus Eigeninitiative Rat bei der Pädiaterin, die in der Klinik arbeitet. Diese erbittet die Befunde und schaut die Ultraschallbilder an. Sie teilt den Eltern mit, dass ihres Erachtens eine normale Kleinwüchsigkeit vorliege, mit der sich ein Kind unter guter medizinischer Betreuung gut entwickeln könne. Die Frau und ihr Mann nehmen seelsorgliche Beratung in Anspruch, bei der es vorrangig um die eigenen Werte geht. Die Frau konnte sich schon vor der Schwangerschaft nicht vorstellen, das Kind abzutreiben. Sie hat aber Angst, dem Kind durch Weiterführen der Schwangerschaft Leid etwa durch Schmerzen zuzufügen.
Der Mann folgt stärker dem Urteil des Gynäkologen und malt sich die schweren Folgen aus. Er findet, dann sei es besser für alle, das Ganze jetzt zu beenden, weil es ja auch noch „früh genug sei“. Einem Fetozid könne er nicht zustimmen, das könne er mit seinem Gewissen nicht vereinbaren.
Die Frau äußert darauf, was denn sei, wenn sie nun die Geburt einleiten lasse und sich bestätige, was die Pädiaterin gesagt habe. Dann hätten sie ein lebensfähiges kleines Kind umgebracht. Es findet ein Gespräch zwischen Gynäkologe und Pädiaterin statt, bei dem beide bei ihrer Einschätzung bleiben. Die Eltern ringen noch 3 Tage in der Klinik um Entscheidung, dann entschließen sie sich, dem Kind eine Chance zu geben und die Schwangerschaft weiter auszutragen. Das Kind wird schließlich kurz vor errechnetem Termin mit Kaiserschnitt entbunden. Die Diagnose der Pädiaterin bestätigt sich, die Kleinwüchsigkeit ist schwach ausgeprägt, es zeigen sich keine weiteren gravierenden gesundheitlichen Beeinträchtigungen.
Die Mutter äußert der Seelsorgerin gegenüber, nie mehr wieder in solch eine Situation geraten zu wollen. Sie werde keine PND mehr machen, wenn sie sich überhaupt nochmal traue, schwanger zu werden. Sie gehe nochmal in die genetische Sprechstunde. Sie sei froh, der Pädiaterin begegnet zu sein, denn sonst wäre das Ergebnis jetzt ein kleinwüchsiges, totes Kind, das sie auf dem Gewissen

habe. Es sei furchtbar, in so eine Situation gebracht zu werden. Sie verstehe nicht, warum nicht sofort auch Pädiater bei solchen Befunden dazu gezogen würden.
In der letzten Phase der Schwangerschaft hat sie mit Selbsthilfegruppen von Eltern kleinwüchsiger Kinder Kontakt aufgenommen, das habe sie beide sehr ermutigt. Der Vater hält seine kleine Tochter im Arm und sagt, er sei froh, dass seine Frau da stärker gewesen und sich durchgesetzt habe.

Arbeitsmaterialien
Aktuelle Zahlen über Schwangerschaftsabbrüche in Deutschland erhältlich über die Seiten des Statistischen Bundesamtes www.destatis.de/cgi-bin

Gesetzestext § 218 StGB z.B. unter www.eufi.de/gesetze/stgb/p218.htm

Infobroschüre der BzgA Köln: "Pränataldiagnostik" – Beratung, Methoden, Hilfe unter www.bzga.de

Verein für psychosoziale Aspekte der Humangenetik e.V.: "Schlechte Nachrichten nach vorgeburtlicher Diagnostik" Begleitschrift für Frauen und Paare, die einen Schwangerschaftsabbruch in Erwägung ziehen. www.vpah.de

Esperanza, Hauptsache gesund...? Chancen und Risiken der Pränataldiagnostik, Köln 2003, 2. Veränderte Auflage (zu bestellen bei: Diözesancaritasverband für das Erzbistum Köln, Arbeitskreis Pränataldiagnostik, Georgstr. 7, 50676 Köln, www.esperanza-online.de)

Links
Projektergebnisse zur PND:
http://www.bzga.de/pnd/index.php?id=887 (2.9.2013)

http://www.familienplanung.de/schwangerschaft/praenataldiagnostik/bluttests-auf-trisomien/ (2.9.2013)

http://www.bmg.bund.de/glossarbegriffe/g/gendiagnostikgesetz.html (2.9.2013)

Informationsmaterial für Schwangere mit einem auffälligen Befund in der PND: http://www.bzga.de/botmed_13450002.html (2.9.2013)

Seite des „Netzwerk gegen Pränataldiagnostik“ im Bundesverband für körper- und mehrfach behinderte Menschen
http://www.bvkm.de/arbeitsbereiche-und-themen/praenataldiagnostik/netzwerk-gegen-selektion-durch-praenataldiagnostik.html (2.9.2013)

Literatur

Bockenheimer-Lucius, G.: "Späte Abtreibung nach Pränataldiagnostik – offene Fragen" in Ethik in der Medizin (1999), Heft 11, S. 141-45

Dt. Gesellschaft für Gynäkologie und Geburtshilfe e.V.: "Positionspapier – Schwangerschaftsabbruch nach Pränataldiagnostik". 2007 http://www.dggg.de/fileadmin/public_docs/Schwangerschaftskonflikt gesetz/praenatal_abbruch_nach_diagnostik.pdf (gepr. 25.9.2013)

Hepp, Hermann, „Pränatalmedizin – Anspruch auf ein gesundes Kind? Januskopf menschlichen Fortschritts“ In Jahres- und Tagungsbericht der Görresgesellschaft 1997

Klinkhammer, Gisela/ Richter-Kuhlmann, Eva A.: Praenatest: Kleiner Test, große Wirkung. Dtsch Arztebl 2013; 110(5): A-166 / B-152 / C-152

Henn, Wolfram/ Schmitz, Dagmar: Pränataldiagnostik: Paradigmenwechsel. Dtsch Arztebl 2012; 109(25): A-1306 / B-1129 / C-1111

Klinkhammer, Gisela/ Korzilius, Heike: Interview mit Prof. Dr. med.

Klaus Diedrich, Gynäkologe und Reproduktionsmediziner „Es gibt keine Garantie auf ein gesundes Kind“. Dtsch Arztebl 2012; 109(17): A-854 / B-740 / C-736

Rummer, Anne/ Horstkötter, Nina/ Woopen, Christiane: Pränataldiagnostik und Schwangerschaftsabbruch: Zusammenarbeit über Fachgrenzen hinweg. Dtsch Arztebl 2011; 108(38): A-1960 / B-1664 / C-1652

Dabrock, Peter/ Ried, Jens: Präimplantationsdiagnostik: Kohärenz statt brechender Dämme. Dtsch Arztebl 2011; 108(31-32): A-1673 / B-1423 / C-1419

Klinkhammer, Gisela/ Richter-Kuhlmann, Eva A.: Präimplantationsdiagnostik: „Ethisch weniger problematisch als eine Schwangerschaft auf Probe“. Dtsch Arztebl 2011; 108(9): A-432 / B-348 / C-348

Wewetzer, Christa/ Wernstedt, Thela (Hrsg.): Spätabbruch der Schwangerschaft. Praktische, ethische und rechtliche Aspekte eines moralischen Konflikts. Campus Verlag, Frankfurt 2008

Wassermann, Kirsten/ Rohde, Anke: Pränataldiagnositk und psychosoziale Beratung. Aus der Praxis für die Praxis. Schattauer, Stuttgart, New York 2009

Lammert u.a., Psychosoziale Beratung in der Pränataldiagnostik. Ein Praxishandbuch, Göttingen 2002.

Maio, Giovanni „Pränataldiagnostik und Schwangerschaftsabbruch" in Mittelpunkt Mensch. Ethik in der Medizin. Stuttgart, Schattauer 2012

Rauchfuß, Martina, Beratung zu Pränataldiagnostik und eventueller Behinderung: medizinische Sicht, in: Cierpka, Manfred u.a. (Hrsg.), Praxis der Kinderpsychologie und Kinderpsychiatrie. Psychosoziale Beratung in der Pränataldiagnostik, 50. Jg., 2001, S. 704-722.

von Kaisenberg, Constantin/ Jonat, Walter/ Kaatsch, Hans-Jürgen, Spätinterruptio und Fetozid – das Kieler Modell. Juristische und gynäkologische Überlegungen, in: Deutsches Ärzteblatt, Jg. 102, Heft 3 v. 21.01.2005, S. A133-A135.

Medien:

Videofilm: "Mein kleines Kind". Pränatale Diagnostik – Danach... von Katja Baumgarten, 2001, ISBN 3-007961-0 (Medienzentrale des Erzbistums Köln V 3965)

37° „Für diesen einen Tag" (4 Paare entscheiden sich für ein behindertes Kind) von Angelika Schmidt-Biesalski, 1996, ausleihbar bei Medienzentrale des Erzbistums Köln V 2143)

Psychosoziale Beratung (und Informationsmaterial) während Pränataldiagnostik:

esperanza: www.esperanza.de

Donum Vitae: www.donumvitae.de

Pro Familia: www.profamilia.de

Diakonie-Beratungsstelle bei Pränataldiagnostik an der Universitätsfrauenklinik Bonn: www.praenataldiagnostik-beratung.de

Anmerkungen[184]:
Die Krankenkasse zahlt normalerweise nicht! Wenn kein Verdacht auf eine Auffälligkeit in der Entwicklung des Kindes besteht, müssen pränataldiagnostische Untersuchungen als Individuelle Gesundheitsleistungen (IGeL) selbst bezahlt werden. Ergeben sich im Laufe dieser Untersuchungen oder auch bei den regulären Vorsorgeuntersuchungen Anzeichen, dass die kindliche Entwicklung beeinträchtigt sein könnte, werden die Kosten weiterer Untersuchungen jedoch von den Kassen übernommen. Außerdem haben Frauen über 35 einen Anspruch auf eine von der Kasse bezahlte Fruchtwasseruntersuchung. Informierte Zustimmung und Recht auf Nichtwissen.
Nur wer gut informiert ist, kann selbstbestimmte Entscheidungen treffen. Deshalb ist die Ärztin oder der Arzt verpflichtet, die Schwangere beziehungsweise die werdenden Eltern vor einer pränataldiagnostischen Untersuchung umfassend aufzuklären und zu beraten. Dazu gehören Informationen über die Verfahren der Pränataldiagnostik, deren Zweck und Aussagekraft sowie die damit verbundenen Risiken. Außerdem muss die Ärztin oder der Arzt die Schwangere darauf hinweisen, dass sie einen Anspruch auf eine ergänzende psychosoziale Beratung in einer Schwangerschaftsberatungsstelle hat.
Die Schwangere muss in jede vorgeburtliche genetische Untersuchung schriftlich einwilligen. Diese Einwilligung kann sie jederzeit wieder zurücknehmen.
Wollen sie und ihr Partner lieber nicht erfahren, ob ihr Kind eventuell krank sein oder eine Behinderung haben wird, haben sie ein Recht auf Nichtwissen und darauf, angebotene pränatal-diagnostische Untersuchungen abzulehnen.

[184] http://www.familienplanung.de/schwangerschaft/praenataldiagnostik/was-ist-praenataldiagnostik/

Autorenverzeichnis

Bannert, Regina, (Jg.1963), Dipl.Theol. Pastoralreferentin, Supervisorin (DGSv), derzeit tätig als Diözesanbeaufragte für Ethik im Gesundheitswesen Erzbistum Köln.

Begerow-Fischer, Michael, (Jg.1967), Dipl.Theol. Pastoralreferent, Supervisor (DGSv), derzeit tätig in der Krankenhausseelsorge am christlichen Hospiz Wuppertal-Niederberg und an der Akademie für Gesundheitsberufe in Wuppertal.

Fink, Ulrich, (Jg.1959), Dipl.Theol. Pastoralreferent, Supervisor (DGSv), derzeit tätig als Diözesanbeaufragter für Ethik im Gesundheitswesen und Hospizseelsorge, Erzbistum Köln.

Hagedorn, Hans-Bernd (Jg.1954), Dipl.Theol., Dipl. Soz.-Päd.FH derzeit tätig als Pastoralreferent in der Krankenhaus-Seelsorge der Neurologischen Rehaklinik Bonn/Bad-Godesberg.

Hermanns, Ruth, (Jg. 1962), Dipl. Theol., Supervisorin (DGSv), Klientenzentrierte Gesprächsführung, Integrative Kunsttherapie (FPI) derzeit tätig als Pastoralreferentin in der Krankenhaus-Seelsorge am St. Elisabeth-Krankenhaus Hohenlind, Köln.

Hirsmüller, Susanne, Dr. med.; M.Sc. Palliative Care; M.A. (Jg.1962), Fachärztin für Gynäkologie und Geburtshilfe, Psychoonkologin, Leiterin des Hospiz am Evangelischen Krankenhaus Düsseldorf.

Huwe, Hildegard (Jg. 1965), Dipl.Theol. Pastoralreferentin, Supervisorin SG, derzeit tätig als Diözesanbeauftragte für Ethik im Gesundheitswesen und Seelsorge für Berufe im Gesundheitswesen, Erzbistum Köln.

Jürgens, Franz, (Jg. 1958), Dipl. Theologe/Dipl. Sozialpädagoge, Heilpraktiker für Psychotherapie, gegenwärtig tätig in der Krankenhausseelsorge in Köln.

Lätzsch, Gabi, Dr. med. (Jg 1964) Fachärztin für Innere Medizin und Gastroenterologie, Diabetologin DDG/AeKNo, derzeit tätig als Oberärztin in der Medizinischen Klinik des Luisenhospitals Aachen und in eigener Praxis.

Leufgen, Georg, M.A. (Jg. 1954), tätig als Philosoph für bioethische Beratung, Bonn.

Menne, Georg, (Jg. 1958), Dipl.Theol. Pastoralreferent, Supervisor (DGSv), derzeit tätig als Pastoralreferent in der Krankenhaus-Seelsorge der Kölner Krankenhäuser der Hospitalvereinigung St. Marien GmbH.

Otten, Thomas, (Jg. 1959) Dipl. Theol., Supervisor (DGSv), derzeit tätig als Pastoralreferent in der Krankenhaus-Seelsorge Universitätsklinikum Bonn.

Schröer, Margit (Jg. 1946) Dipl.-Psychologin, Psychologische Psychotherapeutin, Supervisorin (BDP), Psychoonkologin, Lehrbeauftragte an der Priv. Universität Witten/ Herdecke.

Sickmann, Anja (Jg. 1962) Dipl. Theol., Supervisorin (DGSv), derzeit tätig als Diözesanbeauftragte für Ethik im Gesundheitswesen und stv. Kursleitung Krankenhausseelsorge, Erzbistum Köln.

Sperling, Ralf, (Jg. 1965) Dipl. Theol., derzeit tätig als Pastoralreferent in der Krankenhaus-Seelsorge am Universitätsklinikum Bonn.

Waßer, Georg (Jg 1955) Dipl. Theol., Supervisor (DGSv), Mediator, derzeit tätig als Pastoralreferent an den Evangelischen Kliniken Bonn und Hospiz am Waldkrankenhaus.

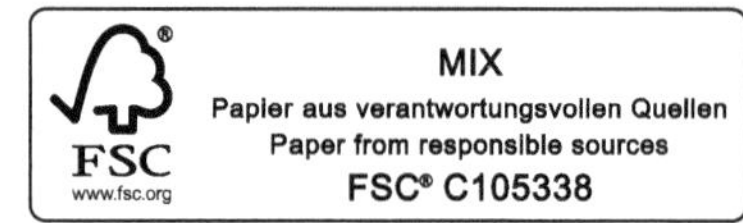

Printed by Books on Demand GmbH, Norderstedt / Germany